Cla

Physiotherapie
Band 2

Physiotherapie
Taschenlehrbuch in 14 Bänden

Herausgegeben von
A. Hüter-Becker, H. Schewe, W. Heipertz

Georg Thieme Verlag
Stuttgart · New York

Band 2 Physiologie, Trainingslehre

Herausgegeben von
H. Schewe

Bearbeitet von
E. Rumberger, K. Zimmermann

94 Abbildungen
8 Tabellen

1996
Georg Thieme Verlag
Stuttgart · New York

*Die Deutsche Bibliothek –
CIP-Einheitsaufnahme*

Physiotherapie : Taschenlehrbuch in 14 Bänden / hrsg. von A. Hüter-Becker ... – Stuttgart ; New York : Thieme.
NE: Hüter-Becker, Antje [Hrsg.]

Bd. 2. Physiologie, Trainingslehre / hrsg. von H. Schewe. Bearb. von Ekkehardt Rumberger ; K. Zimmermann. – 1996
NE: Schewe, Heidrun [Hrsg.];
Rumberger, Eckehardt [Bearb.]

Rüdigerstraße 14
70469 Stuttgart

Printed in Germany

Satz und Druck:
Druckhaus Götz GmbH, Ludwigsburg
Gesetzt auf CCS Textline (Linotronic 630)

ISBN 3-13-101261-7 1 2 3 4 5 6

Einbandgestaltung:
Matthias Winkler, Thun/Schweiz

Wichtiger Hinweis: Wie jede Wissenschaft ist die Medizin ständigen Entwicklungen unterworfen. Forschung und klinische Erfahrung erweitern unsere Erkenntnisse, insbesondere was Behandlung und medikamentöse Therapie anbelangt. Soweit in diesem Werk eine Dosierung oder eine Applikation erwähnt wird, darf der Leser zwar darauf vertrauen, daß Autoren, Herausgeber und Verlag große Sorgfalt darauf verwandt haben, daß diese Angabe **dem Wissensstand bei Fertigstellung des Werkes** entspricht.

Für Angaben über Dosierungsanweisungen und Applikationsformen kann vom Verlag jedoch keine Gewähr übernommen werden. **Jeder Benutzer ist angehalten,** durch sorgfältige Prüfung der Beipackzettel der verwendeten Präparate und gegebenenfalls nach Konsultation eines Spezialisten festzustellen, ob die dort gegebene Empfehlung für Dosierungen oder die Beachtung von Kontraindikationen gegenüber der Angabe in diesem Buch abweicht. Eine solche Prüfung ist besonders wichtig bei selten verwendeten Präparaten oder solchen, die neu auf den Markt gebracht worden sind. **Jede Dosierung oder Applikation erfolgt auf eigene Gefahr des Benutzers.** Autoren und Verlag appellieren an jeden Benutzer, ihm etwa auffallende Ungenauigkeiten dem Verlag mitzuteilen.

Weitere Bände

Anschriften

Heipertz, W., Prof. Dr., Mozartstr. 18, 65779 Kelkheim

Hüter-Becker, A., Hollmuthstr. 20, 69151 Neckargemünd

Rumberger, E., Prof. Dr., Universitätskrankenhaus, Martinistr. 52, 20251 Hamburg

Schewe, H., Dr., Franklinstr. 21, 10587 Berlin

Zimmermann, K., Sportmedizinisches Rehabilitations- und Trainingszentrum, Bismarckstr. 9 – 15, 69115 Heidelberg

Vorwort der Herausgeber zum Gesamtwerk

1959 wurde das Lehrbuch der Krankengymnastik erstmals von Lindemann, Teirich-Leube und Heipertz herausgegeben, ein damals vierbändiges Werk, das vielen Schülern und Lehrern eine wertvolle Lern- und Unterrichtshilfe war.

1979 wurde das Konzept erneuert: Aus vier gebundenen Bänden wurden elf Taschenbücher mit neuen Autoren und erweiterten Inhalten. In der Nachfolge von Lindemann war H. Cotta Herausgeber und mit ihm W. Heipertz – spiritus rector der Erstausgabe – sowie A. Hüter-Becker und G. Rompe. Auch dieses Lehrbuchkonzept hat sich über viele Jahre mit mehrfachen Aktualisierungen der Einzelbeiträge bewährt.

1994 ist das neue Gesetz über die Berufe in der Physiotherapie verabschiedet worden und ebenfalls eine neue Ausbildungs- und Prüfungsverordnung für Physiotherapeuten, die jetzt gesetzlich geschützte Berufsbezeichnung der bisherigen Krankengymnasten. Der Lehrgang in der Physiotherapie dauert nun drei Jahre, die Ausbildungsinhalte wurden dem erweiterten Spektrum und der gewachsenen Kompetenz des Berufsbildes angepaßt. Diese strukturelle und inhaltliche Neugliederung der Ausbildung war Anlaß, auch die Lehrbuchreihe völlig neu zu konzipieren:

Die wissenschaftlichen Grundlagenbeiträge wurden ergänzt durch die neuen Ausbildungsfächer Pädagogik, Soziologie, Einführung in wissenschaftliches Arbeiten, Rehabilitation, Prävention, Sportmedizin und Arbeitsmedizin. In die klinischen Fächer wurde die Geriatrie eingefügt; die krankengymnastischen Behandlungstechniken wurden erweitert. Der Umfang der Lehrbuchreihe ist auf vierzehn Bände gewachsen, die in einem zeitgemäßen Layout erscheinen.

Dieses neue Konzept wird verantwortet von einer Physiotherapeutin/Krankengymnastin – A. Hüter-Becker – sowie Prof. Dr. W. Heipertz und einer Expertin für Bewegung und Bewegungskontrolle – Dr. H. Schewe – als Herausgeber der Gesamtreihe. Die Einzelbände werden zusätzlich von Bandherausgebern betreut: bei überwiegend krankengymnastischen Inhalten von Physiotherapeuten, bei überwiegend medizinischen Inhalten von Ärzten.

Die jetzt ausgeschiedenen Herausgeber des Taschenlehrbuches Krankengymnastik, H. Cotta und G. Rompe, haben über Jahrzehnte mit ihrer über die Grenzen Deutschlands hinaus anerkannten Fachkompetenz dem Lehrbuch der Krankengymnastik Geltung verschafft und dazu beigetragen, es als Standardwerk zu etablieren. Sie haben sich mit diesem Engagement um die Krankengymnastik verdient gemacht.

Auch dieses neue Lehrbuchkonzept lebt vom Austausch zwischen Herausgebern, Autoren und Lesern, zu dem wir Schüler und Lehrer der Physiotherapie ausdrücklich ermutigen wollen. Wir sind dankbar für alle Vorschläge, die dazu beitragen, diese Lehrbücher den Erwartungen derer, für die sie geschrieben wurden, anzugleichen, damit sie eine optimale Lern- und Arbeitshilfe werden.

Heidelberg, Berlin, Kelkheim, März 1996

Antje Hüter-Becker
Heidrun Schewe
Wolfgang Heipertz

Vorwort

Physiotherapeutische Untersuchungs- und Behandlungstechniken sind angewandte Physiologie. Deshalb hat dieses Fach eine zentrale Bedeutung für die theoretische Fundierung der Physiotherapie: Gestörte Funktionsabläufe müssen erkannt werden können, und die Auswahl einer angemessenen physiotherapeutischen Behandlung gelingt nur, wenn deren physiologische Wirkprinzipien verstanden sind.

Die Physiologie überträgt physikalische und chemische Gesetzmäßigkeiten auf den menschlichen Organismus; ein Minimum dieser Gesetzmäßigkeiten kann daher dem lernenden Physiotherapeuten nicht erspart werden, wenn er die Funktionen des Organismus verstehen will. Jahrelange Unterrichtserfahrung war mir bei der Auswahl der Inhalte sehr hilfreich, aber ich weiß auch, daß es nützlich sein kann, über den Beitrag in diesem Lehrbuch hinaus sich mit detaillierteren Darstellungen der Physiologie auseinanderzusetzen. Hierzu möchte ich alle Schülerinnen und Schüler der Physiotherapie ausdrücklich ermutigen.

Herzlich danke ich der Herausgeberin des Bandes, Dr. Heidrun Schewe, für Anregungen und Kritik, die das Verstehen physiologischer Zusammenhänge für den Leser erleichtern werden. Dem Verlag danke ich für die vorbildliche Ausstattung dieses Lehrbuches.

Hamburg, September 1996 Ekkehardt Rumberger

Die Trainingslehre erfaßt systematisch die Prinzipien und Regeln, die eine effektive Anpassung des Organismus an Belastungsreize gewährleisten. Die Berücksichtigung trainingswissenschaftlicher Erkenntnisse kann somit dazu beitragen, die Wirkung physiotherapeutischer Behandlung wesentlich zu verbessern.

In diesem Sinn werden – unter Berücksichtigung ihrer Übertragbarkeit auf therapeutische Verhältnisse – die für die Physiotherapie wesentlichen Aspekte der Trainingslehre zusammengefaßt. Die für das Verständnis von Trainingsprozessen wichtigen theoretischen Zusammenhänge und Richtlinien für ein gezieltes Training der motorischen Grundeigenschaften werden erläutert.

Herzlich danke ich Christine Grützner und Achim Menge vom Thieme Verlag für ihr Engagement bei der Betreuung dieses Lehrbuches.

Heidelberg, September 1996 Klaus Zimmermann

Inhaltsverzeichnis

1 Physiologie

E. Rumberger

• • • • Einleitung

Die Physiologie ist die Lehre von den Lebensvorgängen und Lebensäußerungen. Sie behandelt die Funktionen der einzelnen Organe, aus denen der Körper aufgebaut ist, und beschäftigt sich damit, wie die Tätigkeiten der Organe aneinander angepaßt sind. Als Merkmale des Lebens betrachtet man den Stoffwechsel, die Erregbarkeit und die Fortpflanzung.

Stoffwechsel ist die Fähigkeit des Lebewesens, aus chemischen Substanzen, die es in der Umwelt findet, körpereigene Strukturen aufzubauen und Energie zu gewinnen. Diese Energie wird zum Erhalt der Strukturen gebraucht, an die die Lebensfunktionen gebunden sind. Darüber hinaus benötigt der Organismus Energie, um mit der Umwelt Kontakt aufzunehmen, sich zu bewegen, zu wachsen und sich fortzupflanzen.

Die Erregbarkeit bestimmter Zell-(Nerven-)membranen ist die Voraussetzung für die Weiterleitung und Verarbeitung eines Großteils der Informationen im Organismus, die ihn befähigen, die internen (innerhalb des Organismus) und externen (in Wechselwirkung mit seiner Umgebung) Prozesse zu seinem Fortbestand zu organisieren und zu regeln.

Fortpflanzung beschreibt die Erzeugung von Nachkommen aus dem Individuum heraus. Die Nachkommen sind dem erzeugenden Lebewesen in Form und Lebensäußerung ähnlich (Reproduktion).

1.1 Grundprozesse

Während die Fortpflanzung für die Erzeugung eines Einzelindividuums unabdingbar ist, meist aber nur einen kleinen Zeitbedarf an der Gesamtlebensspanne erfordert, werden die Erhaltung des Individuums und seine Lebensäußerungen ständig von Erregung und Stoffwechsel bestimmt. Die Toleranz gegenüber dem Ausfall dieser Prozesse ist sehr kurz, allerdings von Organ zu Organ verschieden. Die Lebensprozesse benötigen ständig Energie in einer für sie geeigneten Form.

1.1.1 Energietransformation

Energie ist die Fähigkeit, Arbeit zu leisten. Beide haben die gleiche Dimension und die gleiche physikalische Einheit (Joule), sind aber nicht als Synonyme zu gebrauchen. Arbeit leistet ein System, z. B. der Mensch, im streng physikalischen Sinne nur dann, wenn er die Arbeitsfähigkeit seiner Umwelt erhöht.

Energie kann prinzipiell in zwei Grundzuständen vorliegen: als potentielle Energie und als kinetische Energie. Kinetische Energie ist die Arbeitsfähigkeit, die aus dem Bewegtsein entsteht, potentielle Energie bedeutet Arbeitsfähigkeit aus der Lage heraus.

Energie kommt in der Natur in unterschiedlichen Formen vor. Wir unterscheiden elektrische, magnetische, mechanische, chemische Energie, Wärmeenergie und Kernenergie. In den einzelnen Formen kann nun wieder zwischen potentieller und kinetischer Energie unterschieden werden. Ein in Höhe des Drehpunktes festgehaltenes Pendel enthält potentielle Energie, schwingt es nach unten, hat es kinetische Energie. Eine Batterie enthält potentielle elektrische Energie, Stromfluß wäre dann kinetische elektrische Energie.

Die einzelnen Formen der Energie können ineinander umgewandelt werden. Bei diesen Umwandlungsprozessen geht keine Energie verloren (Energieerhaltungssatz), es entsteht aber Wärme, so daß die Arbeitsfähigkeit abnimmt. Der Quotient aus der in der Zeiteinheit geleisteten Arbeit (Leistung) durch die in der gleichen Zeit umgesetzte Energie (Umsatz) heißt *Wirkungsgrad.* Er beträgt im menschlichen Organismus bestenfalls 0,3, also 30%. 70% der umgesetzten Energie werden also in Wärme umgewandelt.

Die Wärme spielt in unserem Leben eine wichtige Rolle. Sie kann bei sehr aktiven Umwandlungsprozessen, z. B. beim Sport, den Organismus als Abfallwärme belasten. Der Körper muß Maßnahmen zur vermehrten Wärmeabgabe ergreifen. Andererseits laufen die Umwandlungsprozesse mit ausreichender Geschwindigkeit nur bei einer bestimmten Temperatur ab. Bei den Warmblütern, zu denen der Mensch gehört, sind dies etwa 37 °C. Besonders bei niedrigen Außentemperaturen muß der Organismus Maßnahmen zur Aufrechterhaltung dieser Temperatur einleiten. Die Wärmeenergie in unserer Umgebung können wir zur Arbeitsleistung und zur Aufrechterhaltung der Lebensprozesse nicht ausnutzen. Sie ist für uns allerdings insofern wichtig, als sie die Wärmeabgabebedingungen beeinflußt. Wenn es draußen warm ist, benötigen wir weniger Energie zur Aufrechterhaltung unserer Körpertemperatur.

Wir gewinnen die notwendige Energie, indem wir bestimmte Moleküle (Kohlenhydrate, Fette, Eiweiße = potentielle chemische Energie) mit Hilfe des Sauerstoffs spalten (kinetische chemische oder metabolische Energie). Man spricht von *oxidativer Energiegewinnung* oder analog zu den außerhalb unseres Körpers verlaufenden chemischen Energietransformationen von *Verbrennung*. Diese Vorgänge laufen nur bei hohen Temperaturen ab, die die Strukturen unseres Organismus zerstören. Wir brauchen deshalb Katalysatoren, die die notwendigen Reaktionen starten und ihnen in vielen kleinen Schritten auch bei niedrigen Temperaturen die ausreichende Geschwindigkeit geben. Solche Biokatalysatoren heißen *Enzyme*, es handelt sich um kompliziert aufgebaute Eiweiße, deren Wirkung sehr häufig an bestimmte Strukturen gebunden ist. Die Enzyme haben eine Schlüsselfunktion im Ablauf der Lebensfunktion, fehlen sie oder sind sie nicht aktiv, sistiert der Ablauf. Diese Tatsache nutzt der Organismus für die Bedarfsregulation aus. Mit seinen Informationssystemen kann er die Enzymaktivität verstellen.

Die aus den Brennstoffen (Kohlenhydrate, Fette, Eiweiße) freigesetzte Energie wird außer in Wärme in elektrische Energie für die Erregungsvorgänge und in mechanische Energie in den Muskeln umgewandelt.

1.1.2 Zelle

Die kleinste selbständig existierende Struktur des Lebens ist die Zelle. Der menschliche Organismus besteht aus einer riesigen Anzahl von Zellen, die in Größe, Form und Funktion stark differieren. Die roten Blutzellen (Erythrozyten) sind einfache, in der Mitte eingedellte kreisrunde Scheibchen mit einem Durchmesser von 7 – 8 µm und einer Höhe von 2 µm. Nervenzellen sind stark verzweigte Gebilde, einzelne Fortsätze können bis zu 1 m lang werden.

Im Inneren der Zelle befinden sich Strukturen, die mit Phospholipidmembranen umgeben sind. Im Zellkern ist die Erbinformation gespeichert. Die Zelle bedarf ihrer nicht nur für den Teilungsprozeß, sondern auch für Ausführung der alltäglichen Funktion. Eine Zelle muß ihre Aktivitäten dem Bedarf des gesamten Organismus anpassen. Dafür müssen manchmal die chemischen Reaktionen schneller, ein andermal langsamer laufen. Die Befehle werden der Zelle durch Nervenimpulse oder Hormone zugetragen. Der Zellkern veranlaßt dann eine Veränderung der Enzymproduktion. Die Proteine in der Zelle und an der Zellmembran werden ständig abgebaut und nach dem Plan der Erbinformation im Zellkern wieder aufgebaut. Dieser Umbau ermöglicht eine Anpassung an veränderte Belastungen. Ohne Belastung überwiegen die Abbauvorgänge, das Organ atrophiert. Eine Strukturvermehrung, eine Hypertrophie, stellt sich unter Anforderungen ein. Zellen ohne Kern, z. B. Erythrozyten können die Abbauprozesse nicht kompensieren. Sie leben nur etwa 100 Tage und müssen im Knochenmark nachgebildet werden.

In den Mitochondrien befinden sich die Enzyme für die oxidativen Prozesse der Energiegewinnung.

Andere Zellorganellen sind der Golgi-Apparat, das endoplasmatische Retikulum und die Lysosomen.

Eine die gesamte Zelle umschließende Plasmamembran (Abb. 1.**1**) trennt den Intrazellularraum vom Extrazellularraum. Die Plasmamembran besteht aus zwei Schichten von Phospholipiden. Bei ihnen handelt es sich um große Moleküle, die zusammengesetzt sind aus einem kugelförmig angeordneten Teil, das Phosphat enthält, und aus zwei langgestreckten Kohlenwasserstoffketten. In der Doppelschicht liegen die kugelförmigen Anteile zum Extra- bzw. Intrazellularraum gewandt, die langgestreckten Kohlenwasserstoffketten weisen jeweils zum Inneren der Membran. Die kugelförmigen Phosphatanteile vertragen sich gut mit Wasser, sie sind hydrophil, die Kohlenwasserstoffketten stoßen Wasser ab, sie sind hydrophob. Das aber bedingt, daß nur fettlösliche Stoffe durch die Lipidmembran hindurchgelangen können. Für viele andere Stoffe müssen Spezialeinrichtungen den Weg schaffen: Der Membran sind außen und im Zellinneren viele Eiweiße (Proteine) angelagert, an die Stoffe anbinden und durch die Membran gelangen können. Andere Proteine durchbrechen die Membran. Sie können einzeln angeordnet sein, oder einen Ring bilden, so daß eine Pore (Ionenkanal) entsteht. Derartige Kanäle lassen sich durch unterschiedliche Mechanismen (chemischer oder elektrischer Art) öffnen bzw. schließen. Dadurch lassen sich gezielt bestimmte Substanzen (Ionen) auch in größeren Mengen kurzfristig zwischen Zellinnerem und -äußerem austauschen.

1.1.3 Konduktive Transporte

Über die Zellmembran müssen die von der Zelle benötigten Stoffe ins Zellinnere gelangen und die von der Zelle im Stoffwechsel erzeugten Substanzen, die nicht mehr gebraucht werden und unter Umständen in höheren Konzentrationen schädlich sind, wieder entfernt werden.

Der einfachste Transportprozeß ist die Diffusion. Darunter versteht man die Wanderung von Teilchen, z. B. Molekülen, vom Orte höherer zum Orte niedriger Konzentration. Konzentration ist die Anzahl der Teilchen in einem bestimmten Volumen. Da jedes Teilchen eine Masse hat, kann

---

Abb. 1.**1** Schematische Darstellung einer tierischen Zelle mit einigen Zellorganellen. Ein Membranstück ist vergrößert herausgezeichnet. Die bimolekulare Phospholipidschicht ist auf beiden Seiten mit Eiweißen belegt, einige Eiweiße durchbrechen die Membran. Manche von ihnen bilden Kanäle, durch die Elektrolyte permittieren können. ▶

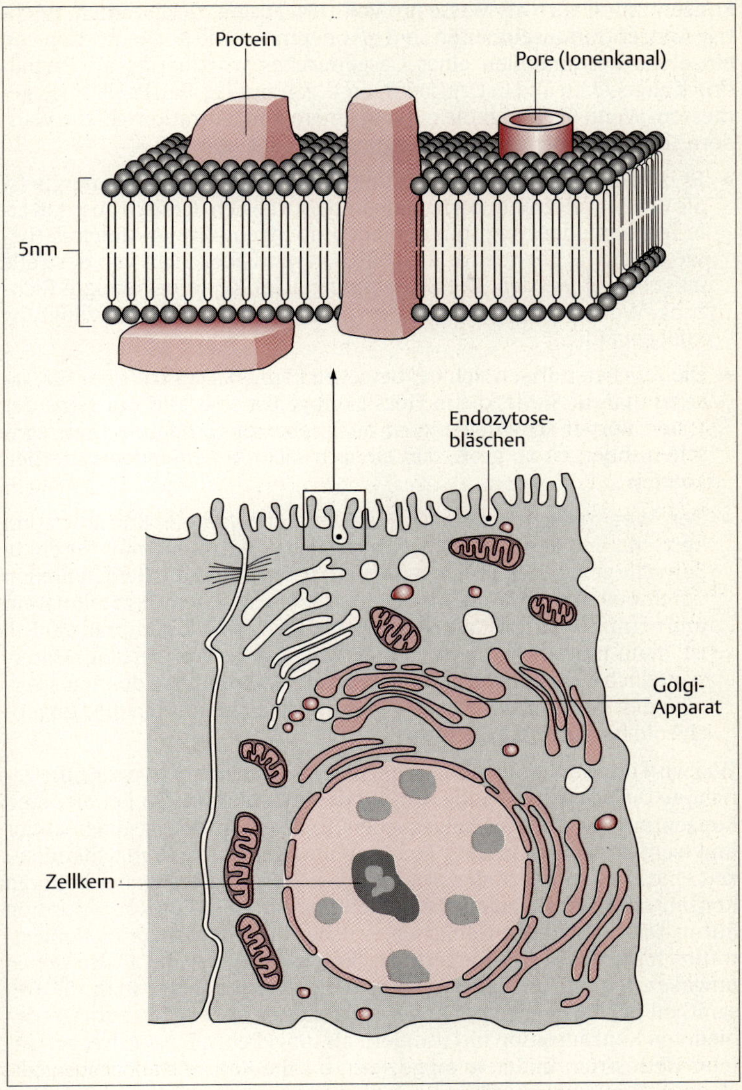
Protein
Pore (Ionenkanal)
5nm
Endozytose-
bläschen
Golgi-
Apparat
Zellkern

Konzentration auch als Masse pro Volumen ausgedrückt werden. Wichtige Konzentrationseinheiten sind g/l oder mol/l. Die Konzentration von einzelnen Bestandteilen eines Gasgemisches wird häufig als Partialdruck angegeben und in Druckeinheiten, z. B. mmHg, Bar, Pa (Pascal), gemessen. Wenn die Moleküle entlang einem Konzentrationsgefälle wandern sollen, müssen einige Bedingungen erfüllt sein:

- Es muß Energie für die Bewegung vorhanden sein. Diese Energie ist als Wärme allgemein vorhanden und drückt sich dadurch aus, daß alle Teilchen unentwegt hin und her schwingen (Brown-Molekularbewegung). Die Energie für die Diffusion muß aber nicht von der Zelle aufgebracht werden. Die Schwingung zeigt keine bevorzugte Richtung. Wohin ein Teilchen in einem Augenblick gerade schwingt, ist völlig zufällig.
- Die Teilchen müssen sich frei bewegen können. Dies trifft nur für Gase zu und für Stoffe, die in Flüssigkeit gelöst sind. Die Bausteine der festen Körper schwingen zwar auch, aber die bindende Kraft zwischen ihnen ist so groß, daß sie sich nicht voneinander entfernen können.
- Der Weg zwischen dem Ort, an dem die höhere Konzentration herrscht, und dem Ort der niedrigeren Konzentration muß für ein in Betracht gezogenes Teilchen passierbar sein. Sind die beiden Stellen durch eine Membran getrennt, so wie es zwischen intrazellulärem und extrazellulärem Raum einer Zelle durch die Zellmembran der Fall ist, dann muß diese Membran für den Stoff permeabel sein. Unterschiedliche Substanzen permeieren durch Membranen durchaus verschieden gut. So kann z. B. CO_2 wesentlich leichter durch die Lungenalveole hindurchwandern als O_2.

Wie wird nun aus der ungerichteten Brown-Molekularbewegung die gerichtete Diffusionsbewegung vom Ort der höheren zum Ort der niederen Konzentration? Die frei beweglichen Teilchen stoßen gegeneinander und werden dadurch in ihrer Richtung umgeleitet. Die Wahrscheinlichkeit eines Zusammenstoßes zweier Teilchen ist im Bereich der höheren Konzentration groß und nimmt in Richtung zur kleineren Konzentration hin ab. Das heißt, daß ein Teilchen, welches sich zur geringeren Konzentration hin bewegt, eine längere Strecke zurücklegen kann als ein sich in umgekehrter Richtung bewegendes Teilchen. Betrachtet man die Gesamtheit der Teilchen, dann findet man, daß mehr Teilchen zum Ort der niederen Konzentration hin wandern als umgekehrt. Ein solcher gerichteter Nettostrom findet so lange statt, bis die Konzentration ausgeglichen ist. Die Zelle erniedrigt aber die innere Konzentration durch Verbrauch und hält so die Diffusion aufrecht. Durch Diffusion können für die Versorgung notwendige Stoffmengen nur über sehr kurze Distanz transportiert werden, z. B. die wenigen Mikrometer vom Außenraum bis an den Verbrauchsort im Zellinneren. Zur Überwindung weiterer Strekken müßte der Konzentrationsunterschied wesentlich größer werden, damit in ausreichendem Zeitintervall die notwendige Stoffmenge transportiert werden kann. Vielzellige Lebewesen verfügen über konvektive Transporteinrichtungen, z. B. über das Kreislaufsystem und das Blut, das die benötigten Substanzen zur Zelle trägt, wo sie dann zum Verbrauchsort diffundieren können.

Viele Stoffe können die Lipiddoppelschicht nicht passieren, oder es gibt für sie keine speziellen Kanäle. Solche Stoffe werden an membranständige Proteine gebunden und gelangen in dieser Form durch die Zellmembran. Man spricht von trägervermittelter oder auch erleichterter Diffusion. Auch sie nutzt die Brown-Molekularbewegung. Im Unterschied zur freien Diffusion besitzt sie einen Sättigungswert. Wenn alle Trägerproteine besetzt sind, kann die transportierte Menge auch dann nicht mehr ansteigen, wenn der Konzentrationsunterschied erhöht wird. Dies nutzt man therapeutisch zur Beeinflussung des Zellstoffwechsels aus. Man besetzt die Trägerproteine mit verwandten Stoffen, so daß der eigentlich zu transportierende Stoff nicht mehr oder nur in geringer Menge in die Zelle gelangen kann. Diesen Vorgang nennt man *kompetitive Hemmung*, weil die beiden Stoffe im Wettbewerb um das Trägerprotein sich gegenseitig verdrängen.

Unter Umständen sollen bestimmte Stoffe in einer Zelle angereichert werden, sie müssen dann vom Ort niedrigerer Konzentration zum Ort der höheren Konzentration transportiert werden. Dieser Weg ist der Diffusion entgegengerichtet. Infolgedessen muß die Zelle zur Bewegung der Teilchen Energie in Form von ATP aus ihrem Stoffwechsel aufbringen. Man spricht deswegen auch von aktivem Transport, der durch „Pumpen" betrieben wird. Diese Pumpen bestehen aus Membranproteinen, die eine ATPase-Eigenschaft besitzen. Eine Hemmung des Stoffwechsels der Zelle beeinträchtigt auch die aktiven Transporteinrichtungen. Die aufgebauten Konzentrationsunterschiede gleichen sich dann durch Diffusion wieder aus (Abb. 1.**2a** u. **b**).

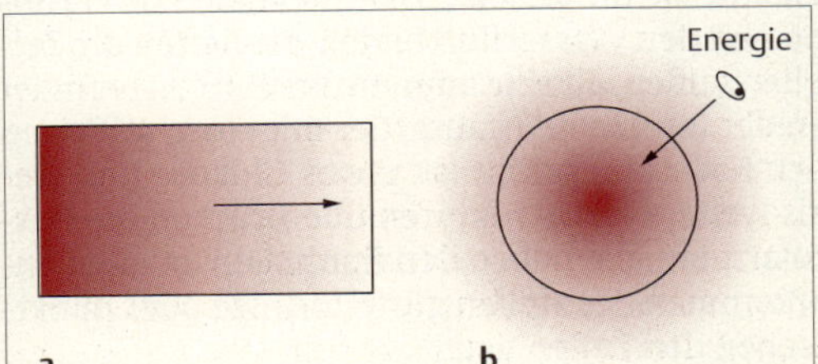

Abb. 1.**2a** Diffusion und **b** aktiver Transport

Viele Zellen besitzen auch für den Transport größerer Partikel durch die Membran spezielle Einrichtungen. Es handelt sich um die Möglichkeit, Partikel in kleine Bläschen, die sich aus der Zellmembran bilden, einzuschließen und sie ins Zellinnere zu transportieren. Von Pinozytose oder Endozytose spricht man, wenn die aufgenommenen Partikel in der Zelle bleiben und dort verarbeitet werden. Eine Art Pinozytose ist die Phagozytose, z.B. die Aufnahme von Bakterien in weiße Blutkörperchen. Von Exozytose spricht man beim Transport von Partikeln aus der Zelle heraus. Dies geschieht z.B. an den chemischen Synapsen, bei denen auf diese Weise der Transmitterstoff vom Axonende in den synaptischen Spalt gelangt (s. S. 28).

An Membranen, die nur für Wasser, nicht aber für die gelösten Stoffe durchlässig sind, kommt es bei Konzentrationsdifferenzen der Lösungen auf beiden Seiten der Membranen zur Osmose.

Statt daß die gelösten Teilchen dem Konzentrationsgefälle wie bei der Diffusion folgen, strömt das Wasser durch die sog. semipermeable Membran von der weniger konzentrierten Seite zur konzentrierten Seite hin. Die Bewegung kommt zum Abschluß, wenn die Konzentrationen ausgeglichen sind.

Der osmotische Druck einer Lösung spielt bei verschiedenen Körperfunktionen eine große Rolle, z.B. bei der Gewebsperfusion und in der Niere. Im Blut beträgt er 770 kPa, das entspricht 5800 mmHg oder einer Wassersäule von 77 m.

Besondere Verhältnisse treten auf, wenn Ionen diffundieren oder aktiv transportiert werden. Dabei werden auch Ladungen bewegt, und es entstehen elektrische Ströme und Felder. Diese sind die Grundlagen der Erregungen und werden in den folgenden Abschnitten besprochen.

1.1.4 Zellverband

Bis auf wenige Ausnahmen (Blutzellen) sind die Zellen in unserem Körper zu Zellverbänden (Geweben) zusammengeschlossen. Dafür entwikkelten sich besondere Zellverbindungen. Epithelien mit Barrierefunktion bilden Schlußleisten aus, die die Zellen zusammenhalten und Hindernisse für die Diffusion und den Wasserfluß bilden. Sie heften die Zellen nur an der funktionellen Außenseite zusammen. Im übrigen befindet sich zwischen den Zellen der Interzellularraum, der mit einer wäßrigen Salzlösung (hauptsächlich Kochsalz) gefüllt ist, etwas Glukose und wenige Proteine enthält. Als weitere Haftstrukturen überbrücken die Desmosomen den Interzellularraum, die neben den Epithelien an allen anderen Zellverbänden vorkommen. Sie stellen gürtelförmige oder punktförmige Strukturen zwischen den Zellen dar.

Konnexone sind Zellverbindungen, die einen Stofftransport von Zelle zu Zelle ermöglichen. Zu Poren formierte Proteine ermöglichen die elektrische Leitung von einer Zelle zur anderen. Sie werden deswegen auch als elektrische Synapsen bezeichnet. Sie spielen eine große Rolle in der Erregungsleitung im Herzen und in der glatten Muskulatur.

Unterschiedliche Zellverbände formieren sich zu Organen. Die Entfernungen zwischen den Zellen und insbesondere zu den Orten hoher Konzentration an Brennstoff und an Sauerstoff werden zu groß, als daß sie durch Diffusion überwunden werden könnten. Der Organismus bildet für die ausreichende Versorgung spezielle Transportsysteme aus. Der Transport geschieht nun nicht mehr durch Wanderung der Teilchen entlang eines Leitungsweges (Konduktion), sondern durch Mitführung der Stoffe in einem speziellen Medium. Man bezeichnet solche Transporte als Konvektion. Die Gesetzmäßigkeiten richten sich nach den Bedingungen des Mediums. So gelangt in der Lunge der Sauerstoff über Diffusion in die Erythrozyten, die dann im Kreislauf zum Verbraucher transportiert werden. Auf diese Weise können große Entfernungen überwunden werden.

Um den Ablauf der Funktionen der einzelnen Organe aufeinander abzustimmen, werden über das Nervensystem und über Hormone Informationen übertragen.

1.2 Physiologie der Nervenzelle

Das Nervensystem hat die Aufgabe der Informationsverarbeitung und -weiterleitung. Es befähigt unseren Organismus, auf Änderungen bestimmter Energieformen, die in unserem Körper entstehen oder von außen auf ihn einwirken, sinnvoll zu reagieren. So wird z. B. eine Hand, die auf eine heiße Herdplatte gelegt wird, blitzschnell zurückgezogen, der Kopf wird einer Schallquelle zugewandt, das Auge fixiert einen interessanten Gegenstand. Aber auch Veränderungen im Inneren des Körpers führen zu entsprechenden Reaktionen. All die verschiedenen Energieformen – die man als Reize bezeichnet – werden in Rezeptoren in Erregungen umgewandelt. Ein einzelner Rezeptor kann dabei nur eine spezifische Energie transformieren – man spricht vom adäquaten Reiz. Eine Erregung umfaßt eine Vielzahl physikalischer und chemischer Vorgänge, deren auffallendstes und am besten meßbares Zeichen eine elektrische Aktivität der Zelle ist. Die Erregung stellt in erster Linie eine rasche Änderung des elektrischen Zustands der Zelle dar. Diese Änderung muß reversibel sein. Weiterhin muß die Erregung fortgeleitet werden, wenn sie im Organismus Reaktionen hervorrufen soll.

In der Abb. 1.**3** ist ein einfaches Schema des Aufbaus des Nervensystems dargestellt. Der Rezeptor wandelt die Reizenergie in eine Erregung um,

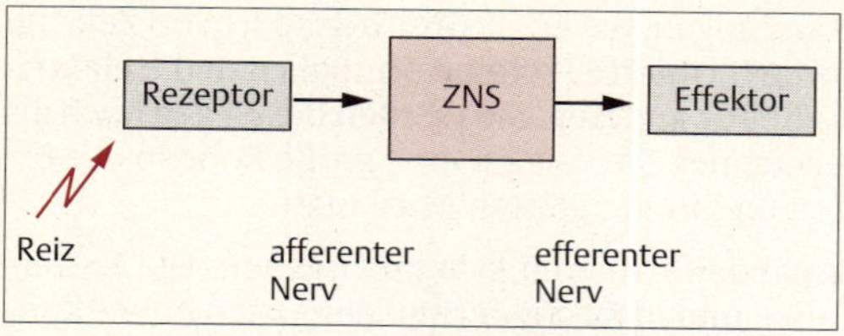

Abb. 1.**3** Einfaches Schema der Signalübermittlung im Nervensystem. Afferenter und efferenter Nerv werden als peripheres Nervensystem dem Zentralnervensystem (ZNS) gegenübergestellt

die im afferenten Nerv zum Zentralnervensystem geleitet wird. Dort wird sie in unterschiedlicher Weise behandelt und verarbeitet. Vom Zentralnervensystem ziehen die efferenten Nerven zu den Effektoren – in erster Linie zu Muskeln und Drüsen. (Efferente Nerven gelangen aber auch zu einigen Rezeptoren. Auf diesem Wege kann z.B. die Empfindlichkeit der Rezeptoren für Reize geändert werden.) Afferente und efferente Nerven werden zum *peripheren Nervensystem* zusammengefaßt und dem *Zentralnervensystem* (ZNS), das aus dem Rückenmark und dem Gehirn besteht, gegenübergestellt. Sowohl im peripheren als auch im zentralen Nervensystem lassen sich zwei große Teile funktionell und anatomisch voneinander trennen. Das *vegetative Nervensystem* steuert all solche Funktionen, die das innere Milieu aufrechterhalten, wie Stoffwechsel, Herztätigkeit usw. Die Arbeit des vegetativen Nervensystems bleibt unserem Bewußtsein verschlossen, es wird deswegen auch als autonomes Nervensystem bezeichnet. Die Tätigkeit des *somatischen oder willkürlichen Nervensystems* wird in mehr oder weniger starkem Ausmaße bewußt und kann vom Willen beeinflußt werden.

1.2.1 Struktur der Nervenzelle

Das Nervensystem ist aus den Nervenzellen, auch Neurone oder Ganglienzellen genannt, aufgebaut. Man nimmt an, daß das Zentralnervensystem mehr als 10 Milliarden Ganglienzellen enthält. Die Nervenzellen variieren in Größe und Form beträchtlich (Abb. 1.**4**), doch ist im Prinzip der Aufbau aller Nervenzellen ähnlich (Abb. 1.**5 a–d**). Der Zellkörper (das Soma oder Perikaryon) enthält den Zellkern und andere subzelluläre Strukturen (Golgi-Apparat, Nissl-Schollen, Mitochondrien). Vom Zellkörper gehen mehr oder weniger zahlreiche Fortsätze aus, in der Regel ein langer Fortsatz, der Neurit (das Axon), und mehrere kurze Fortsätze, die Dendriten. Der Neurit kann eine Länge von 1 m oder mehr erreichen. Bei einigen Zellen ist das Axon von einer Hülle, der Markscheide, umge-

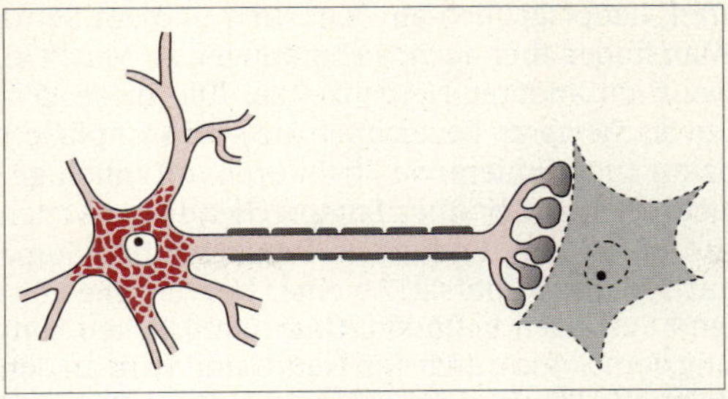

Abb. 1.**4** Schematische Darstellung einer Nervenzelle mit 5 Dendriten und einem Neurit. Der Neurit ist von einer Markscheide umgeben. Die Endverzweigungen des Neuriten bilden Kontaktstellen (Synapsen) mit einer nachgeschalteten Ganglienzelle (gestrichelt) (nach Haas)

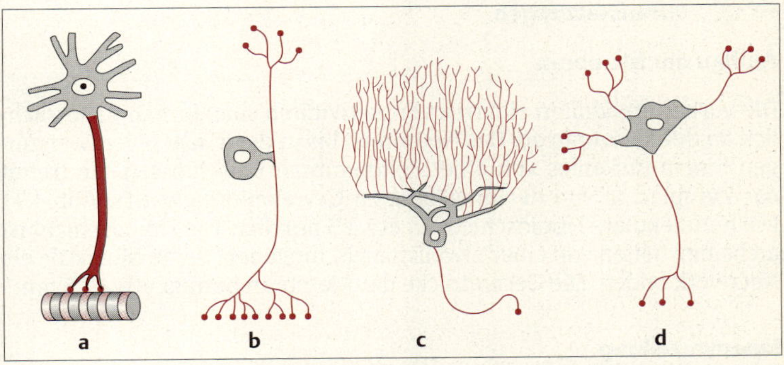

Abb. 1.**5 a–d** Verschiedene Neuronentypen. **a** Vorderhornzelle des Rückenmarks (α-Motoneuron) mit einem Neuriten, der eine Skelettmuskelfaser innerviert. **b** Spinalganglienzellen mit 2 Fortsätzen (bipolares Neuron). **c** Purkinje-Zelle aus dem Kleinhirn mit sehr starker dendritischer Verzweigung. **d** Zwischenneuron im ZNS mit relativ spärlicher Verzweigung (nach Haas)

ben, die nur im Abstand von 0,5 – 2 mm (je nach der Dicke) den Kontakt des Axons mit der Umgebung freigibt (Ranvier-Schnürringe; Abb. 1.**4**). Neurit und Dendriten verzweigen sich im allgemeinen mehrfach. Der Stoffwechsel des gesamten Neurons wird vom Zellkörper aus gesteuert. Durchtrennung eines Axons führt zur Degeneration des distalen, vom Zellkörper weggerichteten (peripheren) Abschnittes, während Struktur und Funktion des proximalen (zentralen) Abschnittes erhalten bleiben können *(Waller-Degeneration).* Die Aufzweigungen des Neuriten enden an anderen Zellstrukturen, hauptsächlich an Dendriten und am Soma anderer Nervenzellen. Man findet aber auch Verbindungen zu Muskeln, Drüsenzellen und zu Neuriten anderer Nervenzellen. Alle diese Verknüpfungsstellen werden als *Synapsen* bezeichnet. Sie sind kompliziert aufgebaute und kompliziert funktionierende Strukturen. An ihnen gehen die Membranen nicht ineinander über. Entsprechend den vielen Verzweigungen der Neuriten und der Endung an Dendriten und Soma sind die Nervenzellen mit Synapsen übersät. An einer Nervenzelle können sich mehrere Tausend Synapsen befinden. Unter natürlichen Umständen läuft die Erregung vom Soma durch den Neurit und wird an den Synapsen auf die nachfolgende Struktur umgeschaltet. Dendriten und Soma dienen der Erregungsaufnahme. Die Synapsen lassen die Erregung nur in der Richtung vom Neuriten auf die folgende Struktur hindurch.

1.2.2 Grundprozesse der Erregung

•••• Voraussetzungen

Aufbau der Membran

Die vorher erwähnten elektrischen Aktivitäten spielen sich hauptsächlich an der Membran ab. Das Neuron ist bis in die feinsten Verzweigungen hinein lückenlos von einer Zellmembran umschlossen. Sie trennt das Zytoplasma von der umgebenden Gewebeflüssigkeit (s. Abb. 1.**1**). Die bimolekulare Lipoidschicht ist etwa 5 nm dick. Die Lipoidschicht ist an beiden Seiten von einer Eiweißschicht umgeben, deren Moleküle ein Netzwerk bilden. Die Gesamtdicke der Membran beträgt etwa 7,5 nm.

Ionenverteilung

Die Flüssigkeiten der von der Membran getrennten Räume – Intrazellularraum und Extrazellularraum – unterscheiden sich erheblich in ihrer Zusammensetzung. Im Zytoplasma (Zellflüssigkeit) liegen die Eiweiße als Anionen vor, weitere Anionen sind Cl^-, $H_2PO_4^-$. Die wichtigsten Kationen sind K^+, daneben in wesentlich geringerer Konzentration Na^+- und Ca^{2+}-Ionen (Tab. 1. **1**). Auch die Gewebsflüssigkeit, die die Zelle umgibt, ist eine Elektrolytlösung. Sie enthält nur wenig Eiweiß. Ihre wesentlichsten Bestandteile sind Na^+ als Kation und Cl^- als Anion.

Die Ungleichverteilung der Ionen zu beiden Seiten der Membran und ihre selektive Permeabilität sind die Voraussetzung für die elektrischen Erregungsprozesse. Die ruhende Membran zeigt neben einer großen Durchgängigkeit *(Permeabilität)* für Kaliumionen eine nur minimale Permeabilität für andere Ionen.

Tabelle 1.1 Ionenkonzentration der Körperflüssigkeiten (in mmol/l Lösungswasser)

	Blutplasma	Gewebsflüssigkeit	Zellplasma
K^+	4	4	157
Na^+	150	144	14
Cl^-	110	114	2
Ca^{2+}	ca. 2,5	2,5	0,0001 – 0,01

Kaliumgleichgewichtspotential

Unter der Annahme einer ausschließlichen K^+-Permeabilität bietet die Zellmembran folgendes Bild: Für Kaliumionen besteht ein Konzentrationsunterschied zwischen innen und außen, für sie sind die Bedingungen für die Diffusion erfüllt, sie haben die Tendenz, nach außen zu wandern. Jedes Kaliumion trägt eine positive Ladung. Negative Ionen können dem Kalium nicht folgen, weil für sie die Membran undurchlässig ist. Die „Gegenionen" hindern weitere Kaliumionen an der Diffusion, es bildet sich über der Membran eine elektrische Doppelschicht aus. Außen an der Membran sitzen die positiven Kaliumionen, innen die negativen Ionen. Es entsteht ein Membranpotential. Die verschieden geladenen Ionen entfernen sich dabei nur eine winzige Strecke, so daß Innen-und Außenraum jeweils elektrisch neutral bleiben (Abb. 1.**6**).

Auf das Kaliumion wirken zwei Kräfte: die durch den Konzentrationsunterschied gegebene Diffusionskraft und das durch die „Gegenionen" aufgebaute elektrische Feld, das entgegen der Diffisionsrichtung gerichtet ist. Wenn beide Kräfte gleich groß sind, verliert die Zelle kein Kalium, es besteht kein Nettostrom (markiert man einige Kaliumionen radioaktiv, dann kann man feststellen, daß die Kaliumionen wandern, jedoch ist die Anzahl der in einer bestimmten Zeit in die Zelle wandernden Kaliumionen gleich der Anzahl der in dieser Zeit hinauswandernden Ionen). Die Größe des elektrischen Feldes (Kraft) hängt von der Größe des Konzentrationsunterschiedes ab. Es gilt die Nernst-Formel:

$$E = \frac{R \cdot T}{F} \times \ln \frac{K_a}{K_i}$$

(E = elektrisches Feld über der Membran, T = die auf den absoluten Nullpunkt [-0°K] bezogene Temperatur, F = Faraday-Konstante: Ladung eines Mols, ln = der natürliche Logarithmus, R = allgemeine Gaskonstante, K_a = Kaliumaußenkonzentration, K_i = Kaliuminnenkonzentration). Setzt man die entsprechenden Werte ein, erhält man bei einem Verhältnis der

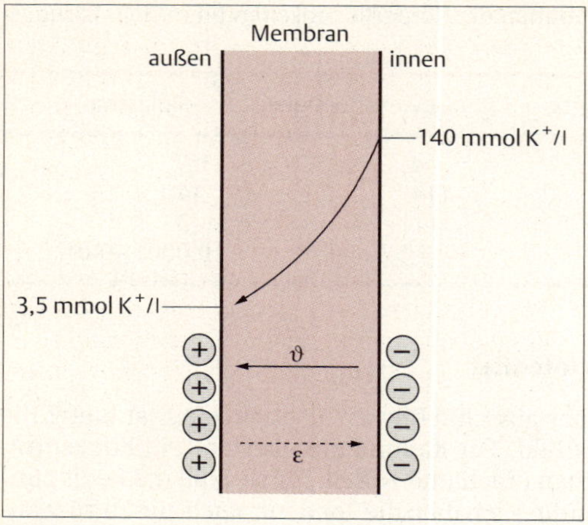

Abb. 1.6 Zur Entstehung des Membranpotentials. Die Membran ist als eine Schicht endlicher Dicke dargestellt. In der oberen Hälfte ist das „Kalium-Konzentrationsprofil“ eingetragen, d. h. der Übergang von der niedrigen Außen- zur hohen Innenkonzentration der Kaliumionen. Der Konzentrationsunterschied zwischen innen und außen verursacht eine „bergab“ nach außen gerichtete Diffusion von K^+-Ionen. In der unteren Hälfte ist die Ladungsverteilung dargestellt, die aus der Diffusion resultiert. Die Diffusionstendenz ist durch den mit θ bezeichneten Pfeil charakterisiert. Der Diffusion entgegen wirkt das elektrische Feld ε, das in der Membran infolge der Ladungstrennung entsteht. Im Gleichgewicht wirken θ und ε gleichstark auf das K^+-Ion (nach Haas)

Kaliumaußen- zur Kaliuminnenkonzentration von 1 : 40 eine elektrische Spannung von 93 mV. Die Zellinnenseite ist dabei negativ gegenüber dem Zelläußeren. Diese Spannung wird als Kaliumgleichgewichtspotential bezeichnet, weil für das Kalium die einander entgegengesetzt wirkenden Kräfte dann gleich groß sind.

Ruhemembranpotential

Die Membran der Nervenzelle besitzt nicht nur Kanäle für Kalium (K^+), sondern auch solche für Natrium (Na^+), Chlorid (Cl^-) und Kalzium (Ca^{++}), um die wichtigsten zu nennen, die bei der Informationsverarbeitung und -weiterleitung eine Rolle spielen. Das Konzentrationsverhältnis für Natrium zwischen dem Zellinneren und dem Extrazellularraum ist gerade umgekehrt wie das für Kalium. Deswegen tendieren Natriumionen dazu, in die Zelle hineinzuströmen. Im Ruhezustand sind jedoch die Natriumkanäle geschlossen und die Natriumionen können nicht in die Zelle hinein. Erst bei einem Erregungsprozess werden die Natriumkanäle geöffnet und Natriumionen strömen in die Zelle – das verändert natürlich das Transmembranpotential, es wird weniger negativ. Bei sehr starkem Natriumioneneinstrom kann sich das Transmembranpotential umkehren – die Innenseite der Zelle wird positiv gegenüber der Außenseite – bis hin zum Natriumgleichgewichtspotential von + 55 mV.

Die Verteilung von Natrium, Chlorid und anderen Ionen beeinflußt aber auch im Ruhezustand das gesamte Gleichgewichtspotential – man spricht hier von einem Fließgleichgewicht – so daß es nicht exakt dem Kaliumgleichgewichtspotential entspricht, wenn es auch nahe daran liegt, weil sich dies aufgrund der geöffneten Kaliumkanäle eher einstellt. Das gesamte Gleichgewichtspotential im Ruhezustand wird nach der Goldmann-Gleichung berechnet:

$$Vm = \frac{R \cdot T}{F} \times \ln \frac{P\,[K_a^+] + P\,[Na^+] + P\,[Cl_i^-]}{P\,[K_i^+] + P\,[Na_i^+] + P\,[Cl_a^-]}$$

Sie gleicht im Aufbau der Nernst-Formel (P = Permeabilität, Subskripte: a = außen, i = innen). Das resultierende Ruhepotential über der Membran beträgt ca. – 90 mV.

Natrium-Kalium-Pumpe

Die Tatsache, daß die Natriumpermeabilität nicht Null ist und daß dadurch das Ruhemembranpotential vom Kaliumgleichgewichtspotential etwas abweicht, hat für den Ionenhaushalt der Zelle wichtige Konsequenzen. Die Diffusionskraft, die auf ein Kaliumion einwirkt, ist etwas größer als die rücktreibende elektrische Kraft. Dies bedeutet, daß in der Zeiteinheit mehr Kaliumionen austreten, als in die Zelle eintreten. Entsprechendes gilt mit umgekehrtem Vorzeichen für die Natriumionen. Der Kaliumverlust bzw. die Natriumaufnahme in die Zelle sind zwar nur sehr gering, können aber über lange Zeit zu einem Konzentrationsausgleich führen: Das Membranpotential verschwände.

Die Zelle verfügt in der Membran über einen Transportmechanismus – ebenfalls ein Transporteiweiß in der Zellmembran – der die hinausdiffundierten Kaliumionen im Austausch gegen die in die Zelle diffundierten Natriumionen wieder zurückbefördert. Dieser Transportmechanismus verbraucht Energie, weil er die Ionen gegen das Konzentrationsgefälle transportieren muß. Das bedeutet, daß auch die ruhende Zelle durch ihren Stoffwechsel Energie bereitstellen muß. Dieser Mechanismus wird als *Natrium-Kalium-Pumpe* bezeichnet.

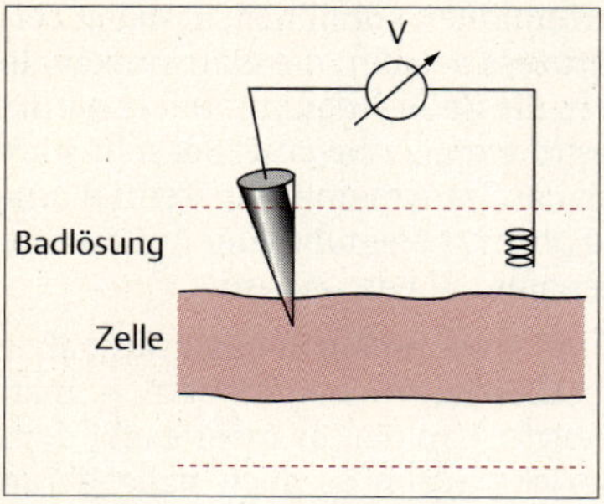

Abb. 1.7 Schema einer „intrazellulären" Potentialmessung. Das Voltmeter V registriert die Spannung zwischen der Spitze der Mikroelektrode (im Zellplasma) und der im Bad gelegenen Gegenelektrode

Messung des Membranpotentials

Das Membranpotential kann gemessen werden, indem man mit einer sehr kleinen Elektrode – einer Mikroelektrode – in die Zelle einsticht (Abb. 1.7). Eine zweite Elektrode liegt im Extrazellularraum. Beide Elektroden sind mit einem Spannungsmeßgerät verbunden, das die Spannungsdifferenz über der Membran mißt.

•••• Erregung

Während der elektrischen Erregung ändert sich das Membranpotential. In der Regel beginnt sie damit, daß durch irgendeine Ursache – mechanischer Reiz am Rezeptor oder Übertragung an einer Synapse – die Natriumkanäle geöffnet werden. Das bedeutet, es strömen, ihrem Konzentrationsgefälle folgend, Na^+-Ionen in die Zelle hinein und verringern das negative Transmembranpotential – es tritt eine Depolarisation ein. Das Öffnen der Natriumkanäle bleibt jedoch nicht auf den Reizort beschränkt – die Natriumkanäle in der Membran sind spannungsgesteuert, sie öffnen sich unter bestimmten Spannungsverhältnissen, die mit der Depolarisation eintreten. Deswegen bewirkt die Depolarisation eine Öffnung weiterer Na-Kanäle in der Umgebung (man spricht von einem *autoregenerativen Prozess*). Auf diese Weise breitet sich die Erregung aus. Wie weit sie sich ausdehnt, hängt davon ab, wie stark der Reiz ist. Je stärker er ist, desto mehr Na-Kanäle werden geöffnet, desto mehr Na^+-Ionen strömen ein, desto stärker ist die Depolarisation und desto weiter kann sich der Reiz ausbreiten.

Lokale Antwort

Wird das Transmembranpotential durch einströmende Na^+-Ionen nicht zu sehr depolarisiert – es bleibt niedriger als –50 mV – bleibt der Reiz bzw. die Antwort der Membran darauf auf einen kleinen Umkreis beschränkt, und nach kurzer Zeit stellt sich das Ruhemembranpotential wieder ein. Man spricht dann von einer *lokalen Antwort.*

Aktionspotential

Ist die resultierende Depolarisation so groß, daß das Transmembranpotential auf weniger als −50 mV verringert wird – es überschreitet den Schwellenwert – öffnen sich schlagartig sehr viele Na-Kanäle, sehr viele Na^+-Ionen strömen ein und das Transmembranpotential steigt in ganz kurzer Zeit auf fast +30 mV an – es kommt zum Aktionspotential. Die Na-Kanäle werden jedoch sehr schnell inaktiviert, d. h. sie lassen nach weniger als 1 ms kein Na^+-Ion mehr passieren. Da nun aber das Transmembranpotential weit vom Kaliumgleichgewichtspotential entfernt ist und die K-Kanäle weiterhin geöffnet sind, strömen K^+-Ionen verstärkt aus der Zelle heraus (Abb. 1.**8**) – das Transmembranpotential geht wieder zurück, wird wieder negativ (Repolarisation). Es sinkt sogar kurzfristig unter das Ruhepotential, bis auf das Kaliumgleichgewichtspotential (Nachhyperpolarisation), bis sich schließlich das Ruhepotential wieder einstellt. Die Hyperpolarisation ist notwendig zur Wiederaktivierung der Na-Kanäle – damit sie danach wieder für ein neues Aktionspotential geöffnet werden können.

Die rasche Depolarisation und Repolarisation ist ein der Membran eigener Prozeß. Er wird als *Aktionspotential* bezeichnet. Er verläuft unabhängig vom Reiz, wenn dieser ursprünglich stark genug war, die Membran bis zu einem Schwellenwert zu depolarisieren (Abb. 1.**9**).

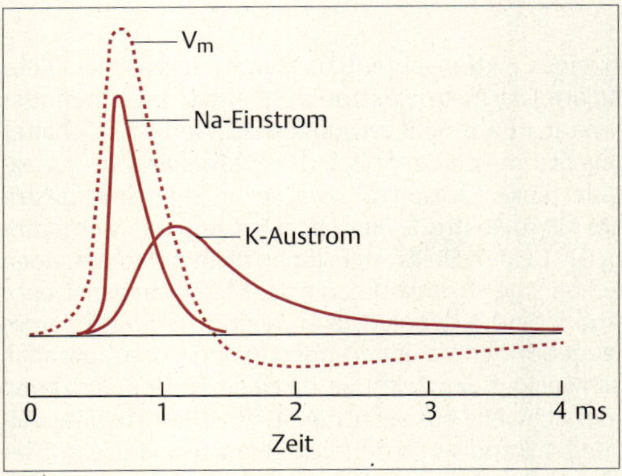

Abb. 1.**8** Membranpotential (V_m) und Hauptionenströme während eines Aktionspotentials

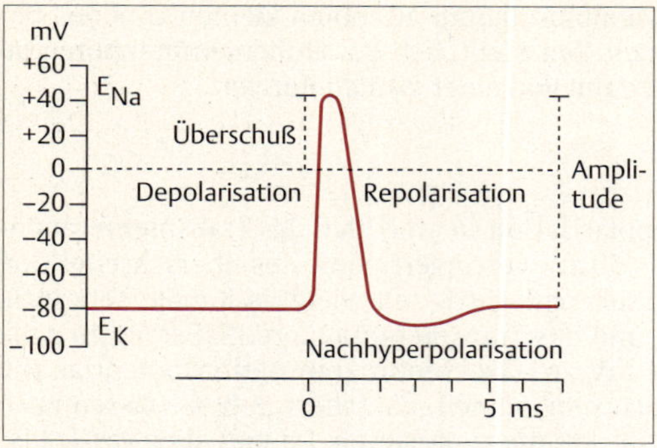

Abb. 1.**9** Nervenaktionspotential (bei intrazellulärer Registrierung wie in Abb. 1.**7**). Senkrechte Achse: Anzeige des Voltmeters bzw. Skala des Membranpotentials. Das Voltmeter zeigt zunächst das Ruhemembranpotential an. Dieses liegt in der Nähe des Kaliumgleichgewichtspotentials E_K. Das Aktionspotential ist eine vorübergehende Potentialverschiebung in Richtung auf das Na-Gleichgewichtspotential E_{Na} (nach Haas)

Die Membran folgt dem *Alles-oder-nichts-Gesetz:* Ein Reiz bleibt entweder unterschwellig, oder er ruft ein vollständiges Aktionspotential hervor, dessen Größe und zeitlicher Verlauf von der Reizstärke unabhängig sind (Abb. 1.**10 a–c**).

Am Nerv dauert das Aktionspotential außerordentlich kurz. Die Depolarisation bzw. die Umpolung der Membran ist in Bruchteilen einer Milli-

Abb. 1.**10 a–c** Auslösung eines Aktionspotentials durch elektrischen Reiz. ▶
a Es werden zwei intrazelluläre Glasmikroelektroden benutzt. Links befindet sich die Reizelektrode, die mit der Batterie B verbunden ist. Wenn der Schalter S geschlossen wird, fließt ein Strom von der Spitze der Mikroelektrode zur extrazellulären Gegenelektrode (linke Pfeilspitze). Die Stromlinien sind gestrichelt angedeutet. Die rechte Mikroelektrode dient zur Messung des Membranpotentials (wie in Abb. 1.**7**). Die beiden Elektroden liegen dicht nebeneinander. Die Batterie liefert kurze rechteckige Stromstöße, die der Membran eine Depolarisation aufzwingen. In Abb. **c** sind 4 depolarisierende Stromimpulse dargestellt, die Abb. **b** zeigt die zugehörigen Veränderungen im Membranpotential. Der 1. Impuls bleibt unterschwellig. Beim 2. Impuls erreicht die Depolarisation gerade die Schwelle: Von der Schwelle aus setzt der steile Aufstrich eines Aktionspotentials ein. Der 3. und 4. Impuls sind deutlich überschwellig; je größer die Reizstärke, um so rascher wird die Schwelle erreicht (s. auch Abb. 1.**13**) (nach Haas)

sekunde erreicht, dann beginnt schon die Repolarisation. Das vollständige Aktionspotential dauert etwa 1 – 2 ms. In der Spitze des Aktionspotentials beträgt die Potentialdifferenz zwischen innen und außen etwa 10 – 30 mV, wobei die Innenseite positiv ist. Die Membran ist umgepolt,

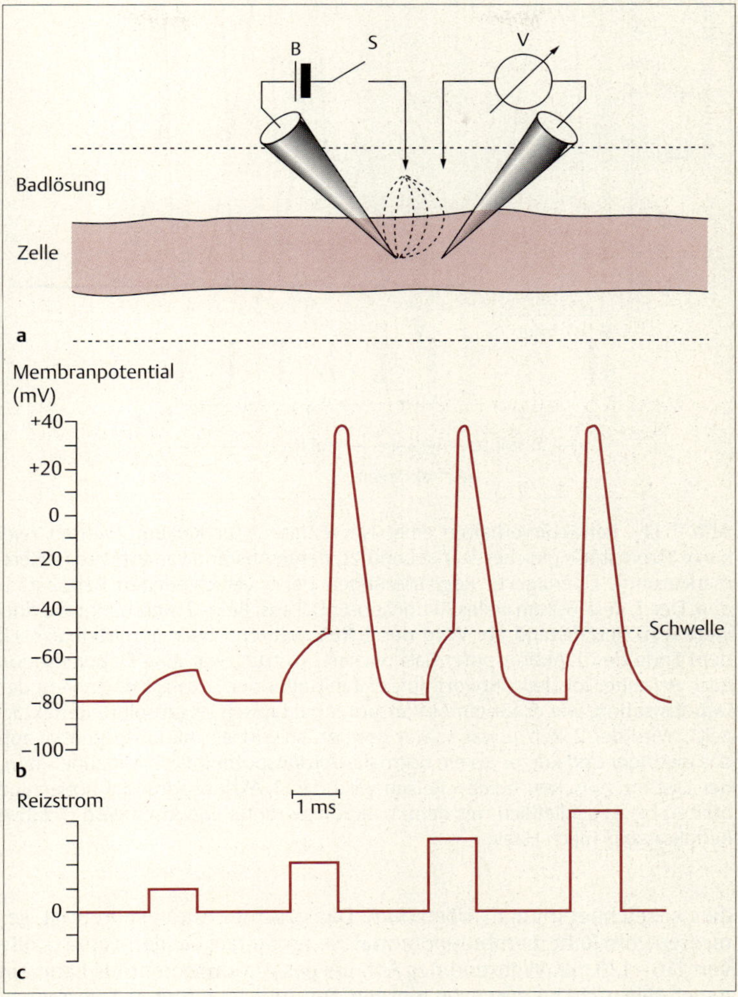

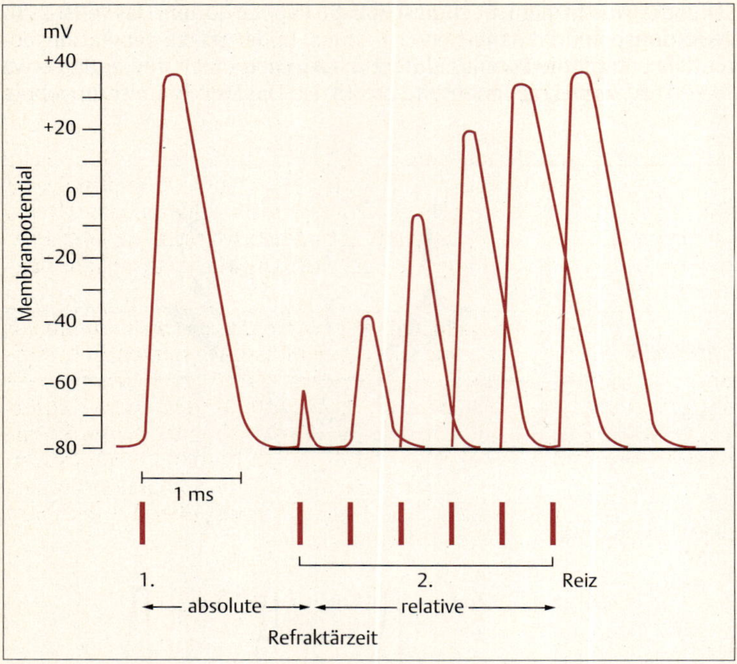

Abb. 1.**11** Refraktärverhalten einer Nervenfaser. Zur Reizung werden zwei kurze Stromstöße gleicher Stärke benutzt, deren Abstand variiert wird (s. Reizmarkierung). Überlagerte Registrierungen bei 6 verschiedenen Reizabständen. Der 1. Reiz löst ein volles Aktionspotential aus. Beim 2. Reiz hängt die Antwort vom Reizabstand ab. Wird der 2. Reiz während oder unmittelbar nach dem Ende des 1. Aktionspotentials plaziert, so tritt zwar eine Depolarisation nach Art einer lokalen Antwort auf, es fehlt aber der „explosive" Anstieg der Depolarisation, wie er für ein Aktionspotential typisch ist (absolute Refraktärzeit). Wird der 2. Reiz etwas später gesetzt, so tritt ein Aktionspotential auf, das niedriger und kürzer als ein normales Aktionspotential ist. Mit zunehmender Distanz zwischen beiden Reizen wird das 2. Aktionspotential höher und breiter, bis es schließlich mit dem 1. Aktionspotential identisch wird (relative Refraktärzeit) (nach Haas)

dies bezeichnet man als *Überschuß.* Das gesamte Aktionspotential, gemessen vom Ruhemembranpotential bis zur Spitze, hat dann eine Größe von 110 – 120 mV. Während des Ablaufs des Aktionspotentials kann ein neuer Reiz nicht beantwortet werden. Die Zelle ist *refraktär,* unerregbar.

Aber auch dann, wenn die Membran fast vollständig bzw. wirklich vollständig repolarisiert ist, sind die neu ausgelösten Aktionspotentiale etwas kleiner als normalerweise. Das ist darauf zurückzuführen, daß die Na-Kanäle noch nicht alle wieder geöffnet werden können (sie sind inaktiviert).

Diese *relative Refraktärzeit* dauert nochmals 1 – 5 ms (Abb. 1.**11**). Die absolute Refraktärzeit von etwa 1 ms Dauer beschränkt die Anzahl der an einer Stelle eines Nervs möglichen Häufigkeit von Aktionspotentialen auf maximal 1000/s. Diese Frequenz kommt in vivo nicht vor, und auch in vitro läßt sie sich nicht immer realisieren. Die Maximalfrequenz liegt zwischen 500 und 800/s.

Schon die ruhende Zelle erleidet einen gewissen Verlust an Kaliumionen und nimmt Natriumionen auf. Diese Ionenflüsse verstärken sich während der Erregung. Trotzdem sind sie keineswegs so groß, daß es zu einem Konzentrationsausgleich käme. Vergiftung des Stoffwechsels schaltet die *Natrium-Kalium-Pumpe* aus. Aber auch unter diesen Bedingungen können mehrere hundert Aktionspotentiale über einen Nerven laufen, ohne daß sich die Kalium- und Natriumkonzentrationen in der Zelle stärker ändern würden. Die bei einer Erregung über die Membran wechselnden Ionenmengen sind nur sehr klein.

•••• Gesetzmäßigkeiten der elektrischen Reizung

Rechteckimpulse

Der Nerv wird elektrisch mit Elektroden gereizt. Die mit dem negativen Pol des Reizgerätes verbundene Elektrode heißt Kathode, die mit dem positiven Pol verbundene Elektrode Anode. Üblicherweise wird zur Reizung die Kathode benutzt, weil sie den Nerv depolarisiert. Die beiden Reizelektroden sind häufig verschieden groß. Mit der kleineren wird gereizt, an ihr ist die Stromdichte größer. Sie wird als differente Elektrode bezeichnet. An der wesentlich großflächigeren indifferenten Elektrode ist die Stromdichte so niedrig, daß es gewöhnlich zu keiner Erregung kommt.

Elektrische Reize können zusätzlich zur Polung noch nach ihrer Dauer und der Geschwindigkeit unterschieden werden, wie rasch sie beim Einschalten ihre Stärke erreichen. *Rechteckimpulse* erreichen in Bruchteilen einer Millisekunde ihren Endwert, beim Ausschalten fällt die Reizstärke ebenso schnell wieder auf Null ab.

Die Membran kann erst dann ein Aktionspotential bilden, wenn sie bis zu einem bestimmten Schwellenpotential depolarisiert wurde. Entsprechend muß auch der Reiz einen festen Wert übersteigen, die *Reizschwelle.*

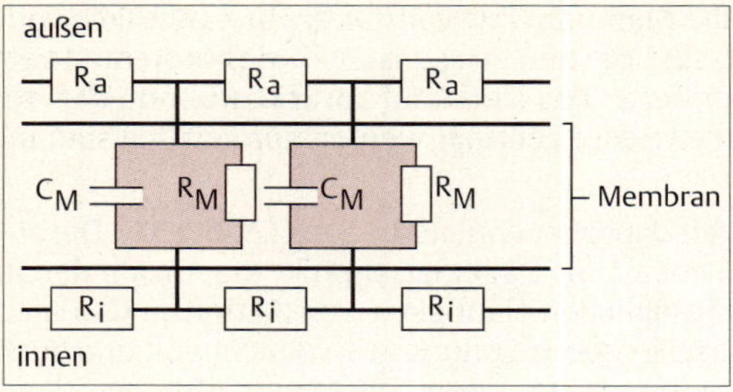

Abb. 1.**12** Ersatzschaltbild der Membran.
R_a = Außenwiderstand, R_M = Membranwiderstand, R_i = Innenwiderstand, C_M = Membrankondensator

Ob ein Reiz zu einer Erregung führt oder nicht, hängt nicht nur von seiner Stärke, sondern auch von der Reizdauer ab. Dies liegt an den kapazitiven Speichereigenschaften der Membran. Die Membran setzt einem Strom nicht nur einen Widerstand entgegen, sondern sie verhält sich so, als ob sie zusätzlich zu den Widerständen auch *Kondensatoren* (Energiespeicher) enthielte (Abb. 1.**12**). Wegen der erforderlichen Umladung der Kondensatoren verformen sich die rechteckigen Reizimpulse. Die Spannung an der Membran steigt langsamer an. Entscheidend für den Reizerfolg ist dann nicht allein die am Reizgerät eingestellte Reizstärke, sondern die wirklich über der Membran abfallende Spannung, die sog. *effektive Spannung*. Durch diesen Effekt wird der Reizerfolg, d. h. eine Depolarisation bis zur Schwelle, abhängig von der Zeit, die der Reizstrom einwirkt. Je größer die Reizstärke ist, desto kürzer muß der Reiz einwirken, um eine Alles-oder-nichts-Reaktion auszulösen.

Rheobase, Nutzzeit, Chronaxie

Man bezeichnet als Nutzzeit die Zeit, die ein Reiz bestimmter Stärke einwirken muß, um eine Erregung auszulösen. Unter Rheobase versteht man die kleinste Reizstärke, die bei sehr langem Anlegen („unendlich" langer Flußdauer – im Verhältnis zur Dauer eines gesamten Aktionspotentials sind 1 – 2 ms Reizdauer schon eine lange Zeit) eine Erregung auszulösen vermag. Die Zeit, die ein Reiz von Rheobasenstärke mindestens einwirken muß, ist die Hauptnutzzeit, eine in der Praxis nur sehr schwer genau zu bestimmende Größe. Als zeitlichen Parameter der Erregbarkeit eines Nervs oder Muskels nimmt man deswegen die *Chronaxie*. Sie ist die Nutzzeit eines Reizes von doppelter Rheobasenstärke.

Rheobase und Chronaxie dienen zur Beschreibung der Erregbarkeit. Bei verschiedenen Nerven und Muskeln sind ihre Werte unterschiedlich. Markhaltige Nerven haben eine größere Rheobase und eine kürzere Chronaxie als marklose Nerven. Die Rheobase der Muskeln ist kleiner als die der Nerven, ihre Chronaxie länger. Will man benachbarte Nerven

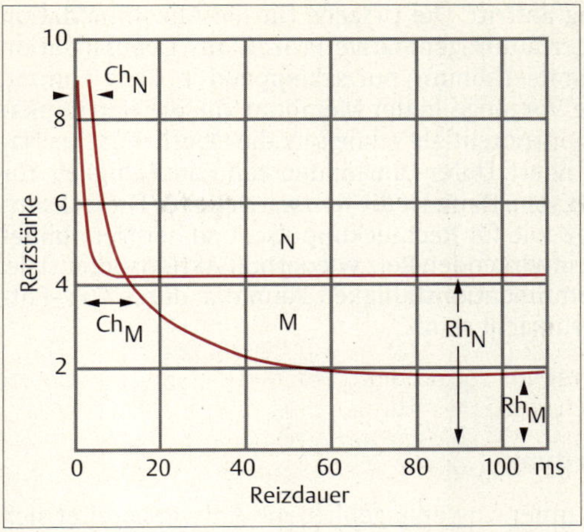

Abb. 1.**13** Reizstärke – Reizdauerkurven für Nerv (N) und Muskel (M) beim Frosch. Rh = Rheobase, Ch = Chronaxie (nach Reichel u. Bleichert)

und Muskeln separat reizen, muß man die Reizparameter entsprechend der Rheobase und der Chronaxiewerte einstellen. Für einen Muskel wird man eine kleine Reizstärke, die möglichst unter der Rheobase der Nerven liegt, wählen, dafür muß der Reiz relativ lang sein. Für die selektive Nervenreizung benutzt man kurze, aber starke Reizimpulse (Abb. 1.**13**).

Bei Reizung mit sinusförmigem Strom werden zur Auslösung eines Nervenimpulses größere Stromstärken benötigt. Die wirksamste Reizfrequenz ist u. a. abhängig von der Dicke des Nerven. Diese Frequenzunterschiede, sowie auch spezielle Stromformen, lassen sich zur selektiven Reizung gemischter Nerven einsetzen.

Sinusförmige Ströme sehr hoher Frequenz haben praktisch keine Reizwirkung mehr. Sie heizen das Gewebe auf und werden z. B. in der Kurzwellentherapie angewandt.

Akkommodation

Auch dann, wenn der elektrische Rechteckreiz wesentlich länger ist als die Nutzzeit und auch als das von ihm ausgelöste Aktionspotential, löst er nur ein Aktionspotential aus. Repetitive (wiederholende) Erregungen auf einen Reiz gibt es in der Regel nicht. Dieses Phänomen beruht auf der Fähigkeit der Membran, auf die Reize zu akkommodieren. Appliziert man langsam stärker werdende Ströme, dann benötigt man immer größere Reizstärken, um ein Aktionspotential auszulösen. Ein sehr langsam ansteigender Reizstrom kann die Membran vollkommen depolarisieren, ohne daß eine Erregung auftritt. Die Ursache für die Akkommodation sieht man darin, daß der autoregenerative Prozeß aus Depolarisation und Natriumpermeabilitätserhöhung nur schleppend in Gang kommt. Dadurch gewinnen jene Vorgänge in der Membran, die die Natriumkanäle im Verlauf des Aktionspotentials schließen, die Oberhand: Das Natriumsystem wird inaktiviert. Unter Umständen kann die Fähigkeit zur Akkommodation gestört sein. Dann ist die Reizschwelle für Dreiecksimpulse etwa genauso groß wie für Rechteckimpulse, und der Nerv bildet auf einen etwas länger einwirkenden Reiz wiederholt Aktionspotentiale. Diese Störung der Akkommodationsfähigkeit kann u. a. durch Ca^{++}-Entzug oder Abkühlung verursacht sein.

•••• Nervenleitung

Elektrotonische Ausbreitung

Eine auf einen Reiz hin unterschwellig gebliebene Antwort breitet sich auf die benachbarten Stellen des Nervs aus. Auch diese werden etwas depolarisiert.

Die in der Nachbarstelle erzielte Depolarisation ist aber kleiner als am Reizort und nimmt mit wachsendem Abstand weiter ab, bis sie nicht mehr nachweisbar ist. Eine solche mit Verlust behaftete elektrotonische Ausbreitung ist zur Signalleitung nicht geeignet.

Erregungsleitung

Ganz anders funktioniert die Erregungsleitung (Abb. 1.**14**) mit Hilfe der *Aktionspotentiale.* Ist der Reiz überschwellig, d. h. es strömen so viele Na^+-Ionen ein, daß die Schwelle überschritten wird und sich ein Aktionspotential ausbildet, dann verteilen sich die Na^+-Ionen an der Innenseite der Membran auf die Nachbarbereiche (Diffusionsstrom) und depolarisieren die Membran auch dort bis hin zur Schwelle. Dadurch öffnen sich auch dort schlagartig viele Na-Kanäle und es wird auch an dieser Stelle ein Aktionspotential ausgebildet. Auf diese Weise pflanzt sich die Depolarisation mit anschließendem Aktionspotential entlang der Membran fort. Dadurch, daß sich das Aktionspotential immer wieder selbst erzeugt, wird die Weiterleitung praktisch verlustfrei. Diese Art der Leitung ermöglicht es auch, daß bei Verzweigungen keine Verluste auftreten. In jedem Arm wird je ein Aktionspotential erzeugt und auf die Reise geschickt. Die Erregung bewegt sich immer vom zuerst depolarisierten Ort weg. Die Refraktärzeit verhindert, daß die Erregung wieder zurückläuft.

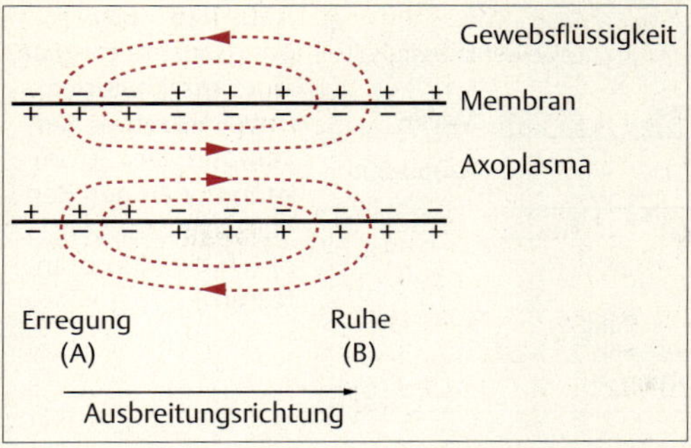

Abb. 1.**14** Ausbreitung der Erregung längs einer (marklosen) Nervenfaser. Von einer schon erregten Stelle (A) fließen lokale Ausgleichsströme in den benachbarten, ruhenden Membranbezirk (B) und erzeugen dort eine Depolarisation, die als Reiz für die Auslösung eines Aktionspotentials an dieser Stelle dient. Die Stromlinien des Ausgleichsstroms sind schematisch dargestellt, sie verlaufen im Axoplasma eng gebündelt und greifen in der Gewebsflüssigkeit weit aus. Die Pfeile geben die (positive) Stromrichtung an (nach Haas)

Die *Geschwindigkeit* der Erregungsleitung hängt davon ab, wie viele Na-Kanäle zur Öffnung zur Verfügung stehen. Die Depolarisationsgeschwindigkeit wächst mit zunehmender Dicke der Faser. Daher leiten dicke Fasern die Erregung schneller als dünne.

Saltatorische Erregungsleitung

Da die Nerven aber nicht so dick werden können, daß sie die Informationen schnell genug weiterleiten können, sind die meisten Nerven mit einer beschleunigenden Struktur, der Isolierung durch die Markscheide ausgestattet. In dem isolierten Leiter schwächt sich das Signal jedoch ab. Damit es in seiner vollen Größe wieder hergestellt werden kann, ist deswegen die Markscheide in bestimmten Abständen unterbrochen – an den Ranvier-Schnürringen. An diesen Stellen befinden sich sehr viele Na-Kanäle, durch die genügend Na^+-Ionen einströmen, um das Aktionspotential wieder neu entstehen zu lassen (Abb. 1.**15**). Die Erregung springt praktisch von Schnürring zu Schnürring. Man spricht deswegen von *saltatorischer Erregungsleitung.* Je größer der Abstand der Schnürringe voneinander ist, um so weniger Aktionspotentiale sind für eine bestimmte Strecke notwendig und um so rascher kann die Erregung geleitet werden. (Selbstverständlich ist der Abstand zwischen den Ranvier-Schnürringen limitiert. Der Reizstrom, den ein Aktionspotential produ-

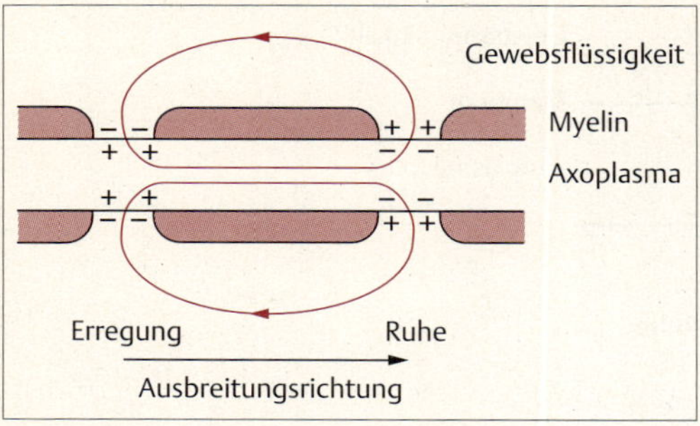

Abb. 1.**15** Erregungsausbreitung an einer markhaltigen (myelinisierten) Nervenfaser. Der Strom kann nur an den Ranvier-Schnürringen durch die Membran treten

ziert, wird mit wachsender Entfernung kleiner und kann irgendwann unterschwellig bleiben.)

Der Abstand der Ranvier-Schnürringe ist um so größer , je dicker die Faser ist. Bei den dicksten Fasern, z.B. den motorischen Aα-Fasern, beträgt der Abstand zwischen zwei Ranvier-Schnürringen 2 – 3 mm, sie leiten die Erregung mit einer Geschwindigkeit zwischen 60 – 120 m/s.

Einteilung der Nerven

Nach ihrer Leitungsgeschwindigkeit und nach der natürlichen Richtung teilt man die Nerven in verschiedene Gruppen ein. Die efferenten und einige afferente (z.B. Schmerzfasern) Nerven werden mit großen lateinischen Buchstaben als A-, B- und C-Fasern bezeichnet. Eine Untergruppierung geschieht mit kleinen griechischen Buchstaben. A- und B-Fasern sind markhaltig, C-Fasern marklos bzw. markarm, sie sind sehr dünn. Die übrigen afferenten Fasern werden mit römischen Zahlen belegt, die Untergruppen mit kleinen lateinischen Buchstaben. Am schnellsten leiten die Ia-Fasern. Die Tab. 1.**2** gibt Aufschluß über Leitungsgeschwindigkeit und wo die verschiedenen Fasertypen im Organismus auftreten.

Antidrome Leitung

Die Fasern leiten natürlicherweise nur in einer Richtung. Bei künstlicher Reizung allerdings wandert die Erregung in beide Richtungen, die Faser ist zu antidromer – gegen den natürlichen Weg gerichteter – Leitung fähig. In vivo wird die Leitungsrichtung durch den Ort der Entstehung der Erregung und durch die Synapsen festgelegt, die die Erregung nur in einer Richtung hindurchlassen.

Tabelle 1.2 Klassifikation der Nervenfaser

Allgemein	Funktion, Lokalisation	Sensibel	Mittlerer Faserdurchmesser	Mittlere Leistungsgeschwindigkeit
A α	motorische Nerven zum Skelettmuskel		15 μm	100 m/s (70 – 120 m/s)
	primäre Muskelspindelafferenz Sehnenspindelafferenz	I	13 μm	75 m/s (70 – 120 m/s)
β	Hautafferenzen für Berührung und Druck	II	8 μm	55 m/s (25 – 70 m/s)
γ	motorisch zur Muskelspindel		5 μm	25 m/s (15 – 40 m/s)
δ	Hautafferenzen für Temperatur und Schmerz (rasch) tiefe Drucksensibilität des Muskels	III	3 μm	15 m/s (10 – 25 m/s)
B	vegetativ präganglionär		3 μm	7 m/s (3 – 15 m/s)
C	Hautafferenz für Schmerz (langsam)	IV	1 μm marklos	1 m/s (0,5 – 2 m/s)
	vegetativ postganglionäre afferente Grenzstrangfaser		1 μm marklos	1 m/s (0,5 – 2 m/s)

•••• Synaptische Erregungsübertragung

Die elektrische, durch Aktionspotentiale getragene Erregungsleitung ist bei Nerven und Skelettmuskeln auf eine Zelle beschränkt. Die Übertragung von einer Nervenzelle auf eine andere bzw. von einer Nervenzelle auf ein Erfolgsorgan geschieht durch chemische Prozesse in den *Synap-*

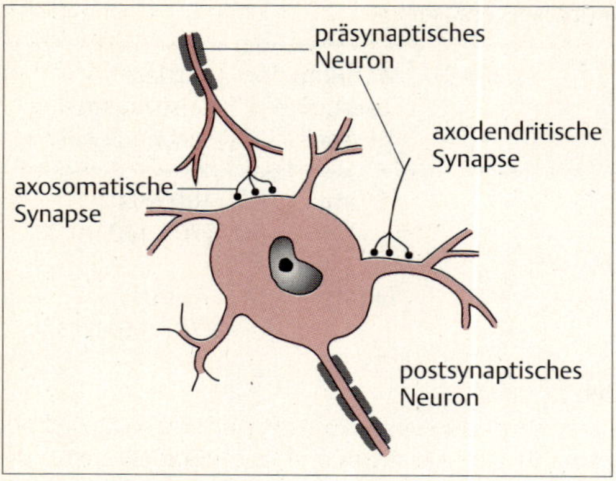

Abb. 1.**16** Schematische Darstellung der Kontakte zwischen zwei Nervenzellen (neuroneurale Synapsen) – Übersichtsbild (nach Haas)

sen, den Kontaktstellen zwischen zwei erregbaren Strukturen. Das Axon des präsynaptischen (vor der Synapse gelegenen) Neurons zweigt sich in einzelne dünne Äste auf, die in knopf- oder plattenförmige Endstrukturen auslaufen und eng an die postsynaptische (nachgeschaltete) Zelle herantreten. An der postsynaptischen Nervenzelle befinden sich die Synapsen an den Dendriten (axodendritische Synapse) oder am Zellkörper (axosomatische Synapse, Abb. 1.**16**). Einige Axonäste enden an einem anderen Axon (axoaxonale Synapse). Die Verbindung zwischen Nerv und Skelettmuskelfaser befindet sich meist in der Mitte der Muskelfaser und wird als motorische Endplatte bezeichnet. Für die Übertragung der Erregung von den vegetativen Nerven auf die Erfolgsorgane glatte Muskulatur und Drüsen existieren meist keine typischen Formationen.

Aufbau und Funktionsweise der Synapse

Der Bauplan der Synapsen ist bei fast allen Synapsen ähnlich (Abb. 1.**17**). Die präsynaptische Endung, die von der Axonmembran umgeben wird, ist von der gegenüberliegenden Seite, der subsynaptischen Membran, durch einen 16 – 20 nm breiten Spalt getrennt. Er kann von der elektrischen Erregung, die an der präsynaptischen Endung ankommt, nicht übersprungen werden. Die Erregung wird mit chemischen Substanzen, sog. *Transmittern*, übertragen. In den Endknöpfen befinden sich kleine Bläschen, in denen die Überträgersubstanz gespeichert ist. Bei einer Erregung werden die Bläschen durch die Membran geschleust (Exozytose) und entlassen eine bestimmte Menge Überträgersubstanz, die durch den Spalt an die subsynaptische Membran diffundiert. Dort geht sie eine Verbindung mit besonderen Molekülen – *Rezeptormolekülen* oder kurz

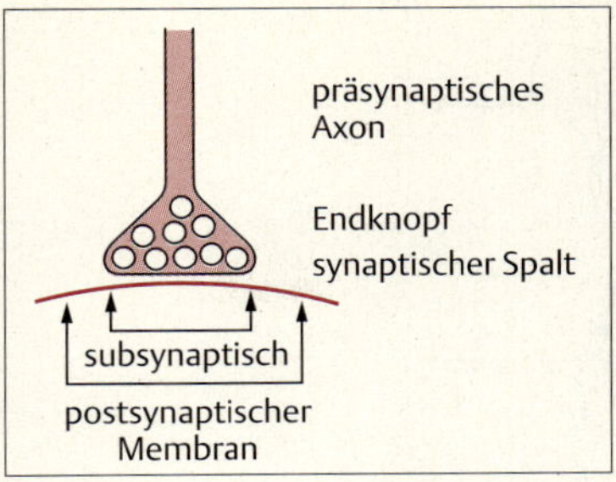

Abb. 1.**17** Vergrößerte Darstellung einer einzelnen Synapse. Die Bläschen (Vesikel) der präsynaptischen Nervenendung enthalten den chemischen Überträgerstoff, der bei Erregung im präsynaptischen Axon durch den synaptischen Spalt an die subsynaptische Membran diffundiert (nach Haas)

Rezeptoren – ein. Dadurch wird die Permeabilität der subsynaptischen Membran für Ionen erhöht. Die Ionen-Kanäle sind chemisch gesteuert. Darin unterscheiden sie sich von den spannungsgesteuerten Na-Kanälen der konduktiven (Nerven- oder Muskel-)Membran.

Je nach der Art der Ionen, für die der Transmitter die Permeabilität erhöht, lassen sich dann charakteristische Potentialschwankungen an der postsynaptischen Membran feststellen. Alle Endaufzweigungen eines Neurons schütten die gleiche Überträgersubstanz aus, die dann auch an den subsynaptischen Membranen die gleiche Wirkung auf die Permeabilität hat. An den Dendriten und am Soma eines Neurons enden aber Aufzweigungen von verschiedenen anderen Neuronen, so daß die verschiedenen Überträgersubstanzen einwirken können (Abb. 1.**18**).

Unmittelbar nachdem der Transmitter in den synaptischen Spalt entlassen wurde, beginnen Prozesse, die die Verbindung zwischen Überträgerstoff und Rezeptormolekül wieder lösen und den Transmitter zurück in die präsynaptischen Endknöpfe führen. Für diesen Transport verfügen die meisten Synapsen über spezifische Enzymsysteme. Die durch ein einlaufendes Aktionspotential an der postsynaptischen Membran ausgelösten Potentialveränderungen klingen nach einiger Zeit wieder ab. Aufgrund ihrer chemischen Natur und der erforderlichen Diffusion überdauern sie das auslösende Aktionspotential um ein Vielfaches.

Postsynaptische Potentiale

Bahnende Synapsen

Man unterscheidet nach der von ihnen hervorgerufenen Potentialänderung *bahnende und hemmende Synapsen.* Der Überträgerstoff der bahnenden Synapsen ruft eine Permeabilitätserhöhung für alle Ionen hervor. Daraus resultiert eine Depolarisation an der postsynaptischen

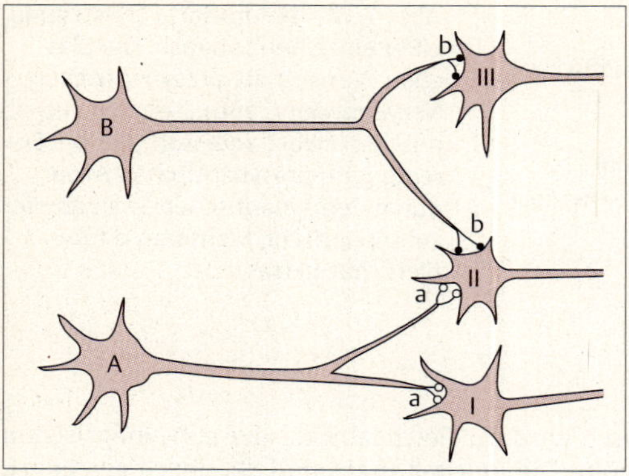

Abb. 1.**18** Das Neuron A bildet mit den beiden postsynaptischen Zellen I und II bahnende Synapsen (a). Am Neuron II findet man zusätzlich noch hemmende Synapsen (b) des Hemmneurons B. Auch die Synapsen, die B mit III bildet, wirken hemmend. Neuron A bildet nur bahnende, Neuron B nur hemmende Synapsen

Membran. Das Maximum der Depolarisation wird nach 1 – 3 ms erreicht, anschließend bildet sich die Potentialänderung im Verlaufe von 10 – 20 ms wieder langsam zurück (Abb. 1.**19**). Diese Potentialschwankung wird als *exzitatorisches postsynaptisches Potential (EPSP)* bezeichnet. Der Betrag der Depolarisation ist unterschiedlich, je nach der Transmittermenge und der Anzahl der geöffneten Kanäle. Er kann bis zu 10 mV betragen. Synapsen, die weit vom Soma entfernt am Ende eines Dendriten liegen, verändern das gesamte Membranpotential nur wenig. Axosomatische Synapsen haben einen größeren Effekt. Auch die Größe des Ruhemembranpotentials beeinflußt das EPSP. Bei einem hohen Membranpotential ist es größer. Üblicherweise reicht ein EPSP nicht aus, die Nervenzelle bis zur Schwelle zu depolarisieren. Wird aber in der Zeit, während der ein EPSP abläuft, eine weitere depolarisierende Synapse oder die gleiche Synapse nochmals erregt, so summieren sich die EPSP.

Bei genügender Summation wird dann die Schwelle erreicht, und die postsynaptische Nervenzelle bildet ihrerseits ein Aktionspotential. Die geringste Schwelle besitzt der Axonhügel, die Region der Nervenzelle, an der das Axon entspringt.

Man unterscheidet zwischen *zeitlicher und räumlicher Bahnung.* Zeitliche Bahnung liegt vor, wenn an einer Synapse die Aktionspotentiale in einem Abstand ankommen, der kleiner ist als die Dauer eines EPSP. Bei räumlicher Bahnung addieren sich die EPSP, die durch die Erregungen

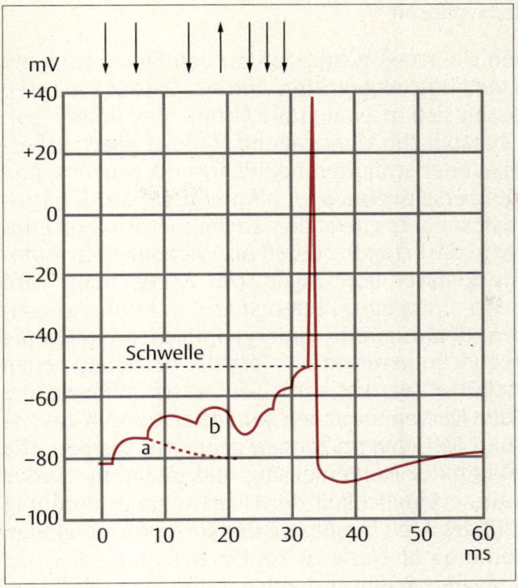

Abb. 1.**19** Postsynaptische Potentiale. Abwärtsgerichtete Pfeile: Erregung an einer bahnenden Synapse. Aufwärtsgerichteter Pfeil: Erregung an einer hemmenden Synapse. Das inhibitorisch postsynaptische Potential bei b verzögert das Erreichen der Schwelle. a = Exzitatorisch postsynaptisches Potential, wie es auftritt, wenn eine einzelne bahnende Synapse erregt wird

verschiedener Synapsen ausgelöst werden. Dadurch ist es möglich, daß sich an einer Nervenzelle die Einflüsse von verschiedenen anderen Nervenzellen, die auch weit auseinanderliegen können, gegenseitig unterstützen. An vielen bahnenden Synapsen ist der Überträgerstoff Acetylcholin.

Hemmende Synapsen

In den hemmenden Synapsen verursacht die Ausschüttung des Transmitters lediglich eine Erhöhung der Kalium- und Chloridpermeabilität. Daraus resultiert eine *Hyperpolarisation*, deren Verlauf etwa dem Spiegelbild des EPSP entspricht. Die Hyperpolarisation wird als *inhibitorisches postsynaptisches Potential (IPSP)* bezeichnet. Der Einfluß dieser hemmenden Synapsen auf die Nervenzelle besteht nun nicht darin, daß sie diese generell inaktivieren, sondern darin, daß für die Schwellendepolarisation mehr exzitatorische Synapsen aktiviert werden müssen. Man schätzt den Anteil der hemmenden Synapsen an der Gesamtzahl der Synapsen für wesentlich größer als den der bahnenden Synapsen. Als Überträgersubstanz kommt eine Vielzahl von Stoffen in Frage, z. B. γ-Aminobuttersäure und Glycin.

Pharmakawirkung auf die Synapsen

In den charakteristischen Übertragungsprozeß an den Synapsen kann mit Hilfe von Pharmaka vielfältig eingegriffen werden. Die auf Synapsen wirkenden Pharmaka lassen sich in zwei große Gruppen einteilen: solche Pharmaka, die die synaptische Übertragung fördern oder verbessern, sie werden Mimetika oder stimulierende Pharmaka genannt, und solche, die die Übertragung erschweren oder hemmen, sie werden Lytika oder Blocker genannt. Besonders gut ist dies an der motorischen Endplatte untersucht. Dort wird die Erregung durch Acetylcholin vom motorischen Nerv auf die Muskelfaser übertragen. Das Acetylcholin wird durch die Cholinesterase in einen Essigsäurerest und in Cholin gespalten. Die Spaltprodukte werden durch die praesynaptischen Endknöpfe aufgenommen und zu Acetylcholin resynthetisiert, das bei einem neuen Aktionspotential ausgeschüttet werden kann. Die *Acetylcholinsynthese bzw. die Freisetzung* aus den Nervenendungen können z. B. durch das Botulinustoxin bei Fisch- und Fleischvergiftungen gehemmt werden. Die Muskulatur ist dann bei intakter Nervenleitung und intaktem Muskel schlaff gelähmt. Eine weitere Möglichkeit der Übertragungshemmung liegt darin, daß der *Angriff des Acetylcholins* an den Rezeptormolekülen der subsynaptischen Membran *blockiert* wird. Ein bekanntes Beispiel hierfür ist das Curare. Es reagiert, wenn es durch das Blut in die Nachbarschaft der Synapsen getragen wird und in den synaptischen Spalt diffundiert ist, mit den Rezeptormolekülen und verdrängt so mehr oder weniger vollständig das Acetylcholin. Der Curare-Rezeptormolekülkomplex ändert die Permeabilität der subsynaptischen Membran nicht. Die Muskelmembran wird nicht depolarisiert. Der Muskel ist schlaff gelähmt. Die Curarewirkung ist reversibel. Durch ein Überangebot an Acetylcholin kann Curare wieder von den Rezeptoren verdrängt werden. Die Acetylcholinkonzentration im synaptischen Spalt wird durch Hemmung der Cholinesterase erhöht. *Cholinesterasehemmer* sind Prostigmin bzw. Eserin. Irreversible Hemmung der Cholinesterase, z. B. durch das Insektizid E 605, führt zur Dauerdepolarisation der Muskelfaser und damit zur Inaktivierung des Natriumsystems (s. Akkommodation) und zur Lähmung.

Curare oder ähnlich wirkende Stoffe werden besonders während Operationen als Muskelrelaxantien benutzt. Da bei dieser Behandlung auch die quergestreifte Atemmuskulatur gelähmt werden kann, muß der Patient künstlich beatmet werden.

Die hemmenden Synapsen werden selektiv durch Strychnin gehemmt. Vergiftungen äußern sich in Krämpfen der Muskulatur.

•••• Rezeptoren

Die Rezeptoren wandeln äußere Energien in Erregungen um. Für die einzelnen Energieformen existieren spezifische Rezeptoren, die nur diese Energieform transformieren können. Die einfachsten Rezeptoren sind freie Nervenendungen, die im Gewebe liegen und Änderungen im umgebenden Milieu melden. Andere Rezeptoren verfügen über Zusatzstrukturen, die erst die Umwandlung bestimmter Energien in Erregungen gewährleisten. Die Vater-Pacini-Körperchen besitzen zwiebelschalenförmige Lamellen, die eine Druckänderung im Gewebe an die eigentliche Rezeptorenmembran heranführen. Mit Rhodopsin beladene Lamellen in den Stäbchen der Netzhaut des Auges ermöglichen die Umwandlung des Lichtes in Erregungen. An anderen Rezeptoren, wie z. B. den Hörzellen und den Gleichgewichtsrezeptoren des inneren Ohres, dienen kleine Härchen oder Zilien, die durch die Reizenergie aus der Gleichgewichtslage gebracht werden müssen, der Transformation in Erregungen.

Ein Rezeptor wird als *primäre Rezeptorzelle* bezeichnet, wenn er ein Teil der ableitenden Nervenfaser ist. Manche Rezeptoren bestehen aus einer gesonderten Zelle, die synaptisch mit der ableitenden Nervenfaser verbunden ist. Solche Rezeptoren heißen *sekundäre Rezeptoren* (Abb. 1.**20**).

•••• Rezeptorfeld

Die für eine bestimmte Energieform spezifischen Rezeptoren liegen in der Mehrzahl nicht über den gesamten Organismus verstreut, sondern sie sind an Orten zusammengefaßt, wo sie die spezifische Energie besonders günstig und sinnvoll aufnehmen können. Dies gilt nicht nur für die Sinnesorgane, wie z. B. Auge, Ohr, Nase, Zunge und Haut, sondern auch für solche Rezeptoren, deren Tätigkeit dem Bewußtsein verborgen bleibt. Die Barorezeptoren z. B. messen den Druck im arteriellen System nur im Aortenbogen und an der Teilungsstelle der A. carotis. Die Wand des Magen-Darm-Traktes enthält Chemo- und Dehnungsrezeptoren. Eine bestimmte Energie kann dadurch nur an dafür vorgesehenen Orten aufgenommen werden. Licht, das auf den Rücken trifft, wird nicht empfunden.

Ziemlich weit über den Körper verteilt ist die Fähigkeit zur Schmerzempfindung, aber auch hier gibt es Ausnahmen: Verletzungen des Gehirns schmerzen im allgemeinen nicht.

Die Rezeptoren senden ihre Information über den afferenten Nerv zum Zentralnervensystem. Dabei kann ein einzelner Rezeptor seine eigene Nervenfaser haben, oder aber es konvergieren mehrere Rezeptoren auf eine Faser (Abb. 1.**20 a – c**). Im letzten Fall leidet die Auflösungsschärfe.

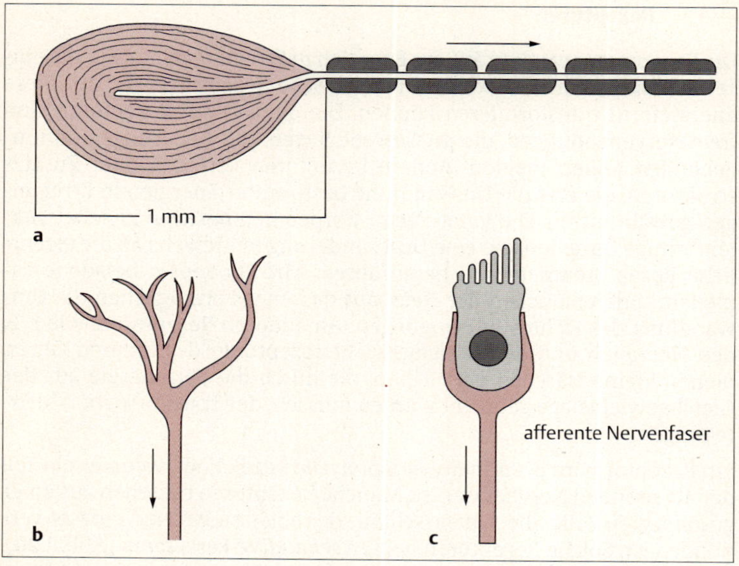

Abb. 1.**20 a – c** Rezeptoren. **a** Vater-Pacini-Körperchen: Die Nervenendung ist von Lamellen umgeben. **b** Verzweigter Dehnungsrezeptor; die einzelnen Endungen konvergieren auf eine afferente Nervenfaser. **c** Sekundäre Sinneszelle mit Kinozilien

Den Erregungen der Faser kann nämlich nicht mehr entnommen werden, auf welchen der auf sie konvergierenden Rezeptoren ein Reiz traf.

Abgesehen von dieser Einschränkung weiß das Zentralnervensystem durch die Erregung einer afferenten Faser, welcher Reiz wo auf einen Rezeptor wirkte.

Die Gesamtheit der an einem Ort lokalisierten Rezeptoren nennt man das Rezeptorfeld, in dem die Einzelrezeptoren unterschiedlich dicht angeordnet sein können.

Rezeptives Feld

Die afferenten Nervenfasern stehen durch Zwischenneurone auf verschiedenen Ebenen der ableitenden Bahn miteinander in Verbindung. Wenn auch, wie in der Abb. 1.**21** dargestellt ist, zum Rezeptor a die ableitende Nervenfaser A gehört, zu b B usw., so ist es doch möglich, in C eine Erregung oder auch eine Abnahme der Spontanaktivität zu messen,

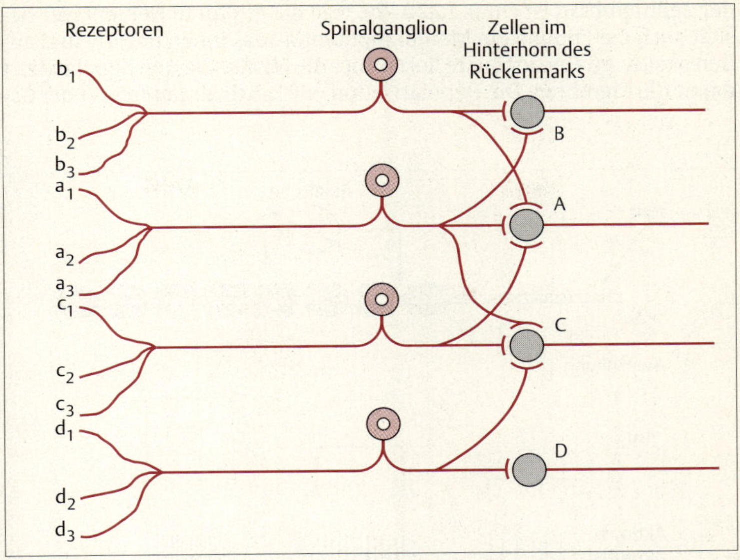

Abb. 1.**21** Rezeptives Feld. Das Potential der Zelle A ändert sich nicht nur bei Erregung der auf eine Faser konvergierenden Rezeptoren a_1, a_2, a_3, sondern auch, wenn b_1, b_2, b_3 bzw. c_1, c_2, c_3 erregt sind. Das rezeptive Feld der Zelle A umfaßt die Rezeptoren a_{1-3}, b_{1-3} und c_{1-3}; nicht dazu gehören die Rezeptoren d. Das rezeptive Feld der Zelle B besteht aus den Rezeptoren b und a

wenn der Rezeptor a gereizt wird. Als *rezeptives Feld einer Nervenfaser* faßt man alle die Rezeptoren zusammen, deren Reizung in ihr eine Aktivitätsänderung erzeugt. Selbstverständlich gehört jeder einzelne Rezeptor mehreren rezeptiven Feldern an. Die Aufteilung eines Rezeptorenfeldes in viele sich überlappende rezeptive Felder verringert nicht die Trennschärfe des Reizortes, wie es durch die zuvor besprochene Konvergenz der Rezeptoren auf eine afferente Faser der Fall ist, vielmehr verbessert diese Organisation die Leistungen der Rezeptorenfelder, z. B. durch die *laterale Hemmung*. Sie beschreibt das Phänomen, daß ein stark erregter Rezeptor die benachbarten Rezeptoren hemmt. Dadurch wird der Unterschied in der Reizstärke noch verschärft.

Reiztransformation

Die Transformationsprozesse an einem Rezeptor sollten an einer freien Nervenendung geschildert werden, deren adäquater Reiz eine Dehnung der Zellmembran ist (Abb. 1.**22 a – c**). Wie die afferente Nervenfaser besitzt auch die Endung ein Membranpotential, das innen negativ und außen positiv ist. Der adäquate Reiz öffnet die Na-Kanäle und depolarisiert damit die Membran. Die Depolarisation wird auch als *Rezeptor- oder Ge-*

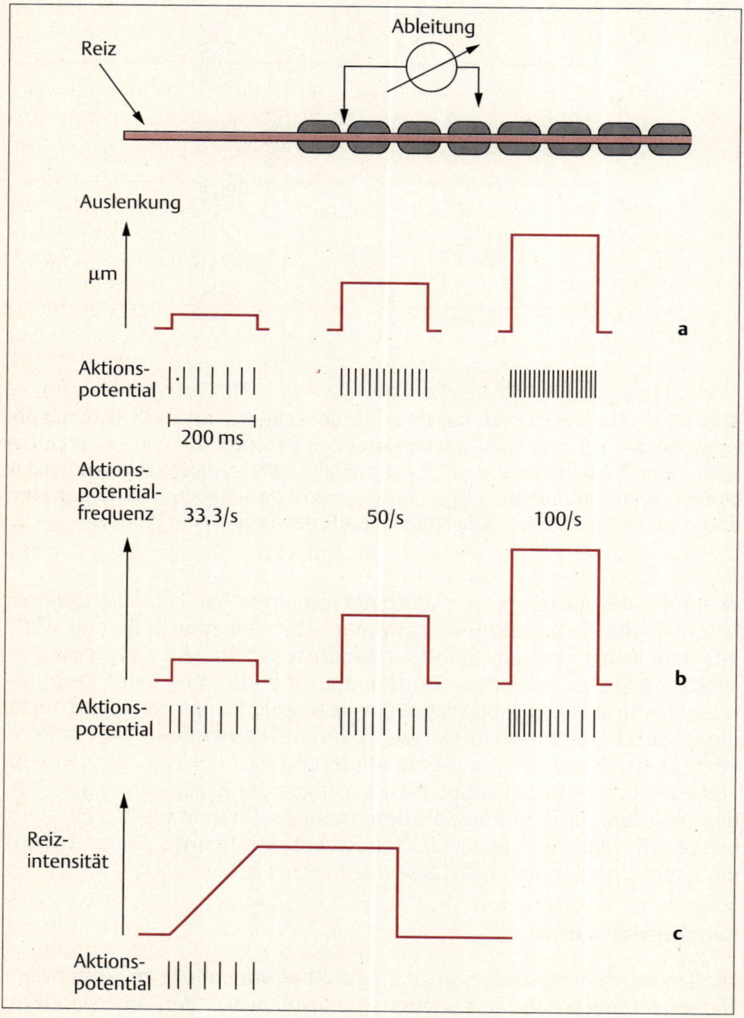

neratorpotential bezeichnet. Es nimmt mit wachsender Reizstärke zu, an vielen Rezeptoren besteht eine logarithmische Beziehung zwischen der Reizstärke und dem Rezeptor- oder Generatorpotential. Das Rezeptorpotential hält so lange an, wie der Reiz einwirkt. Nach Abschalten des Reizes geht das Membranpotential auf den Ausgangswert zurück. Die Rezeptormembran bildet kein Aktionspotential. Von der depolarisierten Membran aber fließen Ausgleichsströme zur konduktiven Membran, die unmittelbar an die Rezeptormembran anschließt bzw. zum ersten Ranvier-Schnürring, dessen Membran nach Schwellendepolarisation mit einem Aktionspotential antwortet, das dann zentripetal geleitet wird. Das Aktionspotential gehorcht dem Alles-oder-nichts-Gesetz, die im Rezeptorpotential enthaltene Information über die Reizstärke überträgt es nicht.

Für ganz kurze Reize, deren Dauer die Länge eines Aktionspotentials kaum oder nur geringfügig übersteigt, geht die Information über die Reizstärke verloren. Anders ist es für länger anhaltende Reize. Nach dem ersten Aktionspotential repolarisiert die Membran über die Depolarisation, die vom Rezeptorpotential erzeugt wurde, hinaus. Das Natriumsystem wird wieder aktivierbar, und eine neue Schwellendepolarisation beginnt (keine Akkommodation). Wie schnell aber die Schwelle erreicht wird, hängt von der Reizstärke ab (s. Reizstärke-Reizzeit-Kurve, S. 23). Das Membranpotential am ersten Ranvier-Schnürring fällt um so schneller ab, je größer das Rezeptorpotential ist. Ein neues Aktionspotential tritt früher auf. Die Reizstärke wird in der Faser also durch die Verkürzung des Intervalls aufeinanderfolgender Aktionspotentiale oder durch den Reziprokwert des Intervalls – die Frequenz der Aktionspotentiale – verschlüsselt. Neben diesen *proportionalempfindlichen Rezeptoren* gibt es auch solche, die nur dann Aktionspotentiale aussenden, wenn sich die Reizstärke ändert.

Ihr adäquater Reiz ist der Differentialquotient $\frac{dx}{dt}$ (x = Reizstärke, t = Zeit, $\frac{dx}{dt}$ = Änderung der Reizstärke im Zeitintervall dt);

sie heißen deshalb *differentialquotientenempfindliche Rezeptoren.*

◄ Abb. 1.**22 a – c** Transformation des Reizes in Aktionspotentiale. **a** Nicht adaptierender Dehnungsrezeptor. Über die ganze Zeit der Reizeinwirkung bleibt der Abstand zwischen den Aktionspotentialen konstant. Die Aktionspotentialfrequenz nimmt mit zunehmender Reizintensität zu, jedoch weniger stark als die Auslenkung. **b** Adaptierender Lichtrezeptor. Zu Beginn des Reizes folgen die Aktionspotentiale rascher aufeinander als später. Es ist aber zu erkennen, daß zu jedem Zeitpunkt der stärkere Reiz eine höhere Aktionspotentialfrequenz als der schwächere Reiz auslöst. **c** Differentialquotientenempfindlicher Rezeptor. Aktionspotentiale entstehen nur während der Änderung der Reizintensität

Viele Rezeptoren sind sowohl proportional- als auch differentialquotientenempfindlich.

Spontanaktivität

Viele Rezeptoren sind spontanaktiv, d. h. sie senden auch dann Aktionspotentiale zum Zentralnervensystem, wenn kein Reiz auf sie einwirkt. Die Spontanaktivität ermöglicht eine Modulation nach beiden Seiten, denn nicht nur die Frequenzerhöhung meldet ein Ereignis, sondern auch die Reduktion der Spontanfrequenz informiert das Zentralnervensystem über eine Zustandsänderung. Ein Proband, der eine Stunde in einem von jedem Lichteinfall vollkommen abgeschlossenen Raum verbracht hat, hat nicht eine Schwarzempfindung, sondern aufgrund der Spontanaktivität seiner Lichtrezeptoren eine Grauempfindung. Trifft nun auf ein kleines Areal der Netzhaut ein Lichtreiz, dann erscheint das Umfeld plötzlich als Schwarz. Über den Weg der lateralen Hemmung unterdrückt der gereizte Rezeptor in der Nachbarschaft die Spontanaktivität, aus Grau wird Schwarz.

Adaptation

Eine bestimmte Reizstärke erzeugt unter verschiedenen Umständen andere Empfindungen. Taucht man eine Zeitlang die linke Hand in 35 °C warmes Wasser, die rechte aber in 15 °C warmes Wasser und bringt dann beide in ein Wassergefäß, dessen Temperatur 25 °C ist, dann empfindet man dieses Wasser mit der rechten Hand als warm, mit der linken Hand als kalt. Dieses als Adaptation bezeichnete Phänomen basiert auf einer spezifischen Rezeptorleistung. Viele Rezeptoren halten das Rezeptorpotential bei einem konstant anhaltenden Reiz nicht aufrecht, sondern vermindern es mehr oder weniger schnell (Abb. 1.**22 a – c**). Entsprechend reduziert sich auch die Aktionspotentialfrequenz in der afferenten Nervenfaser. In dem Beispiel hat sich die rechte Hand an das kalte Wasser adaptiert, die Kaltrezeptoren senden weniger Aktionspotentiale zum Zentrum, umgekehrt erzeugen die Warmrezeptoren der linken Hand weniger Aktionspotentiale trotz gleichbleibender Temperatur von 35 °C. Beim Wechsel zum 25 °C warmen Wasser überwiegt links die Erregung der Kaltrezeptoren, weil die Empfindlichkeit der Warmrezeptoren herabgesetzt ist, rechts umgekehrt.

Die Adaptation benötigt Zeit. Das Auge z. B. hat sich erst nach 45 Minuten vollständig an eine dunkle Umgebung angepaßt.

Der Grad der Adaptation unterscheidet sich in den einzelnen Rezeptortypen stark voneinander. Manche Rezeptoren adaptieren vollständig, jede Meldung zum Zentrum unterbleibt trotz anhaltendem Reiz. Dies gilt z.B. für die Geruchs- und einige Druckrezeptoren. Andere Rezeptoren adaptieren kaum oder gar nicht, z.B. die Schmerz- und die Lagerezeptoren sowie die Muskelspindeln.

Von der Adaptation muß man die *Habituation* trennen, die Gewöhnung an einen Reiz bzw. seine emotionale Verarbeitung. Reize, die anfänglich z.B. unangenehme Empfindungen auslösten, werden nach einer Zeitspanne toleriert, obwohl der Reiz durchaus noch wahrgenommen wird.

1.2.3 Verschaltungen im Neuronenverband

Im Gehirn, im Rückenmark und auch in den peripheren Ganglien des vegetativen Nervensystems lassen sich zwischen den Neuronen bestimmte Prinzipien der Verschaltung feststellen. Diese besondere Anordnung erst ermöglicht zusammen mit den bahnenden und hemmenden Synapsen die komplexen Funktionen des Zentralnervensystems.

•••• Divergenz

Divergenz liegt vor, wenn die Äste eines Neuriten mit mehreren nachgeschalteten Neuronen Synapsen bilden. Die Information aus einem Neuron teilt sich dadurch vielen Neuronen mit (Abb. 1.**23**). Die Erregung bleibt nicht auf einen engen Kanal beschränkt. Im Extremfall wäre es möglich, daß eine erregte Nervenzelle das gesamte Zentralnervensystem miterregt. Diese totale Unordnung wird durch Hemmprozesse verhindert (s. dort). Selbstverständlich divergieren auch Hemmneurone auf nachgeschaltete Neurone. Die Erregung des Hemmneurons schafft inhibitorische postsynaptische Potentiale in allen Neuronen, mit denen es Synapsen bildet. Divergente Schaltung ist die Grundlage für das Phänomen der Irradiation, z.B. der Ausbreitung von Reflexantworten bei starken Reizen oder die Mitaktivierung einiger vegetativer Zentren, wenn andere stark erregt sind. Das Prinzip der Divergenz ist in sehr übersicht-

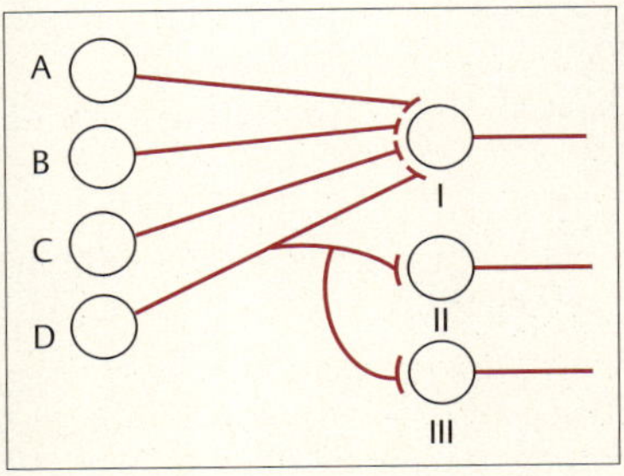

Abb. 1.**23** Die Neurone A, B, C und D konvergieren auf das Neuron I, der Neurit des Neurons D divergiert auf die Neurone I, II und III

licher Form in der motorischen Einheit verwirklicht, wo viele Muskelfasern von einem Motoneuron versorgt werden.

•••• Konvergenz

Die Konvergenz besteht darin, daß an einem Neuron mehrere Äste anderer Neurone enden. Die Information aus vielen Kanälen wird über einen Kanal weitergeleitet. So ist das Motoneuron die gemeinsame Endstrecke all jener Einflüsse, die den Muskeltonus regulieren. Die Konvergenz ist die strukturelle Grundlage der räumlichen Bahnung (S. 30). Die exzitatorischen postsynaptischen Potentiale mehrerer Synapsen addieren sich bis zu einer Schwellendepolarisation. Die konvergente Vorschaltung kann aber auch die Ursache für die *Versperrung* eines Kanals sein. Wenn z. B. über eine Bahn sehr viele Erregungen kommen, so daß die zeitliche Bahnung für eine Schwellendepolarisation ausreicht, dann ist es möglich, daß die Erregungen eines zweiten auf das Neuron treffenden Kanals keinen zusätzlichen bahnenden Effekt zeigen, weil sie z. B. immer in die Refraktärphase einer anderen Erregung fallen. Es ist dann so, als ob der zweite Kanal gar nicht tätig wäre. Dieses Phänomen nennt man *Okklusion.* Aber auch verschiedene Hemmneurone konvergieren auf ein nachgeschaltetes Neuron, so daß sich die Hemmwirkungen gegenseitig ergänzen können.

•••• Hemmungen

Zusätzlich zu den Prinzipien der Konvergenz und Divergenz existieren noch weitere Schaltungen, über die sich die Neurone gegenseitig beein-

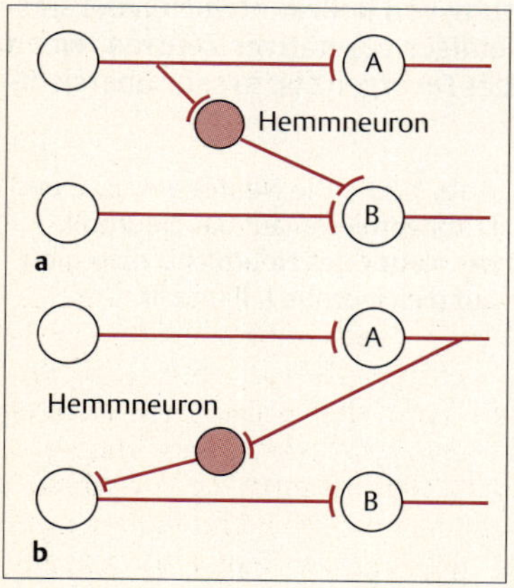

Abb. 1.**24 a** u. **b** Antagonistische Hemmung.
a „Vorwärtshemmung“,
b „Rückwärtshemmung“

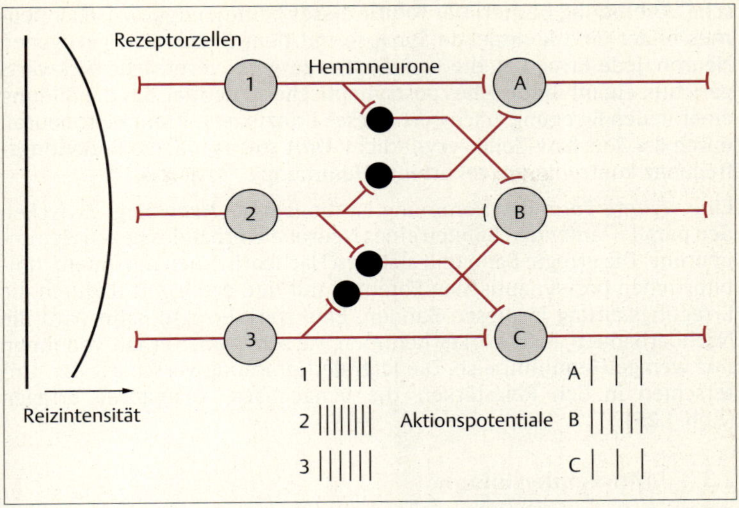

Abb. 1.**25** Laterale Hemmung und Kontrastverschärfung. Der Reiz ganz links im Bild erregt alle drei dargestellten Rezeptorzellen. Am stärksten wird die mittlere Zelle 2 erregt. Von den Neuriten der Rezeptorzellen zweigen Kollateralen zu den Hemmneuronen (schwarze ausgefüllte Kreise) ab, deren Neuriten zum Soma des II. Neurons des benachbarten Kanals ziehen. Je stärker der Rezeptor erregt wird, um so stärker wird auch das Hemmneuron erregt werden. Der am stärksten erregte Kanal 2 → B hemmt die weniger stark erregten Kanäle 1 → A und 3 → C mehr, als er selbst gehemmt wird. Mithin unterscheiden sich die Aktionspotentialfrequenzen in den Neuronen A, B und C wesentlich stärker voneinander als in den Neuronen 1, 2 und 3. Dem Zentralnervensystem wird aber nur die Erregung in den Neuronen A, B und C gemeldet. Das ZNS überbewertet die Unterschiede in der Erregung der Rezeptoren. Der Kontrast wird verschärft

flussen können. Die *antagonistische Hemmung* besteht darin, daß ein Neurit, der auf die Zelle A bahnend wirkt, über ein hemmendes Zwischenneuron mit der zur Zelle A antagonistischen Zelle B verbunden ist. Erregung im zuleitenden Neuriten führt zu einem exzitatorischen postsynaptischen Potential in Zelle A und zu einem inhibitorischen postsynaptischen Potential in der Zelle B. Man nennt dieses Prinzip auch *Vorwärtshemmung* und stellt ihr die *Rückwärtshemmung* entgegen (Abb. 1.**24 a** u. **b**). Hierbei gibt der Neurit eines Neurons kurz nach seinem Ursprung eine Kollaterale ab, die mit einem hemmenden Zwischenneuron, das in der Nachbarschaft des Neurons liegt, eine synaptische Verbindung besitzt. Der Neurit dieses hemmenden Zwischenneurons bildet eine hemmende Synapse mit dem in Betracht gezogenen Neuron. Jede Erregung, die von diesem ausgeht, verursacht rückwärts gerichtet ein inhibitorisches postsynaptisches Potential, das die Bildung einer neuen Erregung erschwert. Dieses Prinzip ist z. B. am Motoneuron durch die Renshaw-Zelle verwirklicht. Dort soll es u. a. die Entladungsfrequenz kontrollieren (rekurrente Hemmung).

Eine weitere Form der Hemmung ist die *laterale Hemmung:* Zwischen den parallel laufenden Bahnen eines Neuronenverbandes liegen Hemmneurone. Die erregte Bahn teilt sich den Nachbarbahnen mit einem inhibitorischen postsynaptischen Potential mit und erschwert dadurch die Erregungsleitung in diesen Bahnen. Eine stark erregte Bahn wird die Nachbarbahnen auch stärker hemmen, sie selbst aber erhält von ihnen nur wenige Hemmimpulse. Die laterale Hemmung verschärft den Unterschied in den Reizstärken, die benachbarte Rezeptoren erregen (Abb. 1.**25**).

1.3 Muskelphysiologie

Mit Hilfe der Muskulatur erzeugt der Organismus Kraft, Bewegung und Arbeit. Drei verschiedene Arten von Muskulatur, die im einzelnen ihren Aufgaben angepaßt sind, können unterschieden werden: Die Einteilung in *quergestreifte Skelettmuskulatur, glatte Muskulatur* und *Herzmuskel* beruht nicht nur auf dem verschiedenen histologischen Aufbau, sondern die Muskeln verhalten sich auch funktionell andersartig. Die quergestreifte Skelettmuskulatur gestattet es dem Körper, rasche willkürliche Bewegungen auszuführen. Sie befähigt ihn, auf die Umweltreize willkürlich zu reagieren und auf die Umwelt einzuwirken. Die glatte Muskulatur in den Blutgefäßen, im Magen-Darm-Trakt, in der Haut und im Urogenitalsystem steht im Dienst der Regulation des inneren Milieus. Sie wird vom vegetativen Nervensystem versorgt und ist unserem Willen weitgehend entzogen. Sie führt hauptsächlich langsame Bewegungen aus. Die Herzmuskulatur steht auch unter dem Einfluß des vegetativen Nervensystems. Den Erfordernissen des Kreislaufs entsprechend laufen ihre Kontraktionen jedoch schneller ab als die der glatten Muskulatur. In ihrem histologischen Aufbau gleicht sie der quergestreiften Muskulatur.

1.3.1 Skelettmuskulatur

•••• Innervation, motorische Einheit

Die Skelettmuskulatur wird von den motorischen Nerven des somatischen Nervensystems innerviert. Die Nerven sind die Neuriten der *motorischen Vorderhornzellen* (des α-Motoneurons) des Rückenmarks. Die

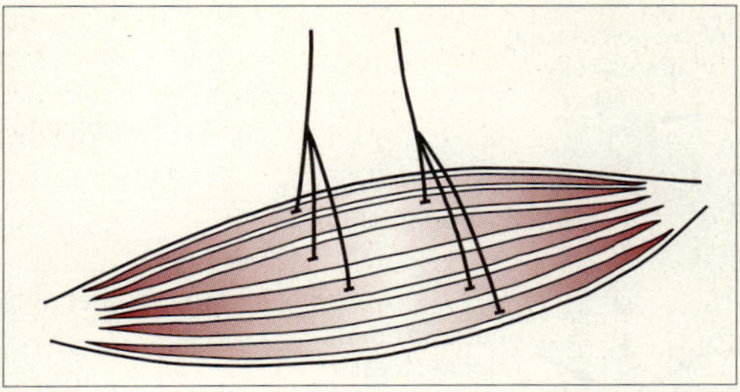

Abb. 1.**26** Beispiel für motorische Einheiten. Die zwei dargestellten Nervenfasern versorgen je drei Muskelfasern. Zu jeder motorischen Einheit gehören drei Muskelzellen

Nervenfaser teilt sich nach Eintritt in den Muskel in viele Zweige auf, so daß von einem α-Motoneuron und einer motorischen Nervenfaser viele Muskelzellen eines Muskels innerviert werden (Abb. 1.**26**). Die Erregung eines α-Motoneurons führt dann zur Kontraktion aller Muskelfasern, die von ihm innerviert werden. Der Verband aus einem α-Motoneuron und den von ihm innervierten Muskelfasern heißt motorische Einheit. Die Größe der motorischen Einheit hängt von der Funktion des Muskels ab und schwankt beträchtlich. Solche Muskeln, die sehr fein abgestufte Bewegungen ausführen müssen, wie z.B. die Augenmuskulatur und die Fingermuskulatur, besitzen sehr kleine motorische Einheiten, die nur etwa 10 Fasern enthalten. In Muskeln jedoch, die vorwiegend Haltefunktionen ausführen, wie z.B. dem M. soleus und dem M. rectus abdominis, bestehen die motorischen Einheiten aus vielen hundert Muskelfasern.

Nicht alle motorischen Einheiten eines Muskels müssen sich gleichzeitig kontrahieren. Je mehr motorische Einheiten zum gleichen Zeitpunkt aktiviert werden, um so größer wird die vom Muskel entwickelte Kraft sein.

Am Skelettmuskel springt die Erregung nicht von einer Muskelfaser auf die andere über. Die Erregungsübertragung erfolgt stets vom Nerv über die motorische Endplatte.

•••• Motorische Endplatte

Sie ist die Synapse zwischen Nerv und Muskelzelle. Als Überträger in dieser Synapse dient das Acetylcholin. Jedes im Nerv ankommende Aktionspotential setzt so viel Acetylcholin frei, daß die postsynaptische Membran, also die Membran der Muskelzelle, ein Aktionspotential bilden kann, das dann über die Muskelmembran nach beiden Seiten fortgeleitet wird. Das Acetylcholin wird schnell wieder aus dem Spalt entfernt. Damit wird der Weg für eine neue Erregung frei. Die Bruchstücke des Acetylcholins werden in den synaptischen Bläschen zu Acetylcholin

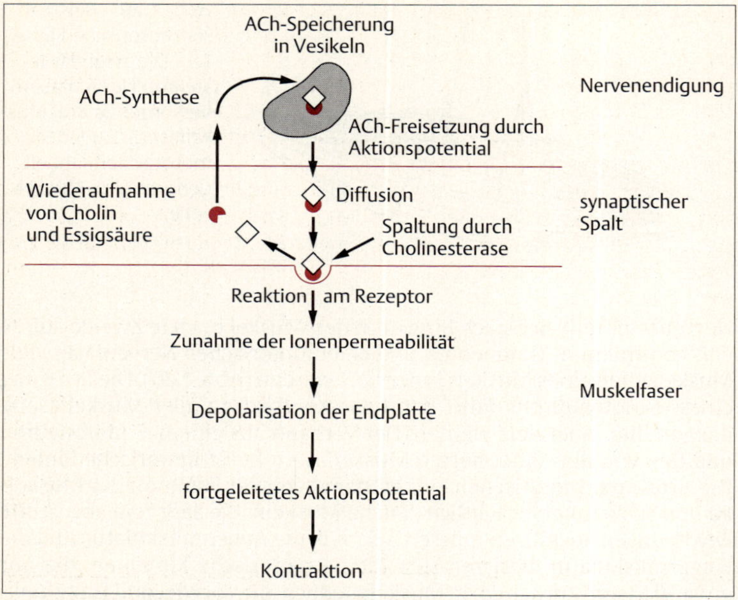

Abb. 1.**27** Schematische Darstellung der Vorgänge an der motorischen Endplatte. Die beiden Komponenten des Acetylcholins (Cholin und Essigsäure) sind durch ein Viereck bzw. einen Kreissektor symbolisiert (nach Haas)

resynthetisiert und stehen einer erneuten Erregung zur Verfügung (Abb. 1.**27**). Nur wenn die Frequenz der ankommenden Aktionspotentiale sehr hoch ist, kann es zur Erschöpfung der Endplatte kommen; es steht nicht mehr genügend Acetylcholin zur Verfügung (Wedensky-Hemmung).

•••• Künstliche Reizung

Die Mechanismen der Muskelkontraktion lassen sich auch durch künstliche (elektrische) Reizung auslösen. Es wird dann entweder der Nerv oder der Muskel stimuliert. Von *indirekter Reizung* spricht man, wenn der Muskel über den Nerv erregt wird. Bei der *direkten Reizung* wird durch den Reizstrom die Muskelfaser selbst depolarisiert. Für die Muskelfaser gelten die gleichen Reizgesetze wie für den Nerv.

• • • • Strukturelle Grundlage der Muskelkontraktion

Ein Skelettmuskel besteht aus parallel laufenden Muskelzellen, den *Muskelfasern.* Zwischen ihnen besteht keine Verbindung. Sie sind durch lockeres Bindegewebe zu Bündeln zusammengefaßt. Die Muskelfasern sind in den einzelnen Muskeln je nach ihrer Funktion unterschiedlich angeordnet. In spindelförmigen Muskeln liegen die Muskelfasern parallel zur Längsachse des Muskels. Solche Muskeln können sich besonders stark verkürzen. Die Verkürzungsgröße ist proportional der Länge der Faser. Maximal kann sich eine Einzelfaser auf 50% ihrer Ruhelänge zusammenziehen. In gefiederten Muskeln steht die Muskelfaser in einem mehr oder wenger großen spitzen Winkel zur Längsachse des Muskels. Die einzelne Muskelfaser ist kürzer und kann sich bei einer Kontraktion weniger verkürzen. Dafür ist ihre Kraftentwicklung, bezogen auf die Querschnittseinheit senkrecht zur Längsachse des Muskels, größer als bei den spindelförmigen Muskeln. Als *physiologischer Querschnitt* (Abb. 1.**28 a** u. **b**) wird dagegen die Summe aller Querschnitte der einzelnen Muskelfasern bezeichnet. Bezieht man die Kraft, die der Muskel maximal entwickeln kann, auf den physiologischen Querschnitt, so erhält man für alle Muskeln nahezu den gleichen Wert von etwa 80 – 100 N/cm^2.

Eine einzelne Muskelzelle ist 10 – 100 μm dick, sie kann bis zu 12 cm lang werden. Die Muskelzelle ist von einer konduktilen (erregbaren) Membran, dem *Sarkolemm,* umgeben, das wie die Nervenzelle Aktionspotentiale bildet, wenn es bis zum Schwellenwert depolarisiert wird. Die Mus-

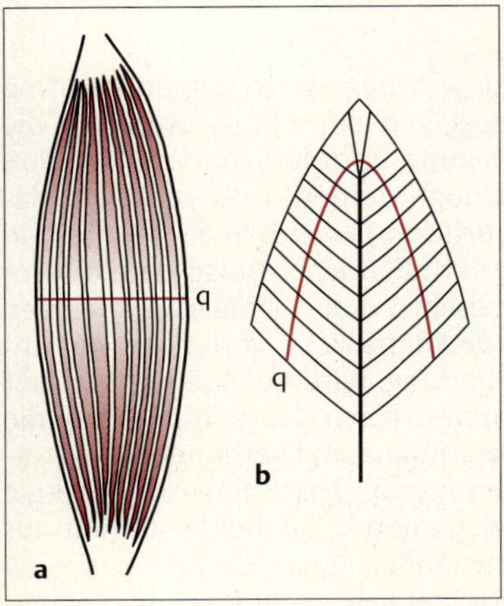

Abb. 1.**28 a** u. **b**
a Spindelförmiger Muskel, **b** doppeltgefiederter Muskel, q = physiologischer Querschnitt

kelzelle enthält viele an der Zellmembran liegende Kerne und ist parallel zu ihrer Längsachse von *Myofibrillen* durchzogen. Die Myofibrillen sind etwa 1 – 2 µm dick. Im mikroskopischen Bild zeigt die Skelettmuskelfaser und auch die Herzmuskelzelle eine *Querstreifung* aus dunklen und helleren Anteilen. Die dunkleren Anteile sind doppeltbrechend (anisotrop) und werden als A-Streifen bezeichnet. Die hellen I-Streifen sind einfach brechend (isotrop). In der Mitte der I-Streifen liegt eine dunkle Linie, die Zwischenlinie (Z-Linie).Innerhalb der A-Streifen läßt sich eine mehr oder weniger breite Aufhellung erkennen: die H-Zone. Die Querstreifung rührt von dem Aufbau der Myofibrillen aus stäbchenförmigen Eiweißen, den *Myofilamenten,* her. In den A-Streifen liegen die Myosinfilamente parallel zueinander. Zwischen sie ragen von den Z-Linien beider Seiten die Aktinfilamente hinein. Im Ruhezustand berühren sich die Aktinfilamente nicht. Der mittlere Abschnitt des A-Streifens enthält also weniger geordnetes Material als die Seitenteile und erscheint somit heller (H-Zone). Die funktionelle Grundeinheit des Muskels ist das *Sarkomer,* das von Z-Linie zu Z-Linie reicht. Seine Länge beträgt am ruhenden Muskel etwa 2,2 µm (Abb. 1.**29**).

Bei Dehnung des Muskels werden die Aktin-Filamente mehr oder weniger stark aus den A-Streifen herausgezogen. Man beobachtet dann eine Verbreiterung der H-Zone und des I-Streifens. Bei passiver Verkürzung des Muskels werden die Aktin-Filamente tiefer zwischen die Myosin-Filamente geschoben, die H-Zone verschmälert sich, der I-Streifen wird dünner, die Z-Linien nähern sich einander (Abb. 1.**30 a – c**). Die Filamente ändern ihre Länge nicht. Die Beweglichkeit der Filamente gegeneinander ist an die Anwesenheit von *Adenosintriphosphat* (ATP) gebunden. Sinkt der ATP-Gehalt des Muskels ab, dann wird der Muskel starr (Totenstarre).

Die aktive Kontraktion beruht ebenso wie die passive Längenänderung auf dem teleskopartigen Ineinandergleiten der Aktin- zwischen die Myosin-Filamente. Die für die Bewegung erforderliche Energie muß zwischen den Filamenten selbst erzeugt werden. Dies geschieht dadurch, daß sich Querverbindungen (Brücken) zwischen dem Aktin und dem Myosin ausbilden, die dann die Aktinfilamente zwischen die Myosinfilamente ziehen. Der Abstand zwischen den Z-Linien wird kleiner. Der Muskel verkürzt sich – *isotonische Kontraktion.* Verhindert ein unüberwindlicher Widerstand die Verkürzung, wird nur Kraft entwickelt –*isometrische Kontraktion.* Bei der isometrischen Kontraktion bleibt die Länge des Sarkomers unverändert. Die miteinander verbundenen Aktin- und Myosinmoleküle werden als Aktomyosin bezeichnet. Die Energie für die Brückenbildung und die Bewegung der Filamente stammt aus dem ATP, das unter bestimmten Umständen unter Energieabgabe zu Adenosindiphosphorsäure und einem anorganischen Phosphatrest ge-

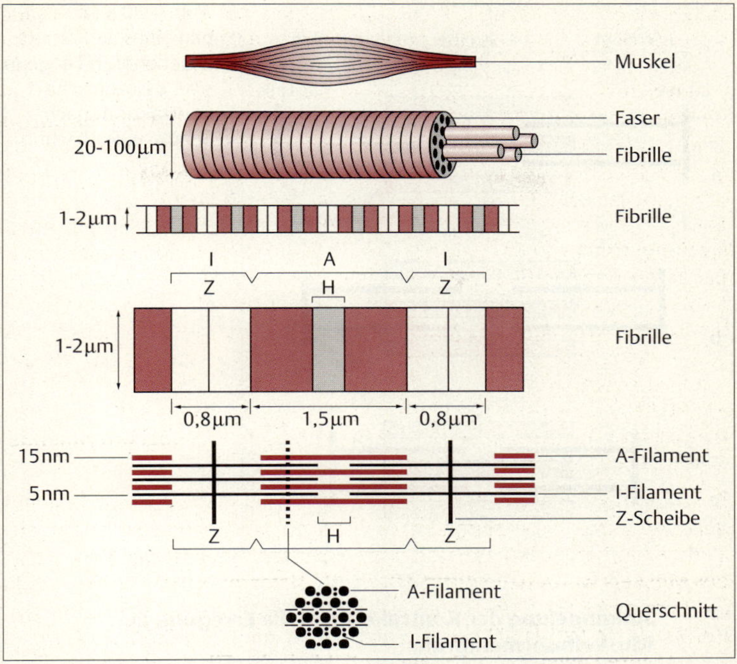

Abb. 1.**29** Aufbau des Skelettmuskels (nach Huxley u. Hanson)

spalten werden kann. Die Spaltung wird von einem Enzym – einer ATPase – gesteuert, die ein Teil des Myosinmoleküls ist. Zwei wichtige Bedingungen müssen für einen ordnungsgemäßen Ablauf der Kontraktion erfüllt sein:

- Die Spaltung des ATP und die damit einsetzende Kontraktion darf nur dann vonstatten gehen, wenn von den Befehlszentren des Zentralnervensystems auch eine Kontraktion gewünscht wird. Die ATPase des Myosins darf also nicht ständig aktiv sein, sondern muß für bestimmte Zeitabschnitte aktiviert werden können.
- Die ATP-Konzentration im Muskel darf nicht absinken, weil sonst der Muskel starr wird. Es muß dafür gesorgt werden, daß das gespaltene ATP sofort wieder ersetzt wird.

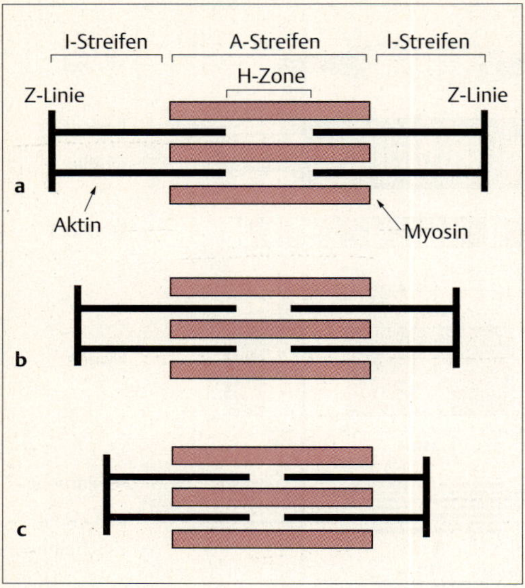

Abb. 1.**30 a–c** Aufbau eines Sarkomers. **a** Gedehnt, **b** Länge in situ, **c** Isotonische Kontraktion (nach Schütz u. Rothschuh)

•••• Ankoppelung der Kontraktion an die Erregung der Muskelfasermembran

In der Höhe der Z-Linien stülpen sich Membranschläuche aus dem Sarkolemm ins Muskelinnere – das *transversale tubuläre System.* Zwischen den Aktin-Filamenten lagern sich die Membranen an ein weiteres Schlauchsystem an, das longitudinal ausgerichtet ist – das *longitudinale tubuläre System.* In ihm werden Kalziumionen gespeichert. Ein Aktionspotential, das über das Sarkolemm hinweg läuft, teilt sich über das transversale tubuläre System dem longitudinalen System mit. Dies öffnet daraufhin für eine kurze Zeit Kanäle und entläßt Kalziumionen in die sonst nahezu kalziumfreie Umgebung der Actin- und Myosinfilamente. Die Kalziumionen aktivieren über einen komplizierten Mechanismus die ATPase des Myosins, und die ATP-Spaltung mit Brückenbildung zwischen Aktin und Myosin kann beginnen. Gleichzeitig mit der Diffusion der Kalziumionen aus dem longitudinalen tubulären System setzt ein aktiver Prozeß ein (Ionenpumpe), der unter Verbrauch von ATP das Kalzium wieder zurückpumpt. Mit abnehmender Kalziumkonzentration erschlafft der Muskel. Der aktive Rücktransport braucht mehr Zeit als die Diffusion, und damit dauert die Erschlaffung auch länger.

Hat der Muskel sich ohne Belastung während der Kontraktion verkürzt, kehrt er bei Erschlaffung nicht in die alte Länge zurück. Es bleibt ein *Verkürzungsrückstand.*

Die vom Muskel entwickelte Kraft (bei isometrischer Anordnung) oder die Verkürzungsgröße hängt von der sich einstellenden Kalziumionenkonzentration in der Nachbarschaft der Filamente ab. Kalziumdiffusion und Rücktransport überdauern das Aktionspotential wesentlich, damit dauert der mechanische Vorgang um ein Vielfaches länger als der elektrische Prozeß. Die Einzelzuckung folgt dem Alles-oder-nichts-Gesetz, weil unter konstanten Reiz-, Temperatur- und anderen Umgebungsbedingungen der Betrag des freigesetzten Kalziums und das in der Zeiteinheit zurückgeholte Kalzium konstant bleiben. Trotzdem sind aber bei einer Einzelzuckung die Kalziumvorräte und die möglichen Verbindungen zwischen Aktin und Myosin nicht erschöpft. Durch ein neues Aktionspotential, das noch während einer Kontraktion über die Muskelmembran läuft, wird erneut Kalzium ausgeschüttet, wodurch zusätzlich entsprechende Brücken zwischen Aktin und Myosin geschlagen werden. Die Kontraktionen setzen sich aufeinander – sie superponieren –; der Muskel verkürzt sich in isotonischer Anordnung mehr, oder er entwickelt in isometrischer Anordnung eine stärkere Kraft. Dies ist die Grundlage für die *tetanische Kontraktion* (s. dort).

•••• Energiebedarf

Die Verbindung zwischen dem Myosin und dem Aktin, die Rückführung des Kalziums in das longitudinale tubuläre System und die Aufrechterhaltung des Membranpotentials verbrauchen Energie. Von den kontraktilen Eiweißen kann nur solche chemische Energie unmittelbar in mechanische Arbeit umgewandelt werden, die aus der Spaltung energiereicher Phosphate gewonnen wird. Dies sind organische Verbindungen, die Phosphatreste enthalten. Werden mittels eines Enzyms die Phosphatreste von der Verbindung abgespalten, kann die in der Verbindung enthaltene chemische Energie in andere Energieformen, z.B. mechanische Energie, umgewandelt werden. Das wichtigste energiereiche Phosphat ist das Adenosintriphosphat, kurz ATP genannt.

Die rascheste Neubildung von ATP gelingt durch den Kreatinphosphatspeicher. Kreatinphosphat ist ein weiteres energiereiches Phosphat. Mit Hilfe des Enzyms Kreatinphosphokinase wird ein Phosphatrest von Kreatinphosphat auf das ADP (Adenosindiphosphat) übertragen, und es entsteht wieder ATP. Der Verbrauch an Kreatinphosphat ist etwa der vom Muskel geleisteten Arbeit proportional; ist der Muskel isometrisch angeordnet, dann ist der Verbrauch der entwickelten Spannung proportional. Auch der Vorrat an Kreatinphosphat ist beschränkt. Er reicht nur für wenige Sekunden.

Spätestens dann müssen andere energieliefernde Prozesse einsetzen. Die Energie wird aus dem Abbau der *Glukose* und des Glykogens, einer Verbindung aus sehr vielen Glukosemolekülen, gewonnen. Es gibt zwei Wege des Glukoseabbaus. Der erste kann rasch beschritten werden, denn dafür ist kein Sauerstoff nötig – die *anaerobe Glykolyse.* Dabei entsteht Milchsäure, und der pH-Wert fällt ab. Die anaerobe Glykolyse wird aber durch Ansäuerung gehemmt. Insofern kann Energie auf diesem Wege nur für kurze Zeit gewonnen werden.

Der zweite, wesentlich effektivere Weg des Glukoseabbaus geht über die Verbrennung mit Sauerstoff zu CO_2 und H_2O. Aus 1 mol Glukose (180 g) gewinnt der Körper dabei 36 mol ATP, während bei der anaeroben Glykolyse 1 mol Glukose nur 2 mol ATP liefert. Der Muskel verbraucht in Ruhe 3 – 5 mm^3 Sauerstoff/g × min. Bei Arbeit kann der Verbrauch maximal auf 200 mm^3/g × min ansteigen. Dafür muß aber die Durchblutung des Muskels gewährleistet sein. Dies ist zu Beginn der Muskeltätigkeit häufig nicht der Fall. Zuerst greift deshalb der Muskel auf die Kreatinphosphatspeicher und die anaerobe Glykolyse zurück. Nach der Arbeit müssen die Speicher mit Kreatinphosphat wieder aufgefüllt werden, die entstandene Milchsäure muß mit Sauerstoff verbrannt oder wieder in Glukose verwandelt werden: Der Muskel spart also keinen Sauerstoff, er geht eine Sauerstoffschuld ein. Letztlich ist der arbeitende Muskel auf eine ständige Zufuhr von Glukose und Sauerstoff durch das Blut angewiesen. Auch die Brennstoffvorräte für den Muskel sind begrenzt. Ebenso wie der ATP-Spiegel in der Muskelzelle darf der Glukosespiegel im Blut nicht abfallen, weil dies die Arbeit besonders der Gehirnzellen in Mitleidenschaft zöge. Die verbrauchte Glukose muß also immer rasch nachgeliefert werden, was am schnellsten aus der Spaltung des Glykogens gelingt. Das Polysaccharid Glykogen ist in der Muskulatur und in der Leber gespeichert (insgesamt etwa 350 g). Seine Resynthese im Anschluß an einen Verbrauch benötigt relativ viel Zeit, und so ist es verständlich, daß im Anschluß an eine erschöpfende Leistung am nächsten Tag die Leistungsfähigkeit geringer ist.

Nicht alle Muskelfasern sind in gleicher Weise zur oxidativen und zur anaeroben Energiegewinnung befähigt. Die roten langsamen Fasern verfügen über ein Enzymmuster für die oxidative Energiegewinnung. Sie enthalten als kleinen Sauerstoffspeicher Myoglobin, das die Zellen rötlich färbt. Ihre Leistung ist nicht so groß, sie wird vom verfügbaren Sauerstoff limitiert. Dafür aber können sie für sehr lange Zeit tätig sein. Die weißen schnellen Fasern enthalten kein Myoglobin, sie gewinnen die Energie hauptsächlich aus der anaeroben Glykolyse. Dadurch sind sie nicht auf die Zulieferung von Sauerstoff angewiesen, ihre Leistung ist wesentlich größer als die der roten Muskeln. Sie können diese große Leistung aber nur für sehr kurze Zeit aufrechterhalten, weil die Azidose die anaerobe Glykolyse hemmt. Sprinter und Turner werden besonders mit der weißen Muskulatur arbeiten, Langstreckenläufer mit der roten. Im menschlichen Organismus gibt es keine rein weißen und keine rein roten Muskeln, sondern die einzelnen Muskeln enthalten mehr rote oder mehr weiße Muskelfasern. Ihre Verteilung ist teils genetisch bedingt, bis zu einem gewissen Grade kann sie aber durch die Art der Beanspruchung beeinflußt werden. Kurze, sehr kräftige Kontraktionen fördern die Ausbildung weißer Fasern, langandauernde weniger kräftige Kontraktionen die der roten Fasern. Insofern findet man auch Fasern, die sowohl oxidativ als auch glykolytisch Energie gewinnen können. Die langsamen roten Fasern werden auch als Typ I-Fasern bezeichnet, die schnellen weißen als Typ II-Fasern. Die letzteren unterteilt man noch einmal. Typ IIa-Fasern sind schnell, aber neben glykolytischer Energiegewinnung ist auch oxidativer Metabolismus möglich. Typ IIb-Fasern verfügen über die anaerobe Glykolyse. Mit Typ IIc werden solche Muskelzellen bezeichnet, die sich je nach Beanspruchung zu Typ I- als auch Typ II-Fasern differenzieren können. Bei Immobilisation atrophieren die roten Fasern schneller als die weißen.

•••• Muskeldurchblutung

Der ruhende Muskel wird von 3 ml Blut/100 g Gewebe × min durchflossen. Beim maximal arbeitenden Muskel kann die Durchblutung auf 70 ml/100 g × min gesteigert werden. Die dafür erforderliche Weitstellung der Gefäße geschieht durch Reize lokaler Stoffwechselprodukte, aber auch durch vasodilatatorische Fasern des Sympathikus.

Wieviel Blut trotz weitgestellter Gefäße durch den Muskel strömt, hängt wesentlich auch von der Art der Tätigkeit ab. Isometrische Kontraktionen sperren den Zufluß ab. Dauern sie länger an, stoppt sich die Kontraktion selbst. Besser ist die Blutversorgung bei kurzdauernder Kontraktion gewährleistet. Hier kann während der Pausen die Weitstellung der Gefäße ausgenutzt werden.

•••• Kontraktionszeiten

(Abb. 1.**31**)

Die Zeit, die von der Reizung eines peripheren Nervs oder von der Entstehung eines Aktionspotentials am α-Motoneuron bis zum Beginn der Kontraktion verstreicht, wird als *Bruttolatenzzeit* bezeichnet. Sie beträgt ungefähr 10 – 15 ms. In sie geht die Leitung der Erregung im peripheren Nerv, die Überleitung in der Endplatte, die Fortpflanzung des Aktionspotentials über die Muskelfaser, die Freisetzung des Kalziums in der Mus-

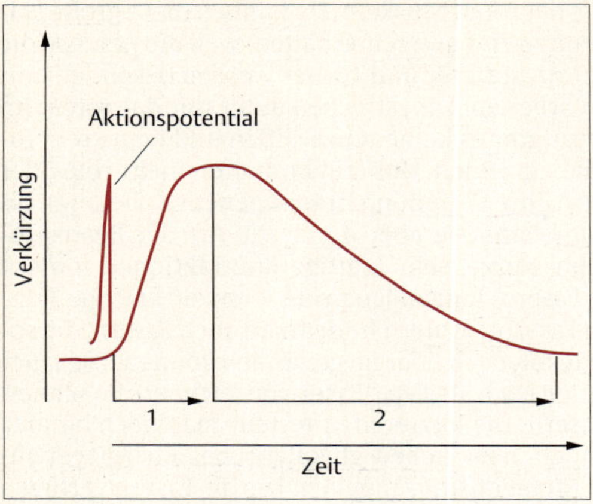

Abb. 1.**31** Einzelkontraktion eines Skelettmuskels. 1 = Anstiegszeit, 2 = Erschlaffungszeit

kelfaser und die Auslösung der Reaktion zwischen Aktin und Myosin ein. Die eigentliche Latenzzeit am Muskel vom Muskelaktionspotential bis zum Beginn der Kontraktion beträgt nur 2–3 ms. Danach kontrahiert sich der Muskel. Die Zeitspanne bis zur maximalen Kraftentwicklung bzw. bis zur maximalen Verkürzung – dem Gipfel der Kontraktion – wird die *Anstiegszeit* genannt. Sie ist bei den einzelnen Muskeln unterschiedlich lang. Sie beträgt bei den langsamen Muskeln 90–120 ms, bei den schnellen Muskeln kann sie kürzer als 10 ms sein. Nach Erreichen der maximalen Verkürzung folgt sofort die Erschlaffung. Der Muskel verharrt nach einer einzelnen Erregung nicht längere Zeit im Zustand der maximalen Verkürzung. Die *Erschlaffungszeit* beträgt ungefähr das 5fache der Anstiegszeit.

•••• Tetanische Kontraktion

Die mechanische Anstiegszeit dauert beim Skelettmuskel viel länger als das Aktionspotential. Der Muskel ist nur im ersten Augenblick der Kontraktion refraktär. Ein in kurzem Abstand folgendes Aktionspotential löst erneut eine Kontraktion aus. Die mechanischen Antworten summieren sich dann – *Superposition.* Die insgesamt vom Muskel erreichte Verkürzung oder Kraftentwicklung hängt vom zeitlichen Abstand der aufeinanderfolgenden Aktionspotentiale ab. Der Effekt der Summation ist gering, wenn die zweite Kontraktion erst im oder nach dem Gipfel der ersten Kontraktion beginnt. Er ist am größten, wenn die zweite Kontraktion schon im ersten Drittel der vorangegangenen Kontraktion einsetzt. Folgen nun nicht zwei, sondern sehr viele Aktionspotentiale immer in

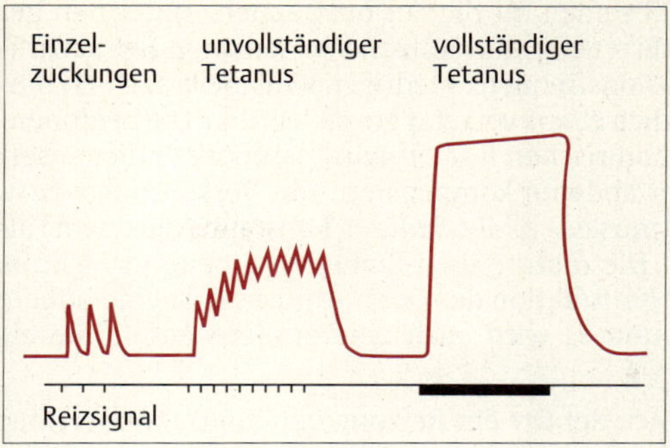

Abb. 1.**32** Summierung der Muskelkontraktion

dem gleichen Abstand aufeinander, dann ergibt sich eine tetanische Kontraktion (Abb. 1.**32**). Von einem *vollständigen Tetanus* spricht man, wenn sich der Muskel rasch auf einen Maximalwert verkürzt und diese Verkürzung aufrechterhält, ohne daß Anzeichen einer Erschlaffung zu sehen wären. Die unter diesen Umständen erreichte Kraft oder Verkürzung beträgt das 4- bis 5 fache der Werte, die der Muskel bei einer Einzelkontraktion auf ein Aktionspotential hin entwickelt. Allerdings kann er diesen Zustand nur wenige Sekunden aufrechterhalten, weil die intrazellulären Energiespeicher schnell erschöpft sind. Die Vergrößerung des Abstandes zwischen den einzelnen Aktionspotentialen, d.h. also die Verringerung der Aktionspotentialfrequenz, führt zur Abnahme der Kontraktionsamplitude. Die einzelnen Kontraktionen, aus denen sich der Tetanus zusammensetzt, sind noch nicht ganz verschmolzen. Man spricht von einem *unvollständigen Tetanus.*

Neben der Zahl der gleichzeitig innervierten motorischen Einheiten ist also die Variation der Aktionspotentialfrequenz eine weitere Möglichkeit, die Kontraktionsamplitude eines Muskels abzustufen. Auch die Anzahl der Aktionspotentiale spielt für die Abstufung der Muskelkraft eine Rolle, sofern das Tetanusplateau noch nicht erreicht ist, wenn also ein neues Aktionspotential noch eine Zunahme der Verkürzung oder einen Anstieg der Kraft bewirkt.

Die für einen vollständigen Tetanus erforderliche Aktionspotentialfrequenz *(Fusionsfrequenz)* hängt von der Schnelligkeit ab, mit der sich der Muskel kontrahiert. Sie ist bei den langsamen roten Muskeln wesentlich geringer als bei den schnellen weißen Muskeln. Da die Ermüdung des Muskels von der Aktionspotentialfrequenz abhängt (S. 60), ermüden die weißen Muskeln bei anhaltenden tetanischen Kontraktionen wesentlich schneller als die roten Muskeln.

Gewisse Unterschiede bestehen für die Fusionsfrequenz unter den Bedingungen natürlicher Erregung und künstlicher Reizung. Bei natürlicher Erregung ist die Fusionsfrequenz niedriger, weil die einzelnen motorischen Einheiten zeitlich etwas versetzt erregt werden. Die beginnende Erschlaffung einer motorischen Einheit wird dann durch die einsetzende Kontraktion einer anderen kompensiert. Das Verkürzungs- bzw. Kraftniveau des Gesamtmuskels bleibt dadurch konstant. Anders im Falle künstlicher Reizung: Die motorischen Einheiten arbeiten synchron. Zur Verschmelzung der Kontraktion des Gesamtmuskels ist eine höhere Frequenz erforderlich, und es wird auch eine größere Amplitude erreicht.

Weiterhin beeinflußt auch der Ort der Reizung den Kontraktionserfolg. Bei indirekter Reizung beginnt die Erregung der Muskelfaser immer an der motorischen Endplatte, also etwa in der Mitte der Faser. Die Kontraktionen in den einzelnen Sarkomeren einer Myofibrille werden also nacheinander ausgelöst. Für eine 10 cm lange Muskelfaser, deren Leitungsgeschwindigkeit etwa 10 m/s beträgt, bedeutet dies, daß die Sarkomere am Ende der Faser etwa 5 ms später mit der Kontraktion beginnen als in der Mitte. Bei Anstiegszeiten von 50 – 100 ms kann diese Verzögerung die Kontraktionsamplitude vermindern, wenn man sie mit solchen experimentellen Bedingungen vergleicht, bei denen es gelänge, den Muskel auf seiner gesamten Länge gleichtzeitig zu erregen.

• • • • Elastizität

Der Muskel ist ein elastischer Körper. Er setzt jeder Dehnung einen Widerstand entgegen. Der Kraftbetrag Δ k, der erforderlich ist, um den Muskel um eine bestimmte Länge Δ l zu dehnen, wird als *Steifheit* bezeichnet (Steifheit = $\frac{\Delta k}{\Delta l}$). Die Steifheit nimmt mit wachsender Länge zu.

Dehnt man einen herausgeschnittenen Muskel aus und läßt ihn wieder zusammenschnurren, dann kehrt er nicht auf seine alte Länge vor der Dehnung zurück, sondern bleibt etwas verlängert. Diese Verlängerung ist Ausdruck des plastischen Tonus. Der Muskel ist demnach kein rein elastisches Gebilde. Dadurch, daß die Skelettknochen etwas schneller als die Muskulatur wachsen, sind die Muskeln im Körper etwas vorgedehnt. Bei der In-situ-Länge liegt die für die Verbindung von Aktin und Myosin optimale Sarkomerenlänge vor (2,2 µm). Der unbelastete Muskel läßt sich auf über 150% seiner Länge ausdehnen.

Bei einer Muskelkontraktion kann sich die Kraft oder die Länge oder beides ändern. Was im Einzelfall eintritt, hängt von den äußeren Bedingungen ab. Ein Muskel, dessen Enden fixiert sind, kann sich nicht verkürzen.

Bei einer Kontraktion wird deshalb die Kraft, die über die Sehnen an den Fixationspunkten angreift, ansteigen. Die Länge bleibt dabei konstant. Man spricht von *isometrischer Kontraktion.*

Kann sich ein Ende des Muskels frei bewegen, so wird eine Kontraktion zur Verkürzung führen. Die Kraft, die an dem freibeweglichen Ende angreift, z.B. ein Gewicht, bleibt dabei konstant. Es liegt eine *isotonische Kontraktion* vor. Sowohl isometrische als auch isotonische Kontraktionen können von verschiedenen Vordehnungen ausgeführt werden. Für die isometrischen Kontraktionen bringt man die Fixationspunkte in unterschiedliche Abstände zueinander, man verändert also primär die Länge des Muskels. Für die isotonischen Kontraktionen hängt man verschiedene Gewichte an den Muskel, man verändert also primär die Kraft (Abb. 1.**33 a – e**).

Untersucht man, unter welchen Bedingungen die größten Kontraktionskräfte erzielt werden können, so ergibt sich, daß bei isometrischen Kontraktionen größere Kräfte aufgebracht werden können als bei isotonischen und zwar dann, wenn die beiden Muskelenden nur wenig aus ihrer Ruhelage entfernt werden. Die Kräfte, die sich bei isotonischer Kontraktion aufbringen lassen, sind immer geringer, als die unter isometrischen Bedingungen aufgebrachten. Je mehr der Muskel jedoch vorgedehnt ist, desto größer ist die Kraft, die bei isotonischer Kontraktion erzielt werden kann. Hierbei spielen die elastischen Komponenten der Muskelstruktur eine wesentliche Rolle. Sie liefern eine Rückstellkraft

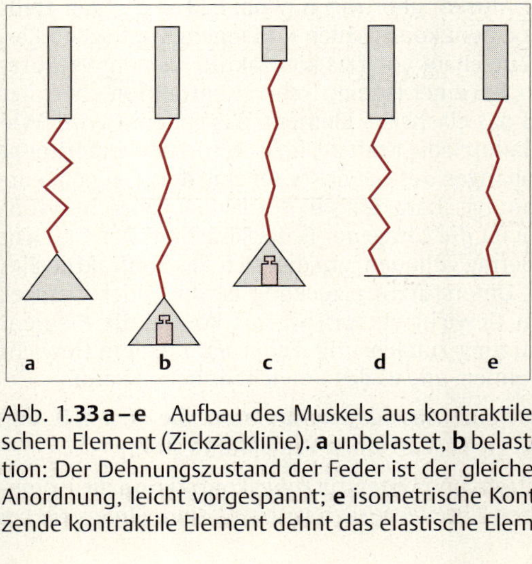

Abb. 1.**33 a – e** Aufbau des Muskels aus kontraktilem (Kästchen) und elastischem Element (Zickzacklinie). **a** unbelastet, **b** belastet, **c** isotonische Kontraktion: Der Dehnungszustand der Feder ist der gleiche wie in **b; d** isometrische Anordnung, leicht vorgespannt; **e** isometrische Kontraktion: Das sich verkürzende kontraktile Element dehnt das elastische Element

(Steifheit bei einer Feder). Aus dieser Überlegung heraus ist es erklärlich, daß noch größere Kräfte bei exzentrischen Kontraktionen erzielt werden können, weil bei diesen aufgrund der Vordehnung durch die Schwerkraft die elastischen Komponenten in sehr starkem Maße ausgenutzt werden.

Im Organismus kommen reine isometrische Kontraktionen selten vor; sie sind allerdings möglich, wenn die Bewegung in den Gelenken verhindert wird. Eine reine isotonische Kontraktion ist deshalb nicht möglich, weil die Knochen wegen ihrer Fixierung in den Gelenken der Bewegung der Muskeln nicht folgen können. Es ändern sich bei einer Drehbewegung die Drehmomente und damit auch die Belastung, gegen die der Muskel anarbeiten muß. Im Organismus werden demnach isometrische und isotonische Kontraktionen gemischt vorkommen.

Greift ein Muskel an einem Gewicht an, das durch eine Unterlage unterstützt ist, dann muß sich der Muskel erst isometrisch so weit kontrahieren, bis die entwickelte Kraft so groß wie das Gewicht ist. Erst dann kann er das Gewicht von der Unterlage abheben. Eine solche Kontraktion, bei der der Muskel sich erst isometrisch und dann isotonisch kontrahiert, nennen wir *Unterstützungskontraktion.*

Man kann sich dies einfach an einem Gummiband klarmachen, mit dessen Hilfe man ein Gewicht von seiner Unterlage abzuheben versucht. Zunächst muß man das Gummiband so lange dehnen, bis die Kraft, die es aufgenommen hat, dem Gewicht entspricht. Nun erst folgt das Gewicht der Bewegung. Dieses Experiment läßt sich mit Hilfe einer Modellvorstellung auf den Muskel übertragen (Abb. 1.**33a–e**). Man stellt sich den Muskel als aus einem kontraktilen und einem elastischen Element, z.B. einer Feder, aufgebaut vor. Das kontraktile Element verkürzt sich bei der Kontraktion. Bei einer isometrischen Kontraktion überträgt sich die Verkürzung auf das elastische Element, das gedehnt wird. Wie bei einer Feder nimmt dadurch die Kraft zu. Im isotonischen Experiment wird die Feder durch Anhängen des Gewichts auf eine dem Gewicht entsprechende Länge (Dehnungscharakteristik der Feder) gebracht. Während der Kontraktion bleibt die Länge der Feder konstant. Das Gewicht wird um den gleichen Betrag gehoben, um den sich das kontraktile Element verkürzt. Bei der Unterstützungszuckung ist die Feder weniger ausgedehnt, als es dem Gewicht entspricht. Das kontraktile Element muß durch seine Verkürzung zunächst die Feder auf die dem Gewicht entsprechende Länge dehnen, ehe es das Gewicht anheben kann.

Der umgekehrte Fall ist eine *Anschlagskontraktion.* Sie tritt z.B. auf, wenn eine anfangs bewegte Last an einen Widerstand stößt.

Während bei der Anschlags- und Unterstützungskontraktion die isometrischen und isotonischen Anteile zeitlich getrennt sind, laufen sie bei den meisten Muskelbewegungen gleichzeitig ab, z. B. bei einer Kontraktion gegen eine Feder. Der sich verkürzende Muskel spannt die Feder, deren Rückstellkraft zunimmt. Solche Mischkontraktionen werden als *auxotonische Kontraktionen* bezeichnet.

Das Produkt aus der Verkürzung des Muskels mal dem angehängten Gewicht ergibt die vom Muskel geleistete Arbeit. Danach leistet der Muskel in einer isometrischen Kontraktion, bei der die Verkürzung ausbleibt, physikalisch keine Arbeit. Das bedeutet aber nicht, daß unter diesen Umständen keine Energie verbraucht und daß solche Kontraktionen für den Organismus ohne Nutzen sind. Die bei der isometrischen Kontraktion entwickelte Kraft wird für Halteaufgaben und zur Herstellung von Druck benutzt. Man sagt, der Muskel leistet *innere Arbeit.*

Die bei einer Verkürzung geleistete Arbeit hängt von der Belastung des Muskels ab. Die maximale Arbeit bei einer isotonischen Kontraktion wird bei einer mittleren Belastung geleistet. Das Produkt aus Kraft × Weg ist dann am größten.

Das größte mögliche Produkt aus Kraft × Weg und damit die maximale Arbeit entstünde bei einer Kontraktion, bei der der Muskel zu Beginn nahezu die isometrische Maximalkraft entwickelt, und im weiteren Verlauf der Kontraktion die Kraft, die am Muskel angreift, kleiner wird. Dies ist beim Winkelhebel, z. B. am Ellenbogengelenk, realisiert (Abb. 1.**34**). An einem Hebel gilt: Last × Lastarm = Kraft × Kraftarm. Der Unterarm stellt einen einarmigen Hebel dar, dessen Drehachse durch das Ellenbogengelenk hindurchgeht. Bei horizontal stehendem Unterarm ist der Lastarm a_1 gleich der Unterarmlänge. Der Kraftarm b_1 ist die senkrechte Verbindung zwischen der Zugsehne des Muskels und dem Drehpunkt. Er ist, besonders wenn der Winkel zwischen Ober- und Unterarm über 90 Grad beträgt, wesentlich kleiner als der Lastarm. Die vom Muskel entwickelte Kraft muß im gleichen Verhältnis größer sein als die mit der Hand gehaltene Last. Vermag der Muskel, indem er sich verkürzt, den Arm zu heben, wird der Lastarm kleiner (Abb. 1.**34**); als Lastarm muß die Projektion des Unterarms auf die senkrecht zur Wirkung der Last stehende Linie eingesetzt werden (also immer die Projektion auf die Horizontale, denn die Last zieht nach unten); der Kraftarm aber wird größer. Dies bedeutet, daß die Kraft, die der Muskel entwickeln muß, abnehmen kann.

Man überzeugt sich davon leicht selbst: Gewichte, die bei gestrecktem Arm kaum zu bewegen sind, lassen sich mit gebeugtem Arm merklich leichter bewegen.

Die Anordnung der Muskelfasern im Muskel ist der Aufgabe angepaßt. Bei Muskeln, die vorwiegend Bewegungen ausführen sollen, sind die Fasern parallel zur Längsachse des Muskels angeordnet, denn die Verkür-

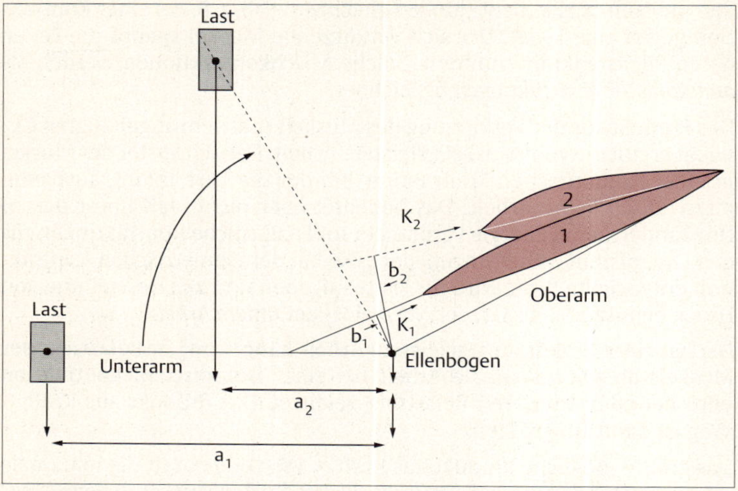

Abb. 1.**34** Winkelhebel des Ellenbogengelenkes. a_1 = Lastarm, entspricht in horizontaler Lage der Länge des Unterarmes; a_2 = Projektion des Lastarmes auf die Waagerechte nach Heben des Unterarmes; b_1 = Kraftarm in Stellung 1; b_2 = Kraftarm in Stellung 2; K_1 und K_2 = Kräfte, K_2 ist kleiner als K_1

zung ist der Länge der Muskelfaser proportional. Muskeln, die vorwiegend Kraft entwickeln sollen, besitzen schräg zur Längsachse angeordnete Fasern, die dann entsprechend kürzer sind.

Bei den bisher besprochenen Kontraktionen handelt es sich um konzentrische Kontraktionen. Der Muskel bleibt in seiner Länge konstant (isometrisch), oder er verkürzt sich. Ihnen stehen die exzentrischen Muskelkontraktionen gegenüber. Während einer solchen Kontraktion wird der Muskel verlängert. Dies geschieht immer durch eine Kraft von außen, der Muskel kann sich selbst nicht verlängern, er kann nur verlängert werden. Eine der wesentlichsten verlängernden Kräfte ist die Schwerkraft. Beim Gang in die Hocke kann man eine exzentrische Kontraktion beobachten. Obwohl das Knie gebeugt wird, ist der M. quadriceps stark angespannt. Er bremst die Wirkung der Schwerkraft ab. Die Kräfte, die bei exzentrischen Kontraktionen erzielt werden können, übertreffen die bei isometrischer Kontraktion erreichbaren.

•••• Verkürzungsgeschwindigkeit

Weiße Muskeln verkürzen sich maximal mit einer Geschwindigkeit von 10 m/s. Diese maximale Verkürzungsgeschwindigkeit erreicht nur der unbelastete Muskel. Mit zunehmender Belastung sinkt sie ab. Die roten Muskeln verkürzen sich wesentlich langsamer.

•••• Hypertrophie, Atrophie

Häufiger Gebrauch eines Muskels führt zur Hypertrophie; die Dicke der einzelnen Fasern nimmt dabei zu, indem die Anzahl der Myofibrillen in den Zellen steigt, ohne daß die Anzahl der Fasern verändert würde. Eine Dickenzunahme und damit ein Anwachsen der Leistungsfähigkeit kann aber nur dann erreicht werden, wenn der Muskel mit 30–50% der isometrischen Maximalkraft mindestens täglich einmal angespannt wird. Bei Nichtgebrauch atrophiert der Muskel. Auffällig ist dabei, daß die auf den Querschnitt bezogene maximale Kraftentwicklung nicht kleiner wird, d. h., die verbleibenden kontraktilen Strukturen behalten ihre Kontraktionsfähigkeit vollständig. Eine Atrophie kann verhindert werden, wenn der Muskel mindestens einmal am Tag 20% seiner isometrischen Maximalkraft entwickelt.

•••• Kontraktur

Darunter versteht man eine länger andauernde, nicht fortgeleitete Verkürzung bzw. Spannungsentwicklung. Sie kann verschiedene Ursachen haben. Ersatz der Na^+-Ionen durch K^+-Ionen im Außenmedium führt zur Depolarisationskontraktur, zur Kaliumkontraktur. Auch chemische Einflüsse können eine Kontraktur hervorrufen, z. B. Coffein (allerdings müssen wesentlich höhere Dosen auf den Muskel einwirken, als sie mit einem Kännchen Kaffee zu erreichen sind; sie kann also nur im Experiment ausgelöst werden). Sie geht ohne Depolarisation einher. Anfangs ist sie noch reversibel; wirkt das Coffein aber längere Zeit ein, dann ist sie irreversibel, der Muskel verliert die Fähigkeit zur Kontraktion. Kontrakturen, die auch im Körper auftreten, sind die *Ermüdungskontrakturen oder Erschöpfungskontrakturen,* die durch Erschöpfung der Energiespeicher zustande kommen. Man kann sie z. B. erzeugen, indem man mit einer Blutdruckmanschette am Oberarm die Blutzufuhr drosselt und gleichzeitig mit den Fingern arbeitet. Eine solche Kontraktur darf nicht mit dem Tonus gleichgesetzt werden (S. 138). Die in der physiotherapeutischen Praxis auftretenden Kontrakturen (tendomyogene Kontrakturen) entstehen in der Regel durch Verletzungen, Entzündungen oder durch längere Ruhigstellung. Sie stellen narbige Schrumpfungen im Bereich der Muskeln und Sehnen dar. Werden sie nicht rechtzeitig behandelt, kann das zu Dauerschäden des Bewegungssystems führen.

•••• Wärmebildung

Auch der ruhende Muskel hat einen Stoffumsatz und verbraucht etwa 3–5 ml Sauerstoff/kg Muskelgewebe mal Minute. Entsprechend einem kalorischen Äquivalent von ca. 20 kJ/l verbrauchten Sauerstoffs werden dabei 80–105 J/kg Muskelgewebe mal Minute erzeugt. Diese Wärme trägt entscheidend zur Aufrechterhaltung der Körpertemperatur bei. Bei maximaler Tätigkeit nehmen Sauerstoffverbrauch und Wärmebildung des Muskels um etwa das 200- bis 300fache zu.

•••• Ermüdung des Muskels

Die bei rasch hintereinander durchgeführten Willkürkontraktionen auftretende Ermüdung äußert sich in einer Abnahme der maximalen Verkürzung bzw. der maximalen Spannungsentwicklung.

Diese Ermüdung ist allerdings nicht darauf zurückzuführen, daß der Muskel nicht zur Arbeitsleistung imstande wäre. Wird er ausreichend durchblutet, kann auch der ermüdete Muskel durch künstliche direkte oder indirekte Reizung wieder zur vollen Kontraktion gebracht werden. Die ersten Ermüdungserscheinungen müssen also offensichtlich in motorischen Zentren des Zentralnervensystems auftreten.

Zur Ermüdung der Endplatte kommt es, wenn der motorische Nerv mit hoher Frequenz gereizt wird. Unter diesen Umständen wird nur jedes zweite oder dritte Aktionspotential übergeleitet. Auch der kontraktile Apparat selbst kann ermüden und dann den Reizen bzw. den durch den Nerv herangebrachten Impulsen nicht mehr folgen. Ob eine Ermüdung des kontraktilen Apparates eintritt oder nicht, hängt davon ab, ob durch die Sauerstoffzufuhr die Energieabgabe des Muskels abgedeckt werden kann. Ist dies der Fall, dann ermüdet der Muskel bei künstlicher Reizung praktisch kaum. Hält die Sauerstoffzulieferung mit der Aktivität des Muskels nicht Schritt, dann kommt es zur Erschöpfung der eigenen Reserven , der ATP-Gehalt sinkt ab, der Laktatspiegel steigt an. Der Muskel verkürzt sich und kann nicht mehr erschlaffen: Ermüdungskontraktur, die mit Schmerzen einhergeht. Sie ist anfangs noch reversibel; dauert die Ischämie (fehlende Blutzufuhr) jedoch längere Zeit an, bleiben dauerhafte Schäden zurück.

Am längsten arbeitet der Muskel ohne Ermüdung, wenn ihm immer kurze Erholungszeiten eingeräumt werden. Dies gewährleisten alternierende, zyklische Bewegungsabläufe, wie wir sie z. B. beim Fahrradfahren und beim Laufen vorfinden.

Die Ermüdungskontraktur muß vom Muskelkater unterschieden werden, der bei körperlich nicht trainierten Menschen meist einen Tag nach anstrengender Muskeltätigkeit auftritt. Hier handelt es sich wahrscheinlich um Fasereinrisse und abakterielle Entzündungen mit Eintritt größerer Mengen Leukozyten ins Gewebe. Entsprechend langsam klingt der Muskelkater wieder ab. Im Elektronenmikroskop lassen sich bei Muskelkater Verletzungen (Zerreißungen) der Z-Scheiben beobachten (Stoboy 1982).

1.3.2 Herzmuskel

Der Herzmuskel zeigt Querstreifung. Die Zellen sind jedoch nicht wie beim Skelettmuskel unabhängig voneinander, sondern sie stehen so miteinander in Verbindung, daß die Erregung durch elektrische Synapsen von einer Zelle zur anderen springen kann. Eine Erregung einer einzelnen Zelle führt dann dazu, daß der gesamte Herzmuskel aktiviert wird.

Beim Aktionspotential der Herzmuskelzelle verzögert sich die Repolarisation, so daß das gesamte Aktionspotential bis zu 200 ms andauern kann. Dadurch wird verhindert, daß ein neuer Reiz eine neue Kontraktion schon während des Anstiegs hervorrufen kann. Der Herzmuskel ist deswegen auch nicht tetanisierbar.

Das Herz besitzt seinen eigenen Schrittmacher, d. h., es löst seine Kontraktionen vom Sinusknoten her selbst aus. Die Fasern des vegetativen Nervensystems können nur den zeitlichen Abstand der gebildeten Erregungen beeinflussen. Ein aus dem Körper entnommenes Herz schlägt, wenn es genügend mit Sauerstoff versorgt wird, weiter.

1.3.3 Glatte Muskulatur

Die glatte Muskulatur ist nicht aus Sarkomeren aufgebaut. Aktin- und Myosinfilamente liegen parallel zueinander, ohne eine räumliche Strukturierung zu zeigen. Die Verbindung zwischen Aktin und Myosin wird ebenfalls durch Kalzium aktiviert, das aber vorwiegend von außen während der Depolarisation einströmt. Die Kontraktionen der glatten Muskulatur dauern wesentlich länger als die der Skelettmuskulatur. Wie diese ist die glatte Muskulatur tetanisierbar. Sie steht ausschließlich unter der Kontrolle des vegetativen Nervensystems. In den Wänden der Hohlorgane (Magen-Darm-Trakt, Urogenitalsystem) befinden sich Nervengeflechte, die den Organen weitgehend eine Eigengesetzlichkeit gestatten. Durch diese Nervengeflechte, aber auch durch direkte Erregungsleitung von Muskelzelle zu Muskelzelle durch elektrische Synapsen pflanzen sich Erregungen und damit die Kontraktion im Magen-

Darm-Trakt über weite, mehrere Zentimeter lange Strecken fort. In der Gefäßmuskulatur bleiben die Erregungen jedoch auf kleine Areale beschränkt. Die glatte Muskulatur zeigt Spontanaktivität, sie ist auch durch Dehnung zu aktivieren. Nach einer Verkürzung können glatte Muskeln bei nicht oder nur mäßig gesteigertem Energieumsatz die neue Länge gegenüber dehnenden Kräften über längere Zeit aufrechterhalten.

1.4 Sinnesphysiologie

1.4.1 Allgemeine Sinnesphysiologie

Nur durch die Vermittlung der Sinnesorgane erhält unser Bewußtsein Informationen von der Umwelt und von den Vorgängen in unserem Körper. Bestimmte auf unseren Körper treffende oder in unserem Körper entstehende Energieformen bzw. chemische und physikalische Zustandsänderungen, die *Reize,* werden von den Sinnesorganen in Erregungen verwandelt, die dem Gehirn zugeleitet werden. Sie können einen Sinneseindruck auslösen. Lichtstrahlen verschiedener Wellenlängen lösen die Sinneseindrücke unterschiedlicher Farben aus. Die Sinneseindrücke verschmelzen zu einer *Empfindung.* Zum Beispiel kann man die Empfindung einer grünen Fläche mit vielen bunten Punkten haben. Das Individuum deutet die Empfindung aus, es prüft sie an bereits Erfahrenem und Gewußtem, vergleicht sie mit anderen Empfindungen und erweitert sie zu einer *Wahrnehmung.* Die Empfindung „Grüne Fläche mit den bunten Punkten" kann je nachdem zur Wahrnehmung „Frühlingswiese mit Blumen" oder „Zimmertapete" umgewandelt werden.

Für die Aufnahme (Perzeption) unterschiedlicher Energieformen sind an unserem Körper verschiedene Sinnesorgane ausgebildet. Tritt die für ein Sinnesorgan spezifische Energieform auf, spricht man von einem *adäquaten* Reiz. Die Erregung eines speziellen Sinnesorgans verursacht immer vergleichbare Empfindungen, auch bei einem inadäquaten Reiz, z. B. Sternchen sehen beim Schlag auf das Auge.

•••• Sinnesmodalitäten

Wir sprechen von Sinnesmodalitäten, die an die verschiedenen Sinnesorgane gebunden sind: Sehen – Auge, Hören – Ohr, Geschmack – Zunge, Geruch – Riechschleimhaut der Nase, Tastmodalität, Temperaturmodalität – lokalisiert in der Haut, Schmerzmodalität, die über den gesamten Körper ausgebreitet ist, der Kraftsinn, der Muskelsinn. Man unterscheidet *Fernsinne von Nahsinnen.* Die Fernsinne projizieren die Empfindung in den Außenraum, an den Herkunftsort des Reizes. Das Bild unserer Umwelt liegt außerhalb des Körpers. Ähnlich verhalten sich das Hören und der Geruch. Die Hautsinne und der Geschmack sind Nahsinne. Bei Sonnenbestrahlung z. B. empfinden wir die Wärme an der Haut und projizieren sie nicht auf die Sonne. Modalitäten, die über unseren eigenen Körper Auskunft geben, z. B. über die Lage unserer Gliedmaßen zueinander, werden als *propriozeptive Modalitäten* bezeichnet.

•••• Qualitäten

Innerhalb einer Modalität lassen sich verschiedene Qualitäten unterscheiden. Die Qualitäten der Modalität Sehen sind z. B. die einzelnen Farben Rot, Grün, Blau und nichtbunte Empfindungen. Beim Hören bezeichnen wir die Tonhöhen, die wir unterscheiden können, als Qualitäten.

•••• Intensität

Für jedes Sinnesorgan läßt sich eine minimale Energie feststellen, die gerade ausreicht, um das Organ zu erregen. Trifft ein Reiz mit geringerer Energie auf das Sinnesorgan, wird er nicht aufgenommen und löst keine Empfindung aus. Der Energiebetrag (die Reizstärke), der eine minimale Empfindung auslöst, wird als *Absolutschwelle* bezeichnet. Dafür ist die für das Sinnesorgan spezifische Energieform, der adäquate Reiz, erforderlich. Beim Auge ist es aus dem Spektrum der sichtbaren elektromagnetischen Wellen (400 – 750 nm) eine bestimmte Wellenlänge (500 nm), beim Ohr sind es longitudinale Luftschwingungen einer bestimmten Frequenz (3000 Hz). Für jede weitere Qualität läßt sich ebenfalls ein Energiebetrag angeben, der gerade eine Empfindung hervorruft. Wir sprechen von *Intensitätsschwelle.* Für eine Schwellenempfindung ist bei tiefen Tönen z. B. ein wesentlich größerer Energiebetrag erforderlich als bei hohen Tönen.

Mit Zunahme der Reizenergie, also bei ansteigender Intensität, nimmt auch die Empfindungsstärke zu. Irgendwann wird eine maximale Reizstärke gefunden, die gerade noch toleriert wird. Überschreitung dieser maximalen Reizstärke schädigt das Organ und löst Schmerzen aus.

Empfindungen und Reizstärke stehen in engem Zusammenhang, der sich mathematisch ausdrücken läßt. Die meisten mathematischen Ansätze gehen von der *Intensitätsunterschiedsschwelle* ΔI aus. Darunter versteht man die minimale Differenz der Stärke zweier Reize, die gerade noch als unterschiedlich empfunden werden. Allgemein gilt, daß die Unterschiedsschwelle mit steigender Reizintensität ansteigt.

Dies drückt die *Weber-Fechner-Regel* aus: $\Delta E = k \frac{\Delta I}{I}$, d. h., der Empfindungszuwachs ΔE ist nicht dem Reizzuwachs ΔI proportional, sondern dem auf die bereits bestehende Reizintensität I bezogenen Reizzuwachs $\frac{\Delta I}{I}$. Die Unterschiedsschwelle stellt in bestimmten Reizstärkebereichen einen festen Prozentsatz der ursprünglichen Reizstärke dar. So können wir z. B. mit unserem Kraftsinn Gewichte unterscheiden, die um etwa 3 – 10% differieren. Ein Gewicht von 1,10 N kann man von einem 1,00 N Gewicht trennen. Bei 10 N genügen 0,1 N Unterschied nicht mehr, nun muß etwa 1 N zusätzlich zugefügt werden, um eine unterschiedliche Empfindung auszulösen.

Durch neuere Forschungen wurde diese Regel erweitert; als *Stevens-Potenzgesetz* wird die Abhängigkeit zwischen Reizintensität und Empfindungsstärke folgendermaßen formuliert:

$$E = \left(\frac{i}{i_0}\right)^n$$

E ist die Größe der Empfindung, i die Reizstärke und i_0 die betreffende Intensitätsschwelle. Der Exponent n gibt an, wie schnell E, die Empfindung, von der Schwelle aus ansteigt. Er ist nicht für alle Sinne derselbe, vielmehr hat jede Sinnesmodalität einen eigenen derartigen Exponenten. Bei großem n wächst E mit steigender Reizstärke sehr rasch. Einen hohen Exponenten finden wir beim Schmerzsinn. Man kann sich davon leicht selbst überzeugen: Der Druck, den man mit einer spitzen Nadel auf die Haut ausüben muß, um eine schwache Schmerzempfindung auszulösen, unterscheidet sich nur gering von dem Druck, der zu einer maximalen Schmerzempfindung führt. Ganz andere Verhältnisse liegen beim Gesichtssinn vor. Absolutschwelle und Maximalschwelle – also die Energie, bei der Schmerzen auftreten – begrenzen einen weiten Intensitätsbereich.

Man vergegenwärtige sich nur, daß es möglich ist, bei Mondlicht und am hellen Tage zu sehen (Abb. 1.**35**).

•••• Zeitliches Auflösevermögen

Rasch hintereinander auf die Sinnesorgane treffende Reize werden nicht unter allen Umständen als Einzelreize empfunden. Dem zeitlichen Auflösevermögen sind Grenzen gesetzt *(Zeitschwelle)*. Wird die Reizfrequenz, z. B. die Anzahl rasch aufeinanderfolgender Lichtblitze in der Zeiteinheit, zu groß und wird der zeitliche Abstand zwischen zwei Reizen zu klein, dann rufen diese Reize eine Dauerempfindung hervor (z. B. Film).

Besonders bei kleinen Reizintensitäten sind die Intensität, die Reizdauer und die Größe der Fläche im Sinnesorgan, die von dem Reiz erregt wird,

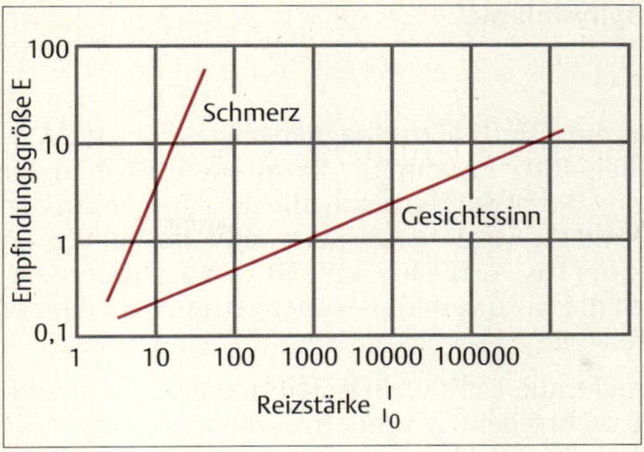

Abb. 1.**35** Die Abhängigkeit der Empfindung (logarithmischer Maßstab auf der Ordinate) von der Reizstärke (logarithmischer Maßstab auf der Abszisse). Die Reizstärke I ist auf die Schwellenreizstärke I_0 bezogen

nicht unabhängig voneinander. Ein Reiz, dessen Intensität an der Schwelle liegt, wird besser wahrgenommen, wenn er ausgedehnter ist und länger angeboten wird.

•••• Adaptation

Vielen Sinnen ist die Fähigkeit zur Adaptation eigen. Darunter verstehen wir, daß bei konstant bleibender Reizstärke die Empfindung abnimmt. Besonders gut adaptiert der Geruchssinn. Jeder weiß, daß man sich an eine zunächst unangenehme Empfindung rasch gewöhnt und sie bald nicht mehr wahrnimmt. Der Schmerz adaptiert nur wenig oder gar nicht. Zahnschmerzen verschwinden meist erst dann, wenn der Zahnarzt die Ursache beseitigt hat.

•••• Allgemeiner Aufbau der Sinnesorgane

Innerhalb der Sinnesorgane lassen sich zwei Teile voneinander trennen. Die Rezeptoren werden in ihrer Gesamtheit als *Reiztransformationsteil* bezeichnet. In ihm wird der Reiz in eine Erregung umgewandelt. Der *Reiztransportteil* sorgt dafür, daß die Reizenergie auch in optimaler Form zu den Rezeptoren gelangt. Am Auge ist dies besonders deutlich: Kornea, Kammerwasser, Pupille und Linse entwerfen ein Bild der Umwelt auf dem Rezeptorfeld der Netzhaut. Ohne die spezifische Anordnung des bildentwerfenden Apparates unterscheidet die Netzhaut bestenfalls zwischen verschiedenen Helligkeiten. Ähnlich liegen die Verhältnisse bei anderen Sinnesorganen; z.B. beim Ohr der Gehörgang und das Mittelohr. Auch spielen für die Druck-, Berührungs-und Vibrationsempfindungen die Anordnung der Haare und die Elastizität der Haut eine wesentliche Rolle.

1.4.2 Spezielle Sinnesphysiologie

•••• Gesichtssinn

Der adäquate Reiz für das Auge sind elektromagnetische Wellen im Wellenlängenbereich zwischen 400 – 750 nm. Die Rezeptoren sitzen in der Netzhaut. Das Licht gelangt durch die Hornhaut, die das Auge gegen den Außenraum abschließt, und die vordere Augenkammer zur Pupille, einer kreisrunden Öffnung der Iris. An die Iris schließt sich die hintere Augenkammer an, die durch die Linse vom Glaskörper getrennt ist, der der Retina anliegt (Abb. 1.**36**).

Das Auge befähigt uns nicht nur, Licht wahrzunehmen und damit zwischen hell und dunkel zu unterscheiden, sondern es dient besonders der Wahrnehmung von Bildern aus der Umwelt.

Pupille

Das Auge ist nach dem Prinzip der Lochkamera gebaut: Lichtstrahlen, die von einem Gegenstand durch ein Loch auf einen Auffangschirm fallen, erzeugen dort ein seitenvertauschtes umgekehrtes Bild des Gegenstan-

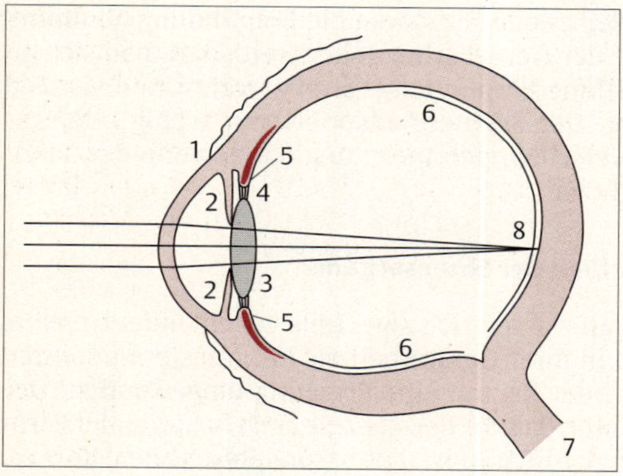

Abb. 1.**36** Schnitt durch das Auge. 1 = Hornhaut, 2 = Iris, die Pupille freilassend, 3 = Linse, 4 = Zonula Zinnii, 5 = M. ciliaris, bei seiner Kontraktion wölbt sich die Linse stärker (Akkommodation), 6 = Retina, 7 = N. opticus, 8 = Fovea centralis. Die durchgezogene Linie gibt die optische Achse an; sie verbindet den Fixationspunkt mit der Fovea centralis. Die parallel zur optischen Achse einfallenden Lichtstrahlen kommen von weit entfernten Gegenständen, die ein Bild auf der Retina entwerfen. Beim Blick in die Nähe muß die Brechkraft des Auges durch stärkere Wölbung der Linse erhöht werden

des. Das Loch wird durch die Pupille repräsentiert. Sie kann durch die Irismuskulatur verschieden weit geöffnet werden. Bei großer Lichtintensität wird die Pupille eng gestellt, bei kleiner Intensität wird sie erweitert (Pupillenreflex). Sie greift so regulierend in den Lichteinstrom zur Netzhaut ein und schützt diese vor allzu großer Reizenergie. Die Erweiterung geschieht durch den M. dilatator pupillae, der von Sympathikusfasern innerviert wird, die ihren Ursprung im Ganglion cervicale superior haben. Ein gesteigerter Sympathikotonus drückt sich in einer weiten Pupille aus, während die Lähmung des Sympathikus zu einer Pupillenverengung führt, weil dann der M. sphincter pupillae überwiegt. Er wird von parasympathischen Fasern innerviert.

Brechung

Von *Hornhaut* und Linse werden die Lichtstrahlen so gebrochen, daß ein scharfes Bild auf der *Retina* entsteht. Den größten Anteil an der Brechung hat die Hornhaut. Ein Schaden der Hornhaut, z. B. eine Narbe nach Verletzungen, verschlechtert das Sehen außerordentlich. Die *Brechkraft* des Auges und die Länge des Auges (Bulbus) müssen zueinander in einem festen Verhältnis *(Emmetropie)* stehen, damit von weit entfernten Gegenständen immer scharfe Bilder auf der Retina entstehen. Bei sehr vielen Menschen ist dieses Verhältnis gestört. Ist der Bulbus zu kurz, dann reicht die Brechkraft nicht; auf der Retina entsteht erst dann ein scharfes Bild, wenn zusätzlich eine Sammellinse vor das Auge gesetzt wird. Diesen Zustand nennen wir *Hyperopie* oder Weitsichtigkeit. Die Patienten können besonders in der Nähe liegende Gegenstände nicht scharf sehen. Ist der Bulbus zu lang, werden weit entfernte Gegenstände nicht erkannt, während z. B. Lesen leicht möglich ist. Man spricht von *Myopie* oder Kurzsichtigkeit. Sie läßt sich durch Abschwächen der Brechkraft mit einer Zerstreuungslinse korrigieren (Abb. 1.**37 a – c**).

Akkommodation

Der brechende Apparat ist so eingestellt, daß Gegenstände, die sehr weit (unendlich fern) vom Auge entfernt sind, scharf gesehen werden. Um Gegenstände, die näher am Auge sind, auch scharf abbilden zu können, muß die Brechkraft erhöht werden. Dies gelingt durch die *Linse*. Sie ist durch feine Fäden, die sog. Zonula Zinnii, mit dem Ziliarkörper, einem ringförmigen Muskel, der um die Linse liegt, verbunden. Wenn sich dieser Muskel auf parasympathische Reize hin kontrahiert, werden die Fädchen entspannt, und die Linse kann sich aufgrund der ihr innewohnenden Elastizität zusammenziehen. Dadurch wird ihre Wölbung und damit auch ihr Brechungsvermögen größer. Dieser Vorgang wird als Akkommodation bezeichnet. Mit zunehmendem Alter verliert die Linse die

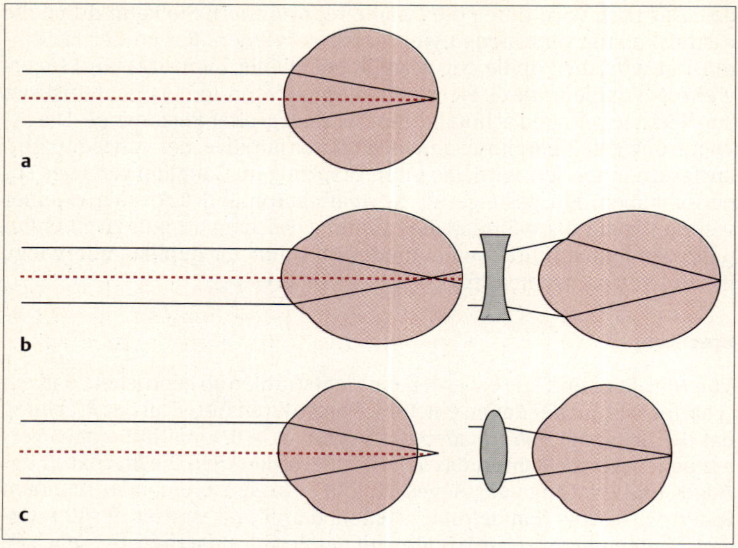

Abb. 1.**37 a–c** Die Refraktionsanomalien. **a** Emmetropes Auge. Die Brechkraft und die Länge des Bulbus sind aufeinander abgestimmt. Parallele Strahlen (Strahlen aus dem Unendlichen) werden so gebrochen, daß sie sich auf der Netzhaut schneiden. **b** Myopes Auge. Die Brechkraft des Auges ist für die Bulbuslänge zu groß; der Fehler wird mit einer Zerstreuungslinse korrigiert (rechts), die die Brechkraft abschwächt. **c** Hyperopes Auge. Die Brechkraft ist für die Bulbuslänge zu klein. Der Fehler wird mit einer Sammellinse korrigiert, die die Brechkraft vermehrt

Fähigkeit zur Formveränderung. Sie bleibt gestreckt, auch wenn sich der M. ciliaris kontrahiert. Ältere Menschen können deshalb in der Nähe nicht scharf sehen. Sie müssen beim Blick in die Nähe die Brechkraft des Auges mit einer Sammellinse verstärken.

Retina

In der Retina unterscheidet man die Peripherie von der Netzhautmitte, *Fovea centralis,* dem Ort des schärfsten Sehens. Die Netzhautmitte entspricht dem Durchtritt der optischen Achse des brechenden Systems durch die Netzhaut. In der Fovea centralis entstehen die Bilder jener Gegenstände, auf die der Blick gerichtet ist, die fixiert werden. Gegenstände, die in der Netzhautperipherie abgebildet werden, werden nur undeutlich wahrgenommen.

Die Retina besteht aus mehreren Zellschichten. Die lichtempfindlichen Rezeptoren liegen auf der dem Licht abgewandten Seite. Vor den Rezeptoren befinden sich noch zwei Schichten Ganglienzellen, die schon zur Sehbahn gehören. Auch die Blutgefäße, die die Netzhaut versorgen, müssen vom einfallenden Licht passiert werden. Wir unterscheiden zwei Rezeptorentypen: die *Stäbchen* und die *Zapfen*. Die Stäbchen sind besonders lichtempfindlich, sie können aber nur hell und dunkel unterscheiden und differenzieren nicht zwischen verschiedenen Farben. Sie liegen in der Netzhautperipherie. In der Netzhautmitte, der Fovea centralis, befinden sich nur die farbempfindlichen Zapfen; ihre Dichte nimmt in der Netzhautperipherie ab. Die Zapfen sind weniger lichtempfindlich, weshalb wir in der Dämmerung Farben nur sehr unsicher erkennen können. Bei fortgeschrittener Dämmerung wird die Fovea centralis blind. Fixierte Punkte werden nicht mehr wahrgenommen.

Farbensehen

Wir besitzen drei verschiedene Zapfentypen. Die eine Sorte ist besonders für das langwellige rote Licht empfindlich, die zweite für das grüne Licht und die dritte für das kurzwellige blauviolette Licht. Je nach der Zusammensetzung des einfallenden Lichtes werden die Rezeptoren verschieden stark erregt, und es entstehen die unterschiedlichen Farbempfindungen. Gleichstarke Erregung aller drei Rezeptorentypen erzeugt den Eindruck weiß oder bei geringer Intensität grau.

Adaptation

Das Auge adaptiert auf verschiedene Helligkeiten. Treten wir aus einem dunklen Raum ins Helle, dann sind wir zunächst geblendet. Nach einiger Zeit können wir jedoch sehen. Die Empfindlichkeit des Auges ist kleiner geworden. Das Umgekehrte ist der Fall beim Wechsel von hell nach dunkel. Die Zapfen passen sich schneller an die neue Umgebung an als die Stäbchen. Die Stäbchen besitzen aber eine größere Lichtempfindlichkeit.

Die Adaptation ist mit einem chemischen Prozeß verbunden. In den Stäbchen befindet sich der Sehfarbstoff Rhodopsin, der unter Lichteinfall zerfällt. Dieser Zerfall leitet den Erregungsprozeß ein. In Dunkelheit wird der Sehfarbstoff wieder aufgebaut. Seine vollständige Resynthese im Dunkeln ist nach einem Aufenthalt im Hellen erst nach 45 Minuten beendet.

Langwelliges rotes Licht bleicht den Sehfarbstoff jedoch nicht. Das bedeutet, daß mit Stäbchen keine rote Farbe gesehen werden kann. In der Dämmerung erscheint Rot ganz dunkel.

Das geringe Ansprechen der Stäbchen auf langwelliges rotes Licht machen sich Menschen zunutze, die häufig zwischen hellen und dunklen Aufenthaltsräumen wechseln müssen, indem sie im Hellen eine rote Brille tragen. Dann zerfällt der Sehfarbstoff im Hellen nicht, und im Dunkeln wird die Adaptationszeit verkürzt.

Kontrast

Ein erregter Rezeptor hemmt den weniger stark erregten Rezeptor in seiner Nachbarschaft; ein unerregter Rezeptor bahnt die Nachbarrezeptoren, macht sie empfindlicher. Unterschiede in der Helligkeit zweier Reizpunkte werden als wesentlich größer empfunden – wir sprechen von physiologischem Kontrast. Am besten kann man sich diesen Kontrast mit Hilfe eines weißen Streifengitters auf schwarzem Grund verdeutlichen (Abb. 1.**38**).

Die Kreuzungsstellen erscheinen dunkler, weil die Bahnung von den schwarzen Stellen wegfällt; vielmehr dominiert die gegenseitige Hemmung durch die hellen Streifen (laterale Hemmung, s. S. 42). Die Kontraste ermöglichen uns ein wesentlich schärferes Erkennen, als es allein durch den optischen Apparat gegeben wäre.

Sehschärfe

Unter Sehschärfe verstehen wir das Vermögen der Retina, zwei Punkte als getrennt wahrzunehmen. Sie hängt einmal von der Dichte der Rezep-

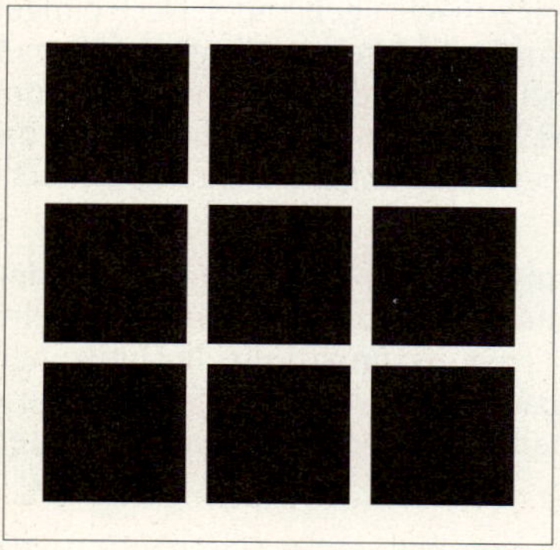

Abb. 1.**38** Hermann-Gitter. In den Kreuzungsstellen der weißen Streifen erscheinen beim Aufblick graue Flecken

toren ab, zum anderen aber auch davon, ob jeder Rezeptor seine eigene Nervenfaser zum Gehirn hat. Dies ist in der Fovea centralis, dem Ort des schärfsten Sehens, verwirklicht. Zur Netzhautperipherie hin konvergieren mehrere Rezeptoren auf eine Nervenfaser. Das Zentralnervensystem kann dann nicht mehr differenzieren, welcher Rezeptor erregt ist. In der Fovea centralis können Punkte, die wir unter einem Winkel von 1 Minute sehen, noch als getrennt wahrgenommen werden. Dies gilt aber nur bei guter Ausleuchtung. Mit abnehmender Helligkeit wird die Sehschärfe schlechter. Kleine Schriftzeichen können dann wesentlich weniger gut erkannt werden.

Beidäugiges Sehen

Das Sehen mit zwei Augen ermöglicht die *Tiefenwahrnehmung*, besonders beim Sehen in der Nähe. Die Achsen der Augen stehen dann nicht parallel, sondern sie laufen aufeinander zu, sie konvergieren. In beiden Augen entsteht ein etwas anderes Bild des gleichen Gegenstandes, wovon man sich leicht überzeugen kann, wenn man die Daumenkante der Hand in einer Entfernung von etwa 20 cm abwechselnd mit dem rechten und linken Auge fixiert. Die unterschiedlichen Bilder werden im Zentralnervensystem zu einem einheitlichen räumlichen Abbild verarbeitet. Dazu ist eine sehr genaue Koordination zwischen der Sehrinde und den Kerngebieten nötig, die die äußeren Augenmuskeln innervieren. Bei Lähmung eines dieser Muskeln kann nicht mehr koordiniert werden, und es entstehen *Doppelbilder.*

•••• Gehör

Der Gehörsinn ist im Ohr lokalisiert. Der adäquate Reiz sind Luftschwingungen mit einer Frequenz zwischen 16 und 20 000 Hz. Die Frequenz bestimmt die Tonhöhe. Das Ohr ist für die Tonfrequenz zwischen 900 und 4000 Hz, dem Bereich unserer Sprache, am empfindlichsten. Niedrige Frequenzen werden als tiefe Töne, hohe Frequenzen als hohe Töne empfunden. Für das Erkennen der Laute sind aber nicht nur die Grundschwingungen erforderlich. Wir müssen auch die *Oberschwingungen* wahrnehmen, also Frequenzen bis 5000 Hz gut empfangen können.

Mittelohr

Die Luftschwingungen setzen das Trommelfell, das den äußeren Gehörgang vom Mittelohr trennt, in Schwingungen. Diese Schwingungen werden über die in der Paukenhöhle befindlichen Gehörknöchelchen Hammer, Amboß und Steigbügel auf das ovale Fenster übertragen, das das Mittelohr vom inneren Ohr trennt. Durch die besonderen Hebelverhältnisse der Gehörknöchelchen und das Größenverhältnis von 17 : 1 zwischen Trommelfell und ovalem Fenster wird der Schalldruck um den Faktor 22 verstärkt.

Das Mittelohr ist mit dem Rachen durch die *Ohrtrompete* (Tuba Eustachii) verbunden. Sie ermöglicht einen Druckausgleich zwischen Paukenhöhle und Rachen. Dies ist bei raschen Druckänderungen, z. B. Tauchen oder Bergfahrten, sehr wichtig. Fehlender Druckausgleich, z. B. bei entzündlicher Schwellung der Schleimhaut, führt durch den Druckunterschied zwischen Außenraum und Paukenhöhle zu sehr schmerzhaften Spannungen des Trommelfells.

Innenohr

Das Innenohr ist durch die elastischen Membranen des ovalen und des runden Fensters gegen das Mittelohr geschlossen (Abb. 1.**39**). Das runde Fenster dient dem Druckausgleich. Die Schnecke ist der Teil des Innenohres, der zum Gehörsinn gehört. Sie besteht aus drei Schneckengängen. Die *Scala vestibuli* beginnt am ovalen Fenster und geht an der Spitze der Schneckenspindel, dem *Helikotrema,* in die *Scala tympani* über, die zum runden Fenster hinabführt. Zwischen den beiden Skalen befindet sich die *Skala media,* die mit Endolymphe gefüllt ist und im *Corti-Organ* die

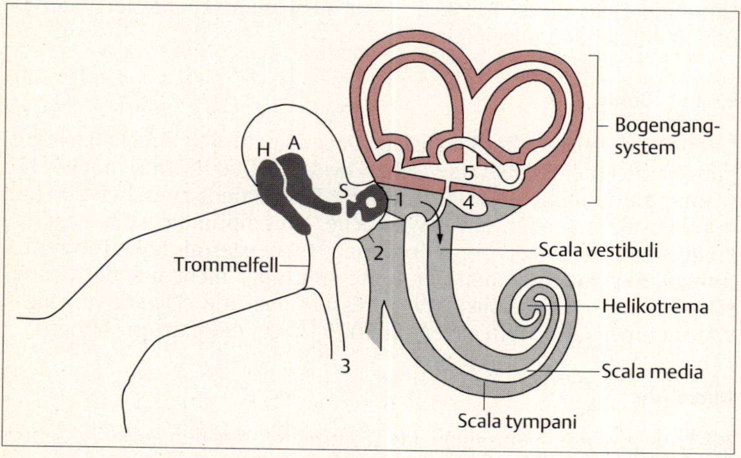

Abb. 1.**39** Schema des Ohres. H = Hammer, A = Amboß, S = Steigbügel, 1 = ovales Fenster, 2 = rundes Fenster, 3 = Tuba Eustachii, 4 = Sakkulus, 5 = Utrikulus (nach Klinke)

Sinneszellen enthält. Die Scala media ist durch die Basilarmembran gegen die Scala tympani, durch die Reissner-Membran gegen die Scala vestibuli abgeschlossen.

Die von den Gehörknöchelchen auf das ovale Fenster übertragene Schwingung pflanzt sich in der Scala vestibuli fort. Durch diese läuft eine Welle, die sich der Scala media mitteilt und durch das Helikotrema in die Scala tympani und zum runden Fenster gelangt. Je nach der Frequenz des Schallreizes baucht die Welle die Membranen an unterschiedlichen Stellen aus. Die Ausbauchungen bewegen die Härchen der Sinneszellen im Corti-Organ, wodurch es zur Erregung kommt. Hohe Tonfrequenzen lenken die Basilarmembran näher am Mittelohr aus, die tiefen Töne näher am Helikotrema. Die verschiedenen Frequenzen erregen also verschiedene Sinneszellen, die räumlich getrennt sind.

Diese Ortstrennung der Frequenzen auf der nur 3,5 cm messenden Basilarmembran allein vermag aber die hohe Leistungsfähigkeit des Ohres nicht zu erklären. So genügen z. B. bei einer Frequenz von 1000 Hz Abweichungen von nur 3 Hz, um eine neue Tonqualität zu empfinden. Das Ohr löst diese Aufgabe, indem es Hemmechanismen zu Hilfe nimmt (laterale Hemmung). Die am stärksten erregte Zelle hemmt die etwas schwächer erregte Nachbarzelle, so daß der Kontrast schärfer wird. Damit die Frequenz richtig erkannt wird, muß der Schallreiz mehrere Schwingungen lang anhalten. Dies begrenzt auch das zeitliche Auflösungsvermögen. Mehr als 10 – 12 aufeinanderfolgende Töne in einer Sekunde können nicht aufgetrennt werden. Sie werden zu einer Empfindung verschmolzen. Die *Reizintensität* wird durch die Impulsfrequenz im afferenten Nerv verschlüsselt. Eine weitere Möglichkeit der Reizstärkeerkennung besteht in der unterschiedlichen Anzahl gleichzeitig erregter Sinneszellen. Bei großer Reizstärke sind die Wellenamplituden in der Scala vestibuli und der Scala tympani größer; damit breitet sich auch der ausgebauchte Bezirk auf der Basilarmembran aus, und es werden mehr Sinneszellen erregt.

Knochenleitung

Neben der als Luftleitung bezeichneten Schalleitung über äußeren Gehörgang, Trommelfell und Gehörknöchelchenkette kann der Schall auf das Membransystem des Innenohres auch durch Schwingungen der Schädelknochen übertragen werden. Diese Knochenleitung spielt eine gewisse Rolle beim Hören der eigenen Stimme, nicht aber für das Hören außerhalb gelegener Schallquellen. Die Unterschiede in der Schallzuleitung machen es verständlich, daß uns unsere eigene Stimme fremd vorkommt, wenn wir sie von einem Tonband hören.

Ein Teil der dem Ohr über Knochenleitung zugeführten Schallenergie, z. B. die eigene Stimme oder der von einer auf den Kopf gesetzten Stimmgabel erzeugte Ton, wird über das Mittelohr nach außen abgestrahlt. Dies kann durch Zuhalten des Ohres verhindert werden. Wir hören dann die eigene Stimme mit dem zugehaltenen Ohr lauter.

Richtungshören

Die Raumorientierung mit dem Gehör setzt beidohriges Hören voraus. Befindet sich die Schallquelle von beiden Ohren unterschiedlich weit entfernt, dann werden die unterschiedlichen Laufzeiten, die der Schall von der Quelle bis zu den Ohren hat, berechnet. Das zuerst erregte Ohr hemmt die Erregungsleitung vom anderen Ohr zum Gehirn. Diese Hemmung findet im Nucleus accessorius der Olive statt. Die Laufzeitenunterschiede, die noch verarbeitet werden können, betragen minimal $3 \cdot 10^{-5}$ s (0,03 ms). Dies entspricht einer Abweichung der Schallquelle von der Mittellinie um 3 Grad. Schwieriger sind konstante Summtöne im Raum zu lokalisieren. Hierfür werden Lautstärkeunterschiede ausgenutzt. Das der Schallquelle abgewandte Ohr empfindet den Schall leiser als das der Quelle zugewandte. Drehen des Kopfes verbessert die akustische Raumauflösung, weil dadurch die Stellung des Kopfes zur Schallquelle und damit die Lautstärkenunterschiede verändert werden. Auch die Ohrmuscheln tragen zur Lokalisierung der Schallquelle bei. Mit ihrer Hilfe können wir unterscheiden, ob sich eine Schallquelle vor oder hinter uns befindet.

•••• Gleichgewichtssinn

Im Labyrinth des Innenohres befindet sich neben der Schnecke das *Bogengangssystem, Sakkulus* und *Utrikulus* (Abb. 1.**39**).

Diese Einrichtungen stehen im Dienst der Gleichgewichtsregulation. Der adäquate Reiz für den Vestibularapparat sind Änderungen von Drehbewegungen des Kopfes und Änderungen der Stellung des Kopfes im Raum.

Bogengangssystem

Jedes Labyrinth besitzt drei Bogengänge, die nahezu senkrecht aufeinanderstehen, ähnlich wie Fußboden und zwei Wände in einer Zimmerecke. Die Bogengänge sind mit Endolymphe gefüllt. In den Bogengängen befinden sich außerdem die Kupula, eine feste Substanz, die bei Bewegung der Lymphe relativ zum Kopf aus der Ruhelage gedreht wird. Dadurch werden Sinneshärchen gereizt. Relativbewegungen entstehen immer zu Beginn oder beim Abbruch einer Drehbewegung, nicht aber bei einer gleichförmigen Bewegung. Zu Beginn der Drehbewegung um eine vertikale Achse bleibt die Endolymphe aufgrund ihrer Trägheit zunächst in Ruhe. Sie paßt sich erst allmählich der Drehung des Kopfes an, bis sie relativ zum Kopf ruht; das Labyrinth meldet dann keine Erregungen mehr zum Gehirn. Die Körperbewegung wird nun durch das Auge und durch die somatische Sensibilität kontrolliert. Bei geschlossenen Augen kann die Kenntnis von einer fortgesetzten gleichmäßigen Bewegung vollständig verschwinden. Stoppt die Drehung, dann strömt die Endolymphe noch weiter; wir haben den Eindruck, als drehten wir uns in einer der ursprünglichen Drehung entgegengesetzten Richtung. Versuchen wir, im Anschluß an eine Drehung geradeaus zu gehen, dann weichen wir in Drehrichtung ab, weil wir bemüht sind, die vermeintliche Drehung in Gegenrichtung auszugleichen.

Nur wenn von den Bogengangssystemen beider Seiten unterschiedliche Erregungen gemeldet werden, tritt eine Drehempfindung auf. Das geschieht bei Drehung des Kopfes um eine vertikale Achse. Die Lymphe strömt im rechten und linken Bogengangssystem in entgegengesetzter Richtung. Anders bei einer Drehung um eine Horizontalachse, z. B. eine Achse, die durch beide Ohren führt. In diesem Fall werden rechtes und linkes Bogengangssystem gleich stark erregt.

Sakkulus und Utrikulus

In Sakkulus und Utrikulus ruhen die elastisch mit ihrer Umgebung verbundenen Otolithen auf den Sinneszellen. Jede Änderung der Linearbeschleunigung des Kopfes, z. B. plötzliches Heben und Senken des Kopfes, variiert die Auflage und erregt damit die Sinneszellen.

Nystagmus

Der Vestibularapparat hat eine wesentliche Aufgabe bei der Regulation der Körperhaltung, besonders bei Bewegungen (s. Motorik, S. 116 ff). Hier soll nur seine Verbindung mit den Augen erwähnt sein. Bei Bewegungen, besonders bei Drehbewegungen, nehmen die Augen rasch wechselnde Bilder von der Umwelt auf, die nicht mehr sinnvoll zusammengesetzt werden können. Damit auch bei einer Drehbewegung der Eindruck einer festen Umwelt entsteht, bleiben die Augen auf einen Punkt fixiert, wodurch sie zur Bewegung des Kopfes zurückbleiben. Diese Relativbewegung der Augen zum Kopf wird vom Labyrinth gesteuert (Abb. 1.**40**). Die Augen können sich aber nur bis in die Augenwinkel gegen den Kopf bewegen. Dann werden sie rasch zurück in die Mittellinie gestellt, erfassen einen neuen Fixpunkt, und die langsame Wanderung gegen die Dreh-

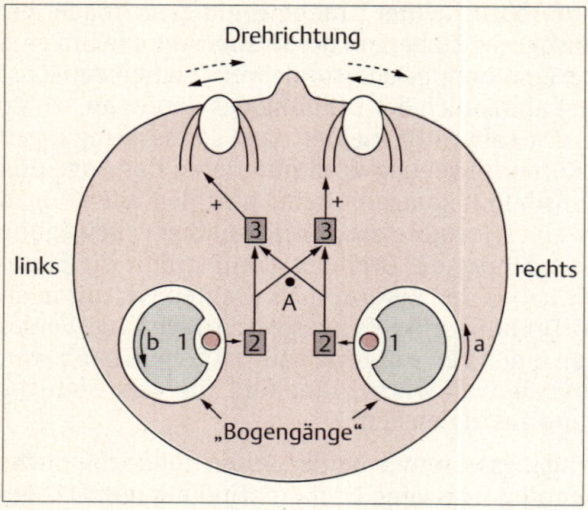

Abb. 1.**40** Aufblick auf den Kopf zur Erklärung des Nystagmus. Der Kopf wird um die vertikale Achse A gedreht. Zu Beginn der Drehung nach rechts bleibt die Endolymphe in den zu groß gezeichneten Bogengängen zurück. Sie bewegt sich rechts in der Richtung des Pfeiles a, links in der Richtung des Pfeiles b. In bezug zur Kupula (1), wo sich die Rezeptoren befinden, strömt die Endolymphe rechts und links entgegengesetzt. Über die Kerne des Gleichgewichtssinnes (2) und die Augenmuskelkerne (3) wird links der laterale, rechts der mediale M. rectus des Auges aktiviert. Die Augen weichen nach links entgegen der Drehrichtung ab. Die gestrichelten Pfeile geben die Richtung der schnellen Korrekturbewegung an, nach der der Nystagmus benannt ist – im dargestellten Fall zu Beginn der Drehung nach rechts. Bei plötzlichem Stopp kehren sich die Richtungen um; der Nystagmus geht gegen die ursprüngliche Drehrichtung

richtung beginnt von neuem. Das langsame Abweichen und die ruckartige Zurückführung der Augen werden als Nystagmus bezeichnet. Die Richtung des Nystagmus wird nach der raschen Rückstellkomponente benannt. Zu Beginn einer Drehbewegung tritt also ein Nystagmus in Drehrichtung auf. Bei plötzlichem Stopp der Kopfdrehung strömt die Endolymphe wegen der Massenträgheit noch etwas weiter. Dann bewegt sich die Lymphe relativ zum Kopf umgekehrt wie zum Beginn der Drehung, und demzufolge tritt ein Nystagmus zur anderen Seite auf, also gegen die ursprüngliche Drehbewegung. Dieser Nystagmus ist häufig mit der Empfindung verbunden, daß sich die Umgebung um uns dreht.

Als *optokinetischer Nystagmus* werden unwillkürliche Augenbewegungen bezeichnet, die bei gleichförmigen Bewegungen auftreten, also nicht vom Labyrinth hervorgerufen werden. Man findet sie bei gleichmäßigen Drehbewegungen, aber auch bei Linearbewegungen, z. B. beim Eisenbahnfahren. Auch hier halten wir einen Fixationspunkt nach Möglichkeit lange fest und stellen die Augen ruckartig auf einen neuen Fixationspunkt ein.

Einseitige Schädigung des Labyrinths führt zu Gleichgewichtsstörungen, Haltungsstörungen und zum Nystagmus. In extremen Fällen kann sich das Individuum überhaupt nicht mehr aufrechthalten oder wird zu ständigen Rotationsbewegungen gezwungen. Besonders bei passiven Bewegungen des Körpers, wie sie z. B. auf einem Schiff bei starkem Seegang auftreten, kann das Labyrinth seine Kontrollfunktion für die Muskelkoordination und die Körperlage nicht mehr ausführen. Vielmehr überfordert es unser Zentralnervensystem mit ständig anderen Informationen, die dann in Widerspruch zu den über Auge und Tiefensensibilität gemeldeten Informationen stehen und nicht mehr sinnvoll ausgewertet werden können. Viele Menschen reagieren mit einer Übererregung auch des parasympathischen Systems, was zur Seekrankheit führt.

•••• Geruch

Der adäquate Reiz sind verschiedenartige Moleküle, die die Sinneszellen in der Riechschleimhaut, der *Regio olfactoria,* im Nasendach in einer noch nicht ganz geklärten Weise erregen. Es ist noch nicht gelungen, einzelne chemische Substanzen eindeutig den Geruchsqualitäten zuzuordnen; ebensowenig besteht eine allgemeine Übereinkunft über die Einteilung und Anzahl der Geruchsqualitäten. Immerhin gibt es einige Zuordnungen verwandter chemischer Substanzen zu bestimmten Qualitäten.

So rufen Amine die Empfindung faulig hervor, Ester fruchtig, Fettsäuren schweißig. Der Geruchssinn reagiert schon auf sehr geringe Konzentrationen eines Riechstoffes in der Luft. So genügen für den Stoff sekundäres Butylmercaptan schon 10^7Moleküle in 1 ml Luft, um eine Empfindung hervorzurufen. Noch empfindlicher reagiert der Geruchssinn des Hundes, der z. B. schon 10^3 Moleküle Diacetyl/ml Luft wahrnimmt. Eine Vorstellung davon, wie wenig diese 1000 Moleküle darstellen, bekommt man, wenn man sich die Gesamtzahl der Moleküle in 1 ml Luft vergegenwärtigt, das sind etwa 27×10^{18} Moleküle. Die Geruchswahrnehmung kann verbessert werden, wenn der Luftstrom durch den oberen Nasengang verstärkt wird. Dies läßt sich z. B. durch Schnüffeln bewerkstelligen.

Konzentrationen eines Stoffes, die gerade die Riechschwelle überschreiten, rufen meist noch keine sicher abgrenzbare Empfindung hervor; der Geruch kann noch nicht identifiziert werden: Es riecht „irgendwie". Die *Erkennungsschwelle,* bei der der Geruch sicher gedeutet werden kann, liegt dann bei wesentlich höheren Konzentrationen. Die Konzentration spielt bei manchen Stoffen auch für die Riechqualität eine Rolle. Skatol, der Geruchsstoff des Jasmin, riecht z.B. in höheren Konzentrationen nach Fäkalien.

Der Geruchssinn hat eine eminent wichtige biologische Bedeutung. Bei sehr vielen Lebewesen gibt er für Partner- und Nahrungssuche den Ausschlag. Bei uns Menschen wird die allgemeine Affektlage durch Gerüche mitbestimmt. Ekelerregende Gerüche stoßen uns ab und rufen sogar Übelkeit hervor. Auch hängt die Geruchswahrnehmung in gewissem Maße vom Zustand unseres Hormonhaushaltes ab. So sind Frauen in der Schwangerschaft häufig besonders geruchsempfindlich.

Der Geruchssinn ist durch eine außerordentlich schnelle Adaptation ausgezeichnet. Nur so ist es uns möglich, in überfüllten Räumen längere Zeit zu verweilen.

•••• Geschmack

Die Sinneszellen für den Geschmackssinn liegen in den Geschmacksknospen des Zungenepithels. Wir unterscheiden vier Qualitäten: süß (Zucker), salzig (Kochsalz), sauer (Säuren) und bitter (besonders wirksam ist Chinin). Die Reizstoffe müssen in gelöster Form vorliegen. Die Qualitäten werden nicht gleichmäßig über der Zunge verteilt aufgenommen (Abb. 1.**41**). Süß empfinden wir an der Zungenspitze, salzig am vorderen, sauer am hinteren Zungenrand und bitter am Zungengrund.

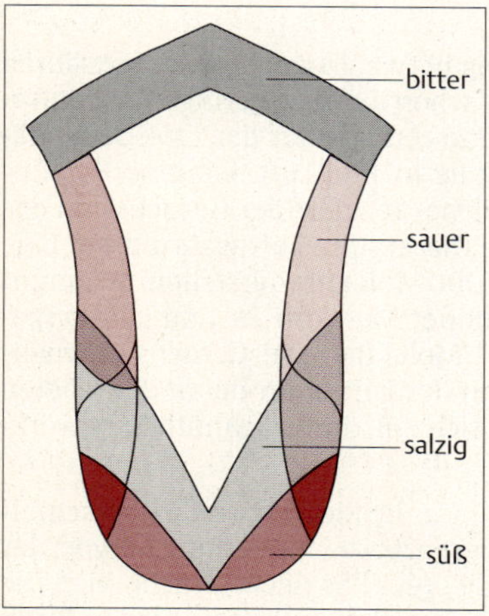

Abb. 1.**41** Verteilung der Geschmacksqualitäten auf der Zunge

Für die Geschmacksempfindungen sind aber auch Temperatur und Berührungsreize wesentlich, wie jeder weiß, der geschmolzenes Speiseeis ißt.

Die Empfindlichkeit des Geschmackssinnes ist wesentlich geringer als die des Geruches. Die Schwelle für Chinin liegt z. B. bei $6{,}5 \times 10^{13}$ Molekülen/ml. Auch beim Geschmack spielt die Konzentration für das Erkennen eine Rolle. Kochsalz in der sehr geringen Konzentration von 0,01 mol/l (das sind 0,58 g/l) schmeckt süßlich, ein rein salziger Geschmack tritt erst bei Konzentrationen über 0,17 mol/l (10 g/l) auf.

Mit dem Geschmackssinn kontrollieren das Tier und der Mensch die aufgenommene Nahrung. Daran ist jedoch in starkem Maße der Geruch beteiligt. Jeder weiß, wie fad bei Schnupfen, wenn die Nasenventilation fehlt, das Essen schmeckt.

•••• Somatoviszerale Sensibilität

Zu ihr zählt man die Hautsinne, den Schmerzsinn und die Tiefensensibilität. Die Rezeptoren sind über den ganzen Körper verteilt. In der Haut und ihren Anhangsgebilden finden sich mehrere Modalitäten. Zur Oberflächensensibilität, die man der Tiefensensibilität gegenüberstellt, faßt man die Druck-, Berührungs-, Vibrations- und Kitzelempfindung zusammen. Sie wird auch als Mechanorezeption bezeichnet. Ebenfalls in der Haut lokalisiert ist die Thermorezeption. Schmerzrezeptoren sind in beinahe allen Körperteilen angesiedelt. Auch die Tiefensensibilität umfaßt mehrere Modalitäten. Sie vermittelt uns Kenntnis über die Stellung unserer Glieder zueinander, über die Kräfte, die an unseren Muskeln angreifen, und über die Bewegungen, die wir ausüben. Die Rezeptoren der Tiefensensibilität nehmen keine Reize aus der Umwelt auf, sondern solche, die im eigenen Körper entstehen. Man nennt sie deshalb auch Propriozeptoren.

Oberflächensensibilität

Tastpunkte

Unsere Haut ist nicht an allen Stellen auf Druck- und Berührungsreize empfindlich. Die Rezeptoren sind diskret verteilt. Mit einer feinen Borste, mit der man die Haut abtastet, findet man Stellen an der Haut, von denen keine Empfindung ausgelöst wird, und andere, die eine Berührung melden. Diese Tastpunkte sind nicht gleichmäßig über die Haut verteilt. Besonders dicht sind sie an der Zungenspitze und an der Fingerbeere angeordnet, während sie z. B. auf dem Rücken, auf Oberarm und Oberschenkel dünner angesiedelt sind. Entsprechend unterschiedlich ist auch die *räumliche Unterschiedsschwelle.* An der Zunge können zwei gleichzeitig aufgesetzte Zirkelspitzen, die nur 1 mm voneinander entfernt sind, als getrennt empfunden werden, auf dem Rücken muß dafür der Abstand 6–7 cm sein. Wesentlich besser können unterschiedliche Reizorte erkannt werden, wenn die Zirkelspitzen nicht gleichzeitig, sondern nacheinander aufgesetzt werden. Die *sukzessive Raumschwelle* beträgt ein Halb bis ein Viertel der *simultanen Raumschwelle.*

Qualitäten der Oberflächensensibilität

Die Oberflächensensibilität besitzt mehrere Qualitäten: die *Druck-*, die *Berührungs-*, die *Vibrationsempfindlichkeit.* Diese Qualitäten tragen aber nicht allein zur *Tastwelt* bei. Auch Empfindungen der Tiefensensibilität, wie Bewegung der Hand und Stellung sowie Stellungsänderungen der Finger, werden für das taktile Erkennen mitverarbeitet. So erfaßt man einen Gegenstand besser und genauer, wenn man ihn aktiv mit den Fingern bestreicht, als wenn man ihn nur über die ruhenden Finger gleiten läßt.

Die Leistungen der Tastempfindungen sind bei den einzelnen Menschen unterschiedlich. Blinde verfügen über erstaunliche Fähigkeiten ihres Tastsinnes, wie z.B. das Lesen der Blindenschrift mit dem Finger zeigt. Dagegen wird die Tastfähigkeit durch Abkühlen, Ermüdung und schlechte Durchblutung herabgesetzt.

Rezeptoren

Zu den Leistungen der Oberflächensensibilität tragen drei verschiedene Rezeptortypen bei (Abb. 1.**42**):

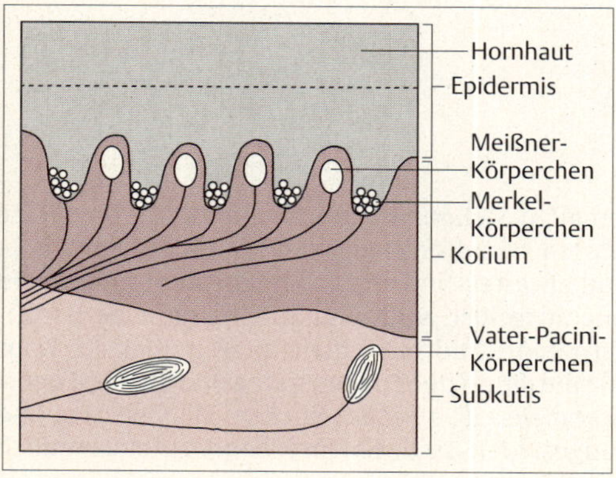

Abb. 1.**42** Die Lage der Rezeptoren der Oberflächensensibilität

- Die *Merkel-Körperchen* liegen in der untersten Schicht der Epidermis. Sie schicken *proportional* zum Druckreiz Impulse zum Zentralnervensystem. Allerdings läßt die Entladungsfrequenz nach, wenn ein Druckreiz längere Zeit eingewirkt hat. Sie adaptieren aber nicht vollkommen, so daß sie Kunde geben von der Dauer des Druckreizes. Die Merkel-Körperchen werden auch als *Intensitätsdetektoren* bezeichnet.

- Die *Meißner-Körperchen* liegen in den Papillen des Koriums. Sie sind *differentialquotienten*empfindlich, d. h., sie werden nur aktiv, wenn sich eine Eindellung der Haut ändert. Sie nehmen die Geschwindigkeit einer Reizeinwirkung auf und werden deshalb *Geschwindigkeitsdetektoren* genannt. Sie können die Reizdauer nur dann angeben, wenn sich die Reizintensität fortwährend ändert. Bei konstant einwirkendem Reiz bleiben sie stumm, sprechen aber häufig auch an, wenn der Reiz, nachdem er eine Zeitlang konstant eingewirkt hat, abrupt abklingt.
  Ebenso wie die Meißner-Körperchen sind auch die *Haarfollikelrezeptoren,* die innerhalb der Haut die Haare umschlingen, Geschwindigkeitsdetektoren. Von dieser Eigenschaft kann man sich leicht selbst überzeugen. Wenn man z. B. auf dem Handrücken mit einer Nadel ein Haar rasch in der Stellung ändert, hat man eine Empfindung nur während der Bewegung.

- Ein dritter Rezeptortyp sind die *Vater-Pacini-Körperchen.* Sie liegen in der Subkutis und sprechen nur bei Änderung der Geschwindigkeit eines Druckreizes an. Bei den meisten Gelegenheiten geben sie nur ein einziges Aktionspotential ab. Bei sinusförmigen Druckänderungn ist die Frequenz der von ihnen abgegebenen Aktionspotentiale – ihre Entladungsfrequenz – proportional der Frequenz der Sinusschwingung. Am empfindlichsten sind die Vater-Pacini-Körperchen auf Frequenzen zwischen 150 Hz und 200 Hz, d. h., in diesem Frequenzbereich sind die erforderlichen Eindrucktiefen am kleinsten. Sie liegen im Bereich von 1 µm.

Alle drei Rezeptortypen sind primäre Sinneszellen, sie stellen die Endungen der afferenten Nerven dar. Häufig sind sie verzweigt. Bindegewebige Zusatzstrukturen sorgen für eine günstige Reizzuführung.

Aus dem Zusammenspiel der drei verschiedenen Rezeptortypen werden die Empfindungen der Oberflächensensibilität zusammengesetzt. Ein konstanter Druck, wie ihn bei ruhigem Stand die Kleidung erzeugt, wird nur von den Merkel-Körperchen gemeldet. Da auch sie adaptieren, läßt die Empfindung allmählich nach. Bewegungen des Körpers verursachen kurzfristige Miterregungen auch der anderen Rezeptoren, die uns dadurch wieder eine kurzfristige Empfindung unserer Kleidung geben.

Ständig mit hoher Frequenz zwischen 100 und 400 Hz wechselnde Druckänderungen werden als *Vibrationsreize* bezeichnet. Für ihre Perzeption sind in erster Linie die Vater-Pacini-Körperchen verantwortlich.

Wie eingangs schon erwähnt, entsteht unsere Vorstellung von dem, was wir ertasten, nicht allein durch die Tätigkeit der Oberflächensensibilität, sondern wesentlich nimmt daran auch die Tiefensensibilität teil.

Tiefensensibilität

Qualitäten

Wie in der Oberflächensensibilität unterscheidet man auch in der Tiefensensibilität mehrere Qualitäten: Es werden Informationen vermittelt über Lage (Statik), Bewegung und Kraft (Dynamik).

Lage: Wir haben von der Lage unserer Gliedmaßen auch dann eine genaue Kenntnis, wenn wir die Augen geschlossen halten. Diese Empfindung adaptiert kaum oder gar nicht. Auch nach längerer konstanter Haltung wissen wir genau über die Position unserer Gliedmaßen Bescheid. Wenn man einen Probanden auffordert, eine passiv eingestellte Haltung aktiv zu kopieren, können die Winkel in den Gelenken bis auf etwa 2 Grad genau reproduziert werden. Die Einstellgenauigkeit ist in den proximalen Gelenken besser als in den distalen, in der Schulter also besser als in den Fingern.

Bewegung: Bei Bewegungsabläufen sind wir jederzeit über die Geschwindigkeit der bewegten Körperteile informiert. Auch diese Empfindung adaptiert nicht. Bewegungen werden in den proximalen Gelenken genauer wahrgenommen als in den distalen. Wird das Schultergelenk um einen kleineren Betrag als 0,3 Grad aus seiner Ausgangsstellung herausgebracht oder langsamer als 0,3 Grad/s bewegt, wird keine Bewegung mehr wahrgenommen. Am Fingermittelgelenk liegt die Schwelle (für die Auslenkung) zwischen 1 und 1,3 Grad und für die Bewegungsgeschwindigkeit zwischen 12 und 13 Grad/s. Die Beurteilung der Bewegungsgeschwindigkeit ist jedoch nicht so genau, so daß völlig symmetrische Bewegungsabläufe, z. B. mit den Armen, nicht möglich sind.

Kraft: Wir nehmen die Muskelkraft wahr, die notwendig ist, Bewegungen, besonders gegen Widerstände, auszuführen oder Gewichte ohne Unterstützung zu halten. Diese Empfindung adaptiert etwas, was wohl die Ursache für das Phänomen ist, daß bei der Prüfung mehrerer gleicher Gewichte die zuletzt dargebotenen als leichter als die früheren empfunden werden. Die Unterscheidungsschwelle für Gewichte hängt von der Größe der zu testenden Kräfte ab. Allgemein sind wir in der Lage, in einem mittleren Bereich Gewichtsunterschiede von etwa 10% zu erkennen. Die Schwelle steigt stark an bei Kräften unter 1 N oder bei Kräften über 50 N. Bei Kräften unter 0,1 N benötigt man einen Zuwachs um das Doppelte, um einen merklichen Gewichtsunterschied zu empfinden. Durch Übung läßt sich dieses Unterscheidungsvermögen wesentlich verbessern. Die hier geschilderten Leistungen der Tiefensensibilität geben nicht notwendigerweise die Grenzen ihrer Leistungsfähigkeit an. Da ihre Informationen hauptsächlich der Kontrolle der Bewegungsabläufe dienen, müssen sie unserem Bewußtsein nicht zugänglich und durch unseren Willen nicht beeinflußbar sein. Ihre Leistungsfähigkeit wird deswegen erst durch die hohe Präzision und Sicherheit von Bewegungsleistungen deutlich, zu denen Menschen fähig sind.

Rezeptoren

Die für die Tiefensensibilität verantwortlichen spannungs- und dehnungsempfindlichen Rezeptoren befinden sich in Sehnen, Muskeln und Gelenkkapseln. Histologisch handelt es sich um verschiedene Rezeptortypen. Man unterscheidet solche vom Ruffini-, vom Golgi- und vom Pacini-Typ. In den Muskeln befinden sich die Muskelspindeln, die ausführlich im Abschnitt Motorik besprochen werden, weil sie neben ihrer Aufgabe als Sinnesrezeptoren auch eine wichtige Rolle in der Regulation des Muskeltonus spielen.

Die Rezeptoren besitzen unterschiedliche Empfindlichkeiten. Es gibt solche, deren Aktivität proportional zur Gelenkstellung ist. Andere Rezeptoren melden die Geschwindigkeit einer Bewegung.

Temperaturempfindung

Neben den Qualitäten der Oberflächensensibilität vermögen wir mit unserer Haut auch die Temperatur wahrzunehmen. Den eigentlichen Reiz stellt dabei weniger die Temperatur der Umwelt dar als die Temperatur in der Haut, an den Thermorezeptoren selbst. Infolgedessen verstreicht immer eine bestimmte Zeit vom Eintauchen in warmes Wasser bis zur Empfindung. Für die Temperaturempfindung ist es gleichgültig, ob die Haut von innen oder von außen erwärmt wird. So empfinden wir es als warm, wenn wir nach starker körperlicher Anstrengung in kalter Umgebung stehen.

Adaptation

Der Temperatursinn adaptiert stark. Die Warmempfindung, die man beim Einstieg in ein warmes Bad hat, weicht nach kurzer Zeit einer neutralen Empfindung. Diese Adaptationsfähigkeit führt zu Fehlbeurteilungen, wie z. B. im *Weber-Dreischalenversuch:* Taucht man die rechte Hand in kaltes Wasser, die linke Hand in warmes Wasser und nach einer gewissen Zeit beide in eine Schale mit lauwarmem Wasser, dann tritt an der rechten, kalt adaptierten Hand eine Warmempfindung auf, an der linken dagegen eine Kaltempfindung. Bei kleinen Temperatursprüngen ist die Adaptationszeit kurz, sie verlängert sich mit der Größe des Sprunges.

Die Adaptationszeit darf nicht gleichgesetzt werden mit der Zeit, die notwendig für den Ausgleich der Hauttemperatur ist. Bei großen Sprüngen dauert der Ausgleich wesentlich kürzer als die Adaptation, für kleinere Sprünge gilt das Umgekehrte.

Vollständige Adaptation tritt nicht in allen Temperaturbereichen auf. Nach Abkühlen der Haut unter 20 °C bleibt die Kaltempfindung unverändert bestehen, ebenso eine Warmempfindung bei Temperaturen über 40 °C.

Die Adaptation des Temperatursinnes ist zusätzlich zum Temperaturbereich und zur Größe des Temperatursprunges auch von der Größe des getesteten Hautbezirks abhängig.

Hitzeempfindung bei Erwärmung über 45 °C gehört wohl nicht allein zur Thermorezeption. Wahrscheinlich werden auch Schmerzrezeptoren mit angesprochen, ähnliches mag für sehr starke Abkühlungen gelten.

Mit der Thermorezeption verwandt sind die *Schwüleempfindung* und das *Frieren*. Zu beiden gehören vegetative Reflexe, die eine Umstimmung des Vegetativums herbeiführen: Gefäßerweiterung und Schwitzen auf der einen Seite, Gefäßverengung und Muskelzittern auf der anderen Seite.

Wie diese Beispiele zeigen, dient die Thermorezeption nicht nur als Sinnesmodalität, die die Kenntnis von der Umwelt erweitern soll, sondern sie ist auch Teil der Thermoregulation. Veränderungen der Hauttemperatur ziehen thermoregulatorische Maßnahmen, wie vermehrte Wärmeabgabe oder gesteigerte Wärmebildung und Reduktion der Wärmeabgabe, nach sich.

Die Aufgabe der Thermorezeption beschränkt sich aber nicht auf die Ermittlung der Hauttemperatur und ihren Beitrag zur Thermoregulation, sondern sie spielt auch eine Rolle bei der Erfassung der Tastwelt. Metalle z.B. fühlen sich wegen ihrer größeren Wärmeleitfähigkeit kühler als Holz oder Plastik an und werden dadurch als solche identifiziert. Die Thermorezeption im Munde unterstützt den Geschmackssinn.

Rezeptoren

Man unterscheidet zwei Rezeptorentypen, die an der Thermorezeption beteiligt sind. Die *Kaltrezeptoren* besitzen ein Empfindlichkeitsoptimum bei 25 °C, die *Warmrezeptoren* um 40 °C. Die Kaltrezeptoren liegen näher an der Hautoberfläche als die Warmrezeptoren, auch sind beide Rezeptorentypen nicht gleichmäßig verteilt. Man findet allgemein mehr Kalt- als Warmpunkte in der Haut. Die Kaltrezeptoren können auch bei Hauttemperaturen von über 45 °C aktiv werden. Dies ist die Ursache für die paradoxe Kaltempfindung, die man z. B. beim Einstieg in ein sehr warmes Bad verspürt.

Schmerz

Die Aufgabe der Schmerzempfindung besteht darin, unserem Bewußtsein Schäden und Schadensmöglichkeiten des Organismus zu melden. Die Schmerzreize werden als *Noxen* bezeichnet. Darunter versteht man gewebsschädigende Stoffe oder Ereignisse. Wenn auch Schmerzen unser Lebensgefühl stark beeinträchtigen können, so müssen wir ihnen auch eine positive Seite abgewinnen, weisen doch gerade sie auf Schadenssituationen hin und ermöglichen in vielen Fällen die Beseitigung, sei es durch aktives Abwenden von der Noxe oder durch ärztliche Eingriffe.

Ohne Schmerzempfindung wäre ein Lebewesen ohne Warnsystem den Gefahren des Alltags ausgeliefert: Er vermiede keine Verletzungen, wäre nicht vor inneren Schäden gewarnt und ergriffe infolgedessen keine Maßnahmen zur Abwehr und Abhilfe.

Schmerzpunkte

Ebenso wie engumschriebene Druck- und Temperaturpunkte existieren, kennt man auch Schmerzpunkte. Sie sind nur wesentlich dichter angeordnet. Schmerzen werden nicht nur an der Hautoberfläche empfunden, sondern auch im Körperinneren. Allerdings existieren auch Körperregionen ohne Schmerzrezeptoren, z. B. Gehirn, der Knorpel, die Kompakta der Knochen.

Qualitäten

Auch innerhalb der Modalität Schmerz kann man unterschiedliche Qualitäten unterscheiden. Man stellt dem *somatischen Schmerz* den *viszeralen Schmerz* gegenüber. Diese Schmerzform wird auch als *Eingeweideschmerz* bezeichnet; damit ist klar gesagt, wo er im Körper entsteht. Der somatische Schmerz wird unterteilt in den *Oberflächenschmerz*, der an der Haut ausgelöst wird, und dem *Tiefenschmerz*, der von Muskeln, Knochen, Gelenken und Bindegewebe herkommt. Diese Schmerzformen differieren nicht nur hinsichtlich des Auslösungsortes, sondern auch bezüglich der Qualität der Empfindung.

Der *Oberflächenschmerz* hat zunächst einen hellen Charakter, der Reizort kann gut lokalisiert werden, er klingt nach der Auslösung rasch ab. Häufig folgt diesem *ersten Schmerz* nach 0,5 – 1 Sekunde ein *zweiter Schmerz*, der dumpf ist und langsam abklingt. Der zweite Schmerz kann wesentlich weniger gut lokalisiert werden als der erste. Während der erste Schmerz häufig eine Flucht- oder Abwehrreaktion auslöst, ist der zweite Schmerz affektiv getönt, vom Gefühl der Unlust begleitet; auch können vegetative Reaktionen wie Schweißausbruch und Übelkeit auftreten.

In noch stärkerem Maße als der zweite Schmerz ist der *Tiefenschmerz* affektiv getönt, löst Unlust aus und wirkt depressiv. Der Tiefenschmerz besitzt einen dumpfen Charakter. Sein Ursprungsort läßt sich schlecht lokalisieren, und er strahlt in die Umgebung aus. Zum Tiefenschmerz gehören z. B. die Kopfschmerzen, Rückenschmerzen, die Schmerzen beim Ischiassyndrom.

Noch unbestimmter und dumpfer als der Tiefenschmerz ist der *Eingeweide- oder viszerale Schmerz*. Er wird häufig von starken Unlustreaktionen und Krankheitsgefühlen begleitet. Aber auch innerhalb des Eingeweideschmerzes kann man mehrere Formen unterscheiden. Koliken zeichnen sich durch krampfartige Schmerzen aus, die wahrscheinlich durch starke Kontraktionen der Hohlorgane ausgelöst werden, z. B. wenn sich die Gallengangsmuskulatur über einen Stein kontrahiert. Daneben kennt man noch dumpfe Schmerzen, die auf chronische Prozesse hinweisen.

Am Darmrohr selbst lassen sich keine Schmerzen auslösen. Die Mesenterialwurzel aber ist auf Zug sehr schmerzempfindlich.

Der Schmerzsinn adaptiert nicht, was ja auch der Erfüllung seiner Aufgabe, das Bewußtsein auf Schäden hinzuweisen, zuwiderliefe. Trotzdem kann man es immer wieder erleben, daß die Schmerzempfindung plötzlich verschwindet. Hierfür gibt es mehrere Erklärungsmöglichkeiten. Zum einen kann der gewebsschädigende Prozeß tatsächlich zum Stillstand gekommen sein. Zum anderen aber kann die Empfindung im Bewußtsein verdrängt sein. So vermögen Freude und Erfolg durchaus eine lästige Schmerzempfindung, z. B. Zahn- oder Kopfschmerzen, zumindest vorübergehend auszuschalten.

Rezeptoren

Die Rezeptoren für den Schmerz sind *freie Nervenendungen*, die in fast allen Geweben liegen. Der adäquate Reiz besteht in einer Gewebsschädigung. Die Zellen setzen dann Substanzen frei, die die freien Nervenendungen erregen. Solche Stoffe sind z.B. Acetylcholin, Serotonin, Histamin, Bradykinin. Aber es scheinen auch Rezeptoren zu existieren, die auf andere Energien empfindlich sind. So gibt es Schmerzrezeptoren, die mechanosensibel sind, andere wieder sind thermosensibel. Diese Rezeptoren besitzen offensichtlich eine sehr hohe Schwelle. Stoffe, die bei Entzündungen durch Gewebsläsionen freigesetzt (Bradykinin, Serotonin) oder vermehrt gebildet werden (Prostaglandine), sensibilisieren diese Rezeptoren. Mechanische Reize, die im gesunden Gewebe keine Schmerzen hervorrufen, werden im entzündeten Gewebe als sehr schmerzhaft empfunden. Man bezeichnet solche Rezeptoren deswegen auch als *schlafende Rezeptoren.*

Die freien Nervenendungen gehören zur Gruppe der IV-Fasern. Einige Fasern sind auch dicker und leiten die Erregung rascher, sie gehören der Gruppe III an. Diese dickeren Fasern sind für den ersten Schmerz verantwortlich, während über die Fasern der Gruppe IV der zweite, dumpfere Schmerz geleitet wird.

Schmerzprojektion

Einige Besonderheiten in den Schmerzbahnen erschweren die Schmerzlokalisation. Wird z.B. ein afferenter, Schmerzfasern enthaltender Nerv durch Stoß gereizt, dann treten Schmerzempfindungen im Versorgungsgebiet dieses Nervs auf. Der Schmerz wird in ein Gebiet projiziert, in dem selbst gar keine Noxen sind. Ein typisches Beispiel eines solchen „projizierten Schmerzes" sind die bei Bandscheibenschäden auftretenden Schmerzen. Projizierte Schmerzen werden auch als Neuralgien bezeichnet.

Die afferenten Schmerznerven von Eingeweiden und Haut konvergieren häufig auf die gleiche Hinterhornzelle, die die Ursprungszelle der im Tractus spinothalamicus lateralis auf der anderen Seite des Rückenmarkes darstellt. Die in diesem Traktus laufenden Erregungen können nicht mehr nach ihrem Herkunftsort getrennt werden. Die in inneren Organen entstehenden Schmerzen werden dann auf die Haut im zugehörigen Dermatom übertragen (Head-Zone). Am besten bekannt sind wohl die Schmerzen an der Innenseite des linken Armes und der linken Brustseite bei Einengung der Koronarstrombahn. Man nennt solche Schmerzen *„übertragenen Schmerz"*. In vielen Fällen reichen die zum Rückenmark gelangenden Erregungen nicht aus, um die Hirnhornzelle bis zur

Schwelle zu depolarisieren; die Hinterhornzelle wird lediglich gebahnt. Nun genügen aber normalerweise unterschwellige oder üblicherweise nur als minimal empfundene Schmerzreize im zugehörigen Dermatom, um eine starke Schmerzempfindung auszulösen. Man spricht von *Hyperalgesie.*

Nach Amputation spürt der Patient häufig Schmerzen, die er in die entfernten, nicht mehr vorhandenen Gliedmaßen projiziert. Diese Schmerzen nennt man *Phantomschmerzen.*

Schmerzempfindung

Wie andere Sinnesempfindungen auch, besitzt die Schmerzempfindung eine informative, sensorisch-diskriminative Komponente über Qualität, Lokalisation und Stärke.

Sinnesempfindungen sind aber nicht ausschließlich von einer reinen Informationsaufnahme geprägt, sondern sie enthalten auch eine emotionale, affektive Tönung. Bei Schmerz findet man nur die negative Komponente der Emotionen. Er ruft Unlust hervor, stört unser Befinden und hemmt den Antrieb.

Schmerzreize werden auch sehr häufig auf das Vegetativum umgeschaltet und rufen vegetative Reaktionen hervor, wie Blutdruckabfall, Übelkeit bis zum Erbrechen, Durchblutungsänderungen. Diese vegetativen Reaktionen färben ihrerseits die Schmerzempfindung und verstärken ihren negativen Charakter. Ähnlich ist es mit reflektorisch hervorgerufenen motorischen Reaktionen, wie Fluchtreflexen und Muskelverspannungen. Umgekehrt können Schonhaltungen, die zur Vermeidung von Schmerzen eingenommen werden, ihrerseits Schmerzen, besonders in Muskeln, Sehnen und Gelenken, erzeugen.

Wie ein Mensch auf einen Schmerz reagiert, hängt auch von der Erfahrung und dem Wissen über das ab, was der Schmerz anzeigt. Dafür gibt es möglicherweise einen Lernprozeß, der den Heranwachsenden die Bedeutung des Schmerzes zu erkennen lehrt und schmerzerzeugende Situationen vermeiden läßt. So zeigten schmerzfrei aufgezogene Rehe keinerlei Reaktionen, als sie sich im Stacheldraht tiefe Wunden ins Fell rissen.

Organische Schmerzfreiheit, z. B. durch Störungen in den Leitungen im Zentralnervensystem (z. B. bei Diabetes), führt zu schlimmsten Verletzungen und reduziert die Lebenserwartung.

1.5 Zentralnervensystem

Im Zentralnervensystem werden die Funktionen der einzelnen Organe aufeinander abgestimmt. Das Zentralnervensystem verarbeitet die Erregungen, die an Rezeptoren durch innere oder äußere Reize hervorgerufen werden. Von ihm aus laufen die Befehle zu den Effektoren: Muskulatur und Drüsen.

Das Zentralnervensystem teilt man in *Rückenmark* und *Gehirn* ein. Während das Rückenmark hauptsächlich Schaltfunktionen ausführt, ist das Gehirn zusätzlich Träger der höheren Aufgaben. Innerhalb des Zentralnervensystems unterscheidet man zwischen grauer und weißer Substanz. In der grauen Substanz überwiegen die Nervenzellen, während die weiße Substanz aus Nervenfasern besteht, die die verschiedenen Abschnitte des Zentralnervensystems miteinander verbinden.

Auch im Zentralnervensystem gibt es Teile mit vorwiegend Empfangsaufgaben und Abschnitte, von denen aus die Impulse zur Peripherie laufen. Die Trennung dieser Teile ist aber wegen der Verschaltungen nicht mehr so klar wie im peripheren Nervensystem. Darüber hinaus gibt es im Gehirn Regionen, die keinerlei Zuordnung zum afferenten oder efferenten Teil erkennen lassen. Solche Regionen, z. B. das Frontalhirn, könnten dann Sitz höherer geistiger Leistungen sein.

•••• Reflex

Der einfachste Funktionsmechanismus ist der Reflex. Darunter versteht man eine mehr oder weniger determinierte Antwort der Effektoren auf bestimmte Reize. Man bezeichnet solche Reflexe deshalb auch als *unbedingte Reflexe*. Solche Reflexe sind z. B. die Zuckung eines Muskels nach einer raschen Dehnung, die Fluchtbewegung bei Schmerzreizen, die Verengerung der Pupille bei Lichteinfall. Die strukturelle Grundlage des Reflexes ist der *Reflexbogen* (Abb. 1.**43**). Er besteht aus Rezeptor und afferentem Nerv, der eine Erregung zum Zentrum führt. Dort wird über eine oder mehrere Synapsen auf den efferenten Schenkel umgeschaltet, in dem die Erregung zum Effektor läuft. Der afferente Eingang bleibt aber nicht auf den Reflexbogen beschränkt, sondern die Meldungen aus der Peripherie werden in der weißen Substanz zu höheren Abschnitten des Gehirns getragen und dort weiterverarbeitet. Je höher das Niveau ist, auf dem von der afferenten Seite auf die efferente Seite umgeschaltet wird, um so weniger sicher ist eine efferente Antwort und um so größer ist die Wahrscheinlichkeit, daß Erregungen, die ohne erkennbare afferente Zuströme im Zentralnervensystem selbst entstehen, die effektorischen Maßnahmen bestimmen (Abb. 1.**44**).

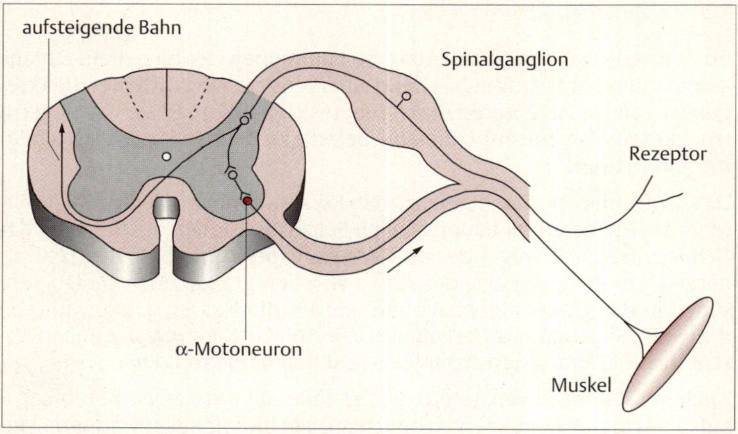

Abb. 1.**43** Schema eines Reflexbogens. Der Reflex wird mehrmals im Rückenmark umgeschaltet (polysynaptisch)

Eine gewisse Determinierung ist auch bei solchen auf höheren Ebenen verarbeiteten Afferenzen in den sog. *bedingten Reflexen* möglich. Bei ihnen wird mit einem Reiz, der einen unbedingten Reflex auslöst, ein zweiter Reiz gesetzt, der selbst nichts mit dem Reflex zu tun hat. Dieses Experiment wird öfter wiederholt.

Nach vielen Wiederholungen genügt dann der zweite Reiz allein, um den Reflexmechanismus auszulösen. Das klassische Beispiel eines solchen bedingten Reflexes wurde am Magen des Hundes gegeben (Pawlow). Der Anblick und besonders der Geruch des Futters fördern die Sekretion des Magensaftes. Wird die Darreichung des Futters mit einem Klingelton verbunden, dann reicht nach einiger Zeit der Klingelton allein zur Anregung der Magensaftsekretion aus.

•••• Höhere Leistungen

Die bedingten Reflexe mögen für manche Leistungen des Zentralnervensystems verantwortlich sein, aber der Mensch ist auch zu selbständigen Handlungen fähig, die auf seine freie Entscheidung zurückzuführen sind. Diese Handlungen basieren häufig auf Erfahrung, also auf dem Inhalt unseres Gedächtnisses. In einer konkreten Situation erinnern wir uns, wie wir in ähnlichen Lagen reagierten, und ziehen entsprechende Schlüsse. Die Möglichkeiten des Vergleiches, der dafür notwendigen Abstraktion und der Schlußfolgerung sind Teile der *Intelligenz,* die beson-

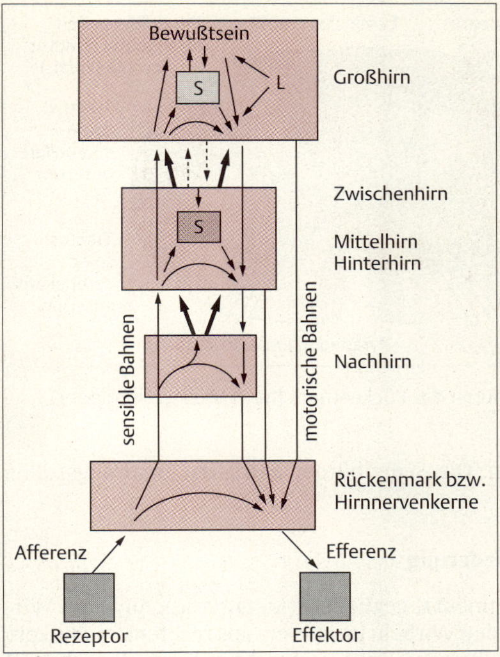

Abb. 1.**44** Schematische Darstellung der Arbeitsweise des Zentralnervensystems. S = Informationsspeicher, L = limbisches System. Die dicken Pfeile sollen das unspezifische afferente System veranschaulichen, die unterbrochenen Pfeile stellen Assoziationsbahnen zwischen einzelnen Teilen des Gehirns dar

ders beim Menschen stark entwickelt ist. Eine besonders hohe Leistung des Zentralnervensystems ist die Sprache. Bewußtsein, Psyche und Charakter sind ebenfalls an das Gehirn gebunden.

1.5.1 Rückenmark

(s. auch Spezifisches sensorisches System und Motorik)

Die graue Substanz bildet eine Schmetterlingsfigur, die von den weißen Leitungssystemen umgeben ist, die Rückenmark und Gehirn verbinden (Abb. 1.**45**).

Die afferenten Nerven treten durch die *Hinterwurzel* ins Rückenmark ein, die efferenten Nerven verlassen das Rückenmark durch die *Vorderwurzel (Bell-Magendie-Regel).* Entsprechend sind auch die graue und die weiße Substanz eingeteilt. Im allgemeinen liegen die zum Gehirn aufsteigenden Bahnen dorsal, die zum Rückenmark absteigenden Bahnen ventral. Die efferenten motorischen Nervenzellen befinden sich in der grauen Substanz im Vorderhorn, die Ursprungszellen des II. sensiblen

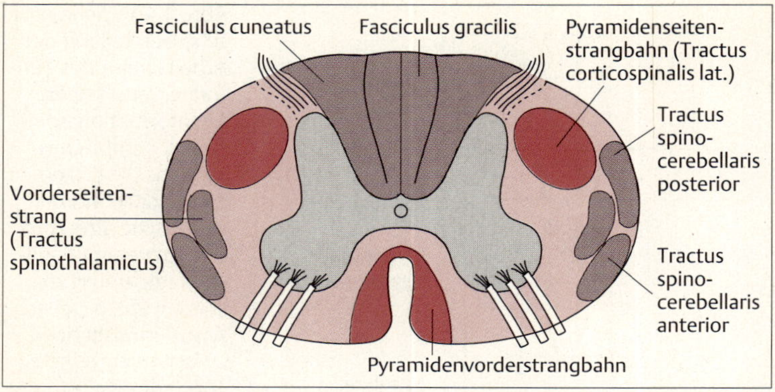

Abb. 1.**45** Querschnitt durch das Rückenmark (nach Voss u. Herrlinger)

Neurons im Hinterhorn. Die Seitenhörner enthalten Ursprungszellen sympathischer Nerven.

•••• Segmentale Gliederung

Das Rückenmark ist segmental gegliedert (Metamerie). Aus dem Wirbelkanal tritt zwischen den Wirbeln jeweils ein aus rechtem und linkem Spinalnerv bestehendes Paar aus. Insgesamt gibt es beim Menschen 31 solcher Paare. Jedem Paar ist eine Querschnittsebene des Rückenmarks zugeordnet, die als Segment bezeichnet wird. Das Rückenmark wird in 8 Halssegmente (C 1 – 8), 12 Thorakalsegmente (Th 1 – 12), je 5 Lumbal- (L 1 – 5) und Sakralsegmente (S 1 – 5) eingeteilt, nach unten schließt sich daran noch ein rudimentäres Kokzygealsegment an.

Die Segmentzahl entspricht bis auf den Hals der Wirbelzahl. Der Unterschied zwischen 8 Halssegmenten und 7 Halswirbeln ergibt sich, weil das erste Spinalnervenpaar den Wirbelkanal zwischen Kopf und Atlas verläßt, das Spinalnervenpaar aber, das zwischen 7. Halswirbel und 1. Thorakalwirbel austritt, auch zu den Halsnerven gezählt wird.

Jedes Spinalnervenpaar versorgt ein bestimmtes Hautareal, bestimmte Muskeln und innere Organe. An den Hautarealen läßt sich die segmentale Gliederung sehr gut erkennen (Abb. 1.**46**). Die segmentale Gliederung der Muskulatur und der inneren Organe ist durch Besonderheiten der Individualentwicklung verwischt. So setzen sich die Muskeln häufig aus motorischen Einheiten zusammen, die unterschiedlichen Segmenten angehören. Das Herz macht während der Embryonalentwicklung einen

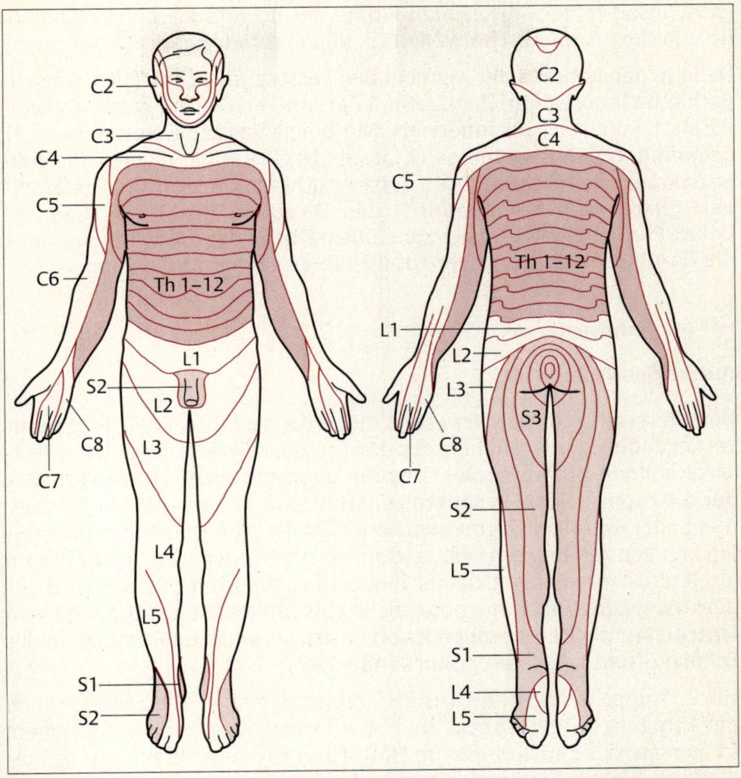

Abb. 1.**46** Die segmentale Gliederung der Haut. C = Zervikalsegmente, Th = Thorakalsegmente, L = Lumbalsegmente, S = Sakralsegmente (nach Lullies)

Deszensus durch, seine Nervenversorgung durch die unteren Hals- und oberen Thorakalnerven entspricht nicht mehr seiner anatomischen Lage (s. Head-Zonen).

Alle in die hintere Wurzel eintretenden Nerven geben im Segment Kollateralen ab, die über mehr oder weniger viele Schaltneurone auf die α-Motoneurone einwirken. Diese Verschaltungen stellen u. a. die strukturelle Grundlage der Reflexe dar. Da sie sich nicht auf das somatische System beschränken, sonderen auch Umschaltungen auf vegetative effektorische Fasern existieren, ist es auf dem Reflexweg möglich, innere Organe, insbesondere die Durchblutung, zu beeinflussen. (Einzelheiten über Reflexe s. im Abschnitt Motorik und vegetatives Nervensystem).

Nicht in den Rahmen der segmentalen Versorgung gehört die parasympathische Innervation. Der Großteil der inneren Organe wird parasympathisch vom N. vagus innerviert. Nur einige weitere Gehirnnerven (N. oculomotorius, N. trigeminus, N. facialis, N. glossopharyngeus) und einige Sakralnerven führen noch parasympathische Fasern. Die Sakralnerven versorgen parasympathisch den Dickdarm distal vom Cannon-Böhm-Punkt beim Übergang zum linken Drittel des Colon transversum, die Harnblase und die inneren und äußeren Geschlechtsorgane.

•••• Bahnsysteme

Aufsteigende Bahnen

Der afferente periphere Nerv stellt einen Fortsatz der in der Hinterwurzel liegenden Spinalganglienzelle dar. Die zentralwärts gerichteten Fortsätze können in zwei große Gruppen eingeteilt werden. Die Fortsätze der 1. Gruppe bilden Synapsen mit Hinterhornzellen im Eintrittssegment oder in einigen Segmenten höher. Die Neuriten der Hinterhornzellen kreuzen zur anderen Seite und steigen im Vorderseitenstrangsystem als Tractus spinothalamicus nach oben. Ein Teil dieser Fasern wird auf dem Weg zum Thalamus noch mehrmals umgeschaltet. Die schon im Eintrittssegment kreuzenden Fasern leiten vorwiegend Erregungen des Schmerz- und Temperatursinnes (Abb. 1.**47**).

Die 2. Gruppe der zentralwärts gerichteten Fortsätze, die hauptsächlich die Erregungen der Druck- und Berührungsrezeptoren weiterleiten, steigen auf der Eintrittsseite im Hinterstrangsystem als Lemniscus medialis nach oben. Sie werden erst im Bulbus der Medulla oblongata auf das II. Neuron umgeschaltet. Das II. Neuron kreuzt in der medialen Schleife auf die andere Seite und gelangt ebenfalls zum Thalamus.

Die Fasern von Gelenk- und Muskelspindeln werden gleich nach ihrem Eintritt ins Rückenmark im Hinterhorn auf das II. Neuron umgeschaltet. Ein Teil der Neuriten der Neurone bleibt ipsilateral und gelangt im Kleinhirnseitenstrangsystem als Tractus spinocerebellaris posterior (Flechsig-Bündel) zum Kleinhirn.

Ein zweiter Teil kreuzt im Segment zur anderen Seite und zieht als Tractus spinocerebellaris anterior (Gowers-Bündel) ebenfalls zum Kleinhirn.

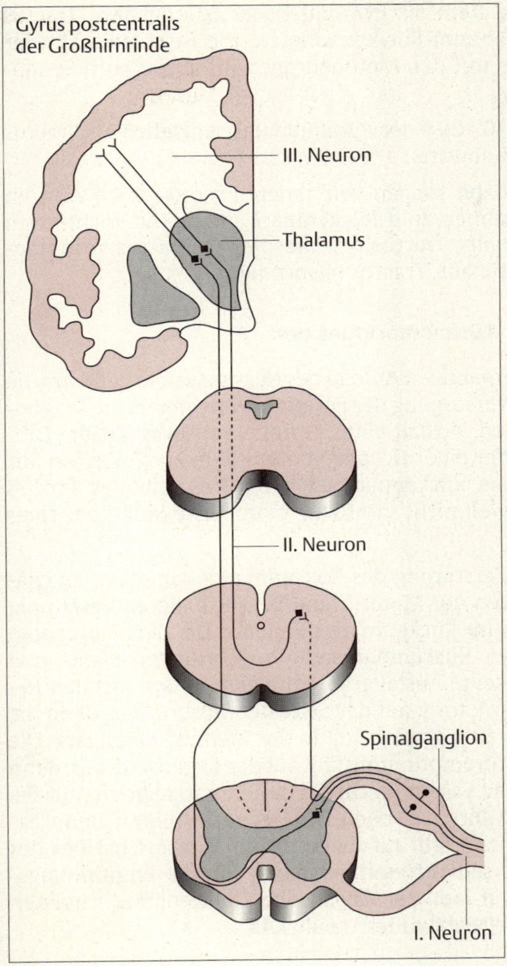

Abb. 1.**47** Aufs[…] gende Bahnen a[…] Beispiel der Schmerz- und Temperaturbahn. Beachte, daß die Umschaltung auf das II. Neuron nicht nur im Eintrittssegment erfolgt (nach Caspers)

Absteigende Bahnen

Sie verbinden Teile des Gehirns mit dem Rückenmark und haben vorwiegend motorische Aufgaben.

Der von der Großhirnrinde ausgehende Tractus corticospinalis (Pyramidenbahn) kreuzt zu 80–90% in den Pyramiden der Medulla oblongata zur anderen Seite und zieht als Pyramidenseitenstrangbahn (Tractus corticospinalis lateralis) zum Rückenmark, wo die Fasern direkt oder über Zwischenneurone mit den Motoneuronen im Vorderhorn Synapsen bilden.

Die nicht kreuzenden 10–20% der Pyramidenfasern ziehen als Tractus corticospinalis anterior abwärts.

Neben der Pyramidenbahn steigen von anderen motorischen Zentren des Gehirns weitere Bahnen zum Rückenmark hinab. Die wichtigsten sind: Tractus rubrospinalis, Tractus reticulospinalis, Tractus vestibulospinalis, Tractus tectospinalis, Tractus olivospinalis.

•••• Störungen der Rückenmarkfunktion

Das Wissen um den segmentalen Aufbau des Nervensystems und um die Besonderheiten in der Versorgung der Peripherie erleichtert die Diagnose neurologischer Leiden. Ausfall eines peripheren Nervs hat die Lähmung eines Muskels oder einer Gruppe von Muskeln zur Folge, ein auf motorische Areale eines Rückenmarksegments beschränkter Prozeß führt zu einer Parese, weil nicht sämtliche motorische Einheiten eines Muskels betroffen sind.

Bei einer halbseitigen Zerstörung des Rückenmarks kommt es zu charakteristischen Störungen der Motorik und Sensorik, deren Verteilung den Sitz der Störungen im Rückenmark offenbart. Die den Segmenten oberhalb der zerstörten Rückenmarkstelle zugeordneten Haut- und Muskelbezirke zeigen keine Ausfallerscheinungen. In den distalen Regionen fällt die Willkürmotorik auf der Seite der Störung aus, denn die Pyramidenbahn kreuzt zum großen Teil in der Medulla oblongata. Die Schmerz- und Temperaturempfindung fällt auf der Gegenseite aus, denn die zu ihnen gehörenden Fasern wechseln im Eintrittssegment auf die andere Seite und ziehen dort nach oben. Die Tiefensensibilität, deren Fasern erst weit oben kreuzen, fällt auf der gestörten Seite aus. In Höhe des betroffenen Segmentes selbst treten ipsilateral für alle Empfindungsmodalitäten Ausfälle auf, auf der Gegenseite Überempfindlichkeiten (Brown-Séquard-Halbseitenlähmung) (Abb. 1.**48**).

1.5.2 Allgemeines zu Aufbau und Funktion des Gehirns

Anatomisch läßt sich das Gehirn in fünf Gebiete einteilen. An das Rükkenmark schließt aufsteigend das Nachhirn an, die Medulla oblongata. Die Hauptteile des nach oben folgenden Hinterhirns sind Brücke und Kleinhirn. Das anschließende Mittelhirn leitet zum Zwischenhirn über, zu dem der Thalamus, der Hypothalamus und das Pallidum gehören. Den mächtigsten Teil des Gehirns stellt das Großhirn dar, das mit seinen

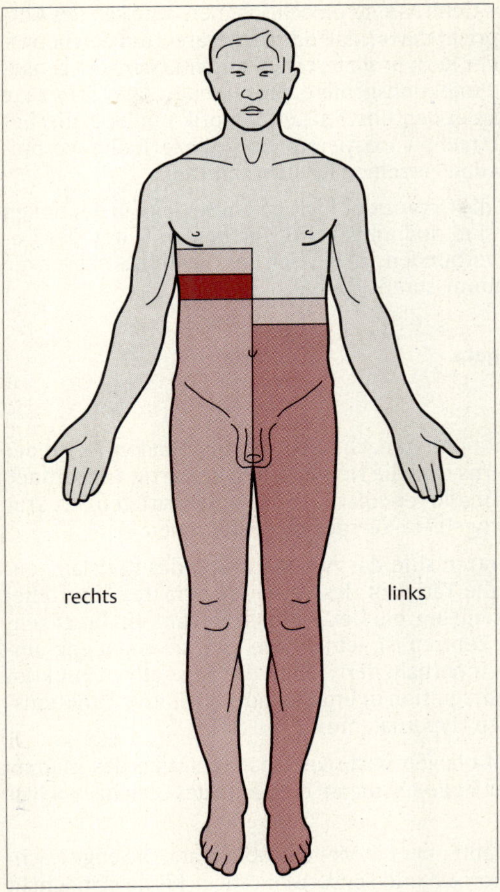

Abb. 1.**48** Schematische Darstellung der Symptome einer rechtsseitigen Halbseitenläsion in Höhe von Th 7, Th 8.
Alle Empfindungsmodalitäten sind aufgehoben, weil die Hinterwurzeln im lädierten Segment zerstört sind
Hyperästhetische Zonen
Ausfall der Schmerz- und Temperaturempfindung
Motorische Lähmung, Ausfall der Tiefensensibilität
Druck- und Berührungsempfindungen sind beidseits vermindert (nach Caspers)

beiden Hemisphären den größten Raum einnimmt und die übrigen Teile funktionell beherrscht. Im gesamten Gehirn läßt sich graue Substanz von weißer Substanz unterscheiden. In der grauen Substanz überwiegen die Zellkörper. Sie sind häufig an bestimmten Stellen zusammengefaßt, die als Kerne bezeichnet werden. In der weißen Substanz dominieren die Leitungssysteme. Absteigende Bahnen tragen Informationen zum Rückenmark, die aufsteigenden Systeme leiten Impulse vom Rückenmark zum Gehirn.

Manche Kerngebiete des Gehirns sind umschriebenen Bezirken des Körpers zugeordnet. Man spricht davon, daß das Körperareal auf den betreffenden Hirnabschnitt oder Kern projiziert ist. Man unterscheidet sensorische und motorische Projektionsgebiete. Einzelheiten über ihre Lage und Funktion findet man in den Abschnitten Motorik und Spezifisches sensorisches System. Daneben existieren eine ganze Reihe Verbindungsbahnen zwischen den einzelnen Kernabschnitten.

Allgemein ist es so, daß die Organe der rechten Körperseite in der linken Gehirnhälfte projiziert sind und umgekehrt. Die beiden Seiten des Gehirns sind miteinander verbunden. Im Bereich des Großhirns heißen die Verbindungsbahnen Kommissurensysteme.

•••• Medulla oblongata

Formatio reticularis

In der Medulla oblongata und in nach oben anschließenden Teilen der Brücke und des Mittelhirns sind die Nervenzellen netzartig angeordnet, man spricht von der Formatio reticularis. In dieser netzartigen Struktur liegen dicht gepackt Kerngebiete für spezielle Funktionen.

Wichtige vegetative Zentren sind das Atemzentrum, das Kreislaufzentrum und Zentren, die die Tätigkeit des Verdauungstraktes kontrollieren. Es gibt ein Schluckzentrum, ein Defäkationszentrum, ein Brechzentrum. Der Arbeit dieser Zentren ist gemeinsam, daß sie einen eng umschriebenen Teilbereich innerhalb der Vielfalt der vegetativen Funktionen koordinieren. Ihre Integration in umfassende vegetative Funktionskreise geschieht über den Hypothalamus.

In der Medulla oblongata liegen wichtige Schaltzentralen des motorischen Systems. An dieser Stelle sei nur auf die Kerne des Gleichgewichtssinnes hingewiesen.

Aber auch die Hörbahn läuft über die Medulla oblongata. Die enge Nachbarschaft vegetativ, motorisch und sensorisch tätiger Kerne ermöglicht die Anpassung dieser Funktionen aufeinander. Von der Olive aus wird z. B. über den Tractus olivospinalis die Kopfwendung auf akustische Reize vermittelt. Im Defäkationszentrum werden Darmtätigkeit und die Kontraktionen der Skelettmuskulatur, z. B. für die typische Haltung, aufeinander abgestimmt. Das Schluckzentrum koordiniert den Kontraktionsablauf einer ganzen Gruppe von Skelettmuskeln.

Die Kerngebiete der Medulla oblongata schalten in erster Linie Reflexe von der afferenten zur efferenten Bahn um. Im Unterschied zu den auf Rückenmarksebene geschlossenen Reflexbögen ist die Antwort der medullären Verbindungen meist nicht auf kleinere Körperareale beschränkt, sondern umfaßt größere Bereiche. So kann in einem Rückenmarksegment auf entsprechende periphere Reize reflektorisch die Weite der Gefäße eines Dermatoms verstellt werden. Erregung der Barorezeptoren hingegen verursacht nach Umschaltung in der Medulla oblongata eine den ganzen Körper betreffende Widerstandsänderung.

Aufsteigendes retikuläres aktivierendes System

Die Formatio reticularis der Medulla oblongata, aber auch der Brücke und des Mittelhirns empfängt Informationen von allen Sinnessystemen. Von ihr steigen Bahnen über den Thalamus zur Großhirnrinde auf, die als *unspezifisches Projektionssystem* den spezifischen Sinnesbahnen gegenübergestellt werden. Sie aktivieren die übergeordneten Teile des Zentralnervensystems, tragen entschieden zur Bewußtseinslage bei und werden als *a*ufsteigendes *r*etikuläres *a*ktivierendes *S*ystem bezeichnet (ARAS). Seine Ausschaltung dämpft die allgemeine Aktivität, die spezifischen Sinneskanäle bleiben jedoch ungestört. Diesem ARAS spricht man eine gewisse Bedeutung beim Schlaf-Wach-Rhythmus zu. Das Weckzentrum setzt uns in die Lage, während des Schlafes auf bestimmte Reize sofort zu erwachen, auch wenn deren Intensität schwächer ist als die allgemeine Reizflut.

Am bekanntesten ist wohl das Erwachen einer Mutter beim Wimmern ihres Säuglings ungeachtet eines hohen Geräuschpegels.

•••• Hinterhirn (Metenzephalon)

Eng mit der Medulla oblongata ist das Hinterhirn verbunden. Es wird ebenfalls von der Formatio reticularis durchzogen. In der *Brücke* (Pons) befinden sich vegetative Zentren, z.B. für die Atmung. Außerdem sind im Hinterhirn die Hirnnervenkerne V–VII angesiedelt. Durch die Brücke laufen die Kleinhirnstiele, die das Kleinhirn mit dem Großhirn, der Brükke und den Hinterstrangkernen der Medulla oblongata verbinden. Das *Kleinhirn* als wichtiger Teil des motorischen Systems wird im Abschnitt „Motorik" näher beschrieben. Die Raphenkerne und der Locus caeruleus haben wahrscheinlich eine wichtige Rolle in der Regulation des *Schlaf-Wach-Rhythmus* (S. 106).

•••• Mittelhirn (Mesenzephalon)

Der kleinste Teil des Gehirns ist das Mittelhirn. Es wird von der Pyramidenbahn, der lateralen und der medialen Schleife sowie weiteren Verbindungsbahnen zwischen höheren und tieferen Hirnabschnitten durchzogen. Als eigene Kerne findet man u. a. die für die Motorik wichtigen Nucleus ruber und Nucleus niger im Tegmentum des Mittelhirns.

Zum *Nucleus ruber* laufen zahlreiche Bahnen. Er erhält Impulse vom Kleinhirn, von den Kernen des Gleichgewichtssinnes, vom Großhirn und vom Zwischenhirn. Von ihm gehen Bahnen zu so wichtigen Umschaltstellen wie der Olive und der Formatio reticularis des Rückenmarks. Der *Nucleus niger* besitzt eine zentrale Funktion in der Regulation des Muskeltonus. Er hemmt die bahnenden Anteile im Pallidum, außerdem spielt er für die Aktivierung der γ-Motoneurone eine große Rolle.

Im Mittelhirn liegt auch das Kerngebiet für die *Augenbewegungen.* (Der Kern des N. abducens, des VII. Hirnnervs, liegt allerdings im Hinterhirn). Die Augenbewegungen müssen fein auf die Kopfbewegungen und auf die optischen Wahrnehmungen abgestimmt sein. Dafür laufen dem Kerngebiet Informationen von den Vestibularkernen zu (s. Nystagmus). Die Sehbahn zweigt vom Corpus geniculatum laterale des Thalamus kollaterale Bahnen zur Vierhügelplatte des Mittelhirns ab. Die Verbindungsfasern von der Vierhügelplatte zu den Augenmuskelkernen laufen im Fasciculus longitudinalis medialis.

Im Kerngebiet des Okulomotorius liegt der *parasympathische Kern der Pupillomotorik*, der Westphal-Edinger-Kern. In ihm werden Meldungen über Lichtreize, die ins Mittelhirn gelangen, in Befehle für eine Verengung der Pupille umgeschaltet. Beleuchtung des Auges verengt die Pupillen. Die Reaktion ist konsensuell, d.h., daß auf Reizung eines Auges auch die Pupille des anderen reagiert.

Pupillenreaktion und Augenbewegung stehen aber auch im Dienst der optischen Wahrnehmung. Für den Blick in die Nähe müssen die Augachsen aufeinander konvergieren, die Pupillen sich verengen. Die Befehle hierfür erhält das Okulomotorenzentrum vom visuellen Kortex.

In die Colliculi inferiores der Vierhügelplatte strahlen Fasern der Hörbahn aus. Dies ermöglicht rasche Augenbewegungen auf akustische Reize.

•••• Zwischenhirn (Dienzephalon)

Im Zwischenhirn dominieren der Thalamus und der Hypothalamus. Im *Thalamus* lassen sich mehrere Kerntypen unterscheiden. Die spezifischen sensorischen Kerne schalten im allgemeinen das II. sensible Neuron auf das III. um, das dann Erregungen zum Kortex führt. Die optische Bahn zieht durch das Corpus geniculatum laterale, die Hörbahn durch das Corpus geniculatum mediale. Die Fasern der Somatosensibilität werden in ventralen Kernen umgeschaltet. Die vorderen Kerne gehören zum Riechsystem. Andere Kerne sind Teile des unspezifischen aufsteigenden Systems. Vegetative Kerne stehen im Kontakt mit dem Hypothalamus. Motorische Kerne des Thalamus helfen bei der Regulation des Muskeltonus. Zwischen Großhirn und dem Thalamus besteht eine enge Verbindung in den *Assoziationssystemen*. Diese Systeme stehen im Dienste höchster zentralnervöser Leistungen. In ihnen werden Empfindungen und Wahrnehmungen der einzelnen spezifischen Systeme aufeinander abgestimmt. Sie wirken beim Gedächtnis mit. Motorische Handlungsabläufe werden in diesen Assoziationssystmen festgelegt.

Der *Hypothalamus* ist die große Schaltzentrale des vegetativen Systems. Im Gegensatz zur Medulla oblongata, von der einzelne Funktionen wie Atmung und Kreislauf dirigiert werden, integriert der Hypothalamus die Einzelfunktionen zu komplexen, zusammenfassenden Maßnahmen, die häufig auch somatische Handlungen mit einschließen. Vom Hypothalamus wird das Hungergefühl gesteuert. Reizung bestimmter Anteile löst Freßlust aus, Reizung anderer eine Hemmung des Freßtriebes. Der Hypothalamus spielt mit, wenn Atmung und Kreislauf auf äußere Leistungen eingestellt werden. Eine besondere Bedeutung besitzt der Hypothalamus für den Glukosehaushalt, den Wasserhaushalt, die Osmoregulation und die Temperaturregulation. Er schaltet nicht nur wichtige Regelkreise von der afferenten zur efferenten Bahn, sondern verfügt selbst über Rezeptoren, z. B. für den osmotischen Druck, die Glukosekonzentration und die Körpertemperatur.

Der Hypothalamus besitzt mehrere Möglichkeiten effektorischer Maßnahmen. Nervös werden seine Befehle hauptsächlich über die untergeordneten Zentren der Medulla oblongata weitergeleitet. Der Hypothalamus ist aber auch dem *endokrinen System* übergeordnet. Die Hormone Adiuretin und Oxytozin produziert er selbst und sendet sie über den Tractus hypothalamohypophysialis in den Hinterlappen der Hypophyse (Neurosekretion). Für die Steuerung der Ausschüttung der Hormone des Hypophysenvorderlappens produziert der Hypothalamus die sog. „releasing factors" bzw. Hemmfaktoren. Die Produktion dieser Faktoren wird vom effektorischen Hormon in der Art eines Rückmeldekreises kontrolliert. So hemmt z. B. Thyroxin die Bildung des Releasing factor, der den Hypophysenvorderlappen zur Produktion des *t*hyreoidea*s*timulierenden *H*ormons (TSH) anregt. Das Ergebnis ist weniger TSH und damit gedrosselte Thyroxinausschüttung aus der Schilddrüse.

•••• Großhirn

Bei uns Menschen ist das Endhirn (Telenzephalon) oder Großhirn der am stärksten entwickelte Teil des Gehirns. Es nimmt den größten Raum ein und dominiert auch funktionell über die anderen Teile des Gehirns. Das Großhirn ist bei seiner Arbeit darauf angewiesen, daß auch die anderen Teile des Zentralnervensystems ordnungsgemäß funktionieren. Die anderen Teile entlasten das Großhirn in weiten Bereichen, besonders durch Umschalten von Reflexen und Speichern von Informationen. Es ist deswegen sehr vereinfachend, wenn die Leistungen des Großhirns isoliert besprochen werden.

Das Großhirn besteht aus den beiden *Hemisphären* und ihren Verbindungen. Der Stammteil des Endhirns stellt den letzten Abschnitt des Hirnstammes dar. Er besteht aus dem Riechhirn und der Insel. Das *Riechhirn*, zu dem der Bulbus olfactorius, der Tractus olfactorius, das Trigonum olfactorium und die Area olfactoria gehören, ist beim Menschen bei weitem nicht so gut entwickelt wie bei manch anderen Säugetieren, bei denen der Geruchssinn wesentlich mehr zu leisten vermag als bei uns.

Die Entwicklung des Großhirns aus dem Riechhirn ist der Grund dafür, daß die Riechbahn nicht über den Thalamus zieht.

Verbindungssysteme

Anatomisch unterscheidet man in der weißen Substanz Projektionsfasern, Assoziationsfasern und Kommissurenfasern. Die Projektionsfasern verbinden die graue Substanz der Hemisphären mit kaudal gelegenen Abschnitten des Gehirns und mit dem Rückenmark. Es gibt aufsteigende und absteigende Fasern. Die Ursprungsgebiete bei den absteigenden Projektionsbahnen und die Zielgebiete der aufsteigenden Bahnen in den Hemisphären heißen Projektionsfelder.

Die Assoziationssysteme verbinden einzelne Gebiete der grauen Substanz in derselben Hemisphäre.

Die Kommissuren stellen die Verbindungen zwischen den beiden Hemisphären dar.

Projektionsfelder

Die Projektionsfelder der Großhirnrinde sind die Endstationen der sensorischen Bahnen, bzw. von ihnen nehmen motorische Bahnen ihren Anfang.

Diese Projektionsfelder werden als primäre Projektionsfelder bezeichnet. Werden sie total zerstört, dann fällt die entsprechende Sinnesmodalität bzw. die Willkürmotorik aus. Allerdings gibt es hier gewisse Einschränkungen. Der einseitige Ausfall der Heschl-Querwindung im Schläfenlappen, dem primären Projektionsfeld der Hörbahn, hebt nur die Schwellenintensität auf beiden Ohren etwas an. Die Ursache hierfür ist, daß zwischen den Hörbahnen der beiden Seiten viele Verbindungen bestehen. Auch bei der Zerstörung einer Sehrinde bleibt das zentrale Gesichtsfeld bestehen, weil die aus der Fovea centralis kommenden Kanäle in der Okzipitalrinde beider Hemisphären enden.

Die Projektionsfelder lassen sich beim Tier oder beim Menschen während einer Kopfoperation oder durch regionale Hirndurchblutungsmessung auch am ungeöffneten Schädel nachweisen. Bei diesem Verfahren wird ein radioaktives Gas in die Halsarterie injiziert. Man reizt ein Sinnesorgan und mißt die Konzentration der Radioisotope über den Hirnarealen.

Die Lage der Projektionsfelder geht aus der Abb. 1.**49** hervor. Den primären Projektionsfeldern sind sekundäre, tertiäre und quartäre Felder nachgeordnet. Sie dienen der Weiterverarbeitung der Sinnesreize in Wahrnehmungen. Je höher die Ordnungszahl der Projektionsfelder ist, um so unspezifischer sind sie. Es lassen sich dort auch Erregungen nachweisen, die aus anderen Sinnesbahnen stammen. Wahrscheinlich findet in diesen nachgeordneten Projektionsfeldern der Vergleich der Empfindungen der verschiedenen Sinnesmodalitäten statt. Wir können z. B. optische Empfindungen auf Tastreize beziehen.

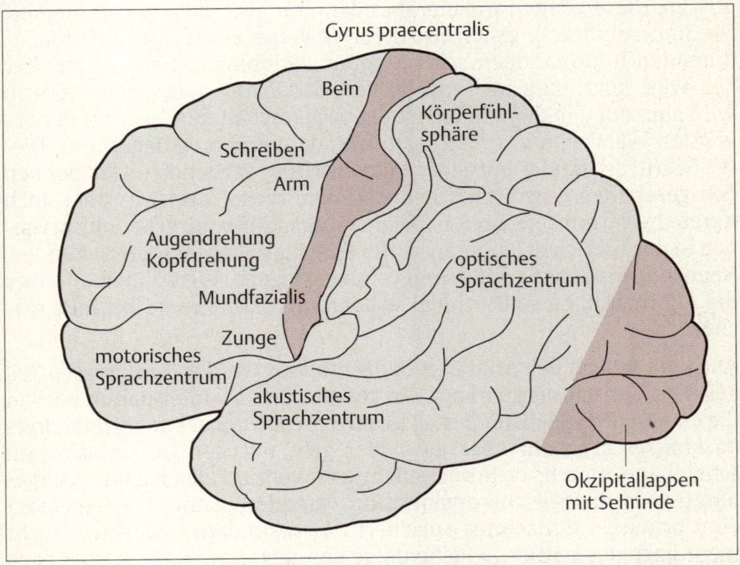

Abb. 1.**49** Aufsicht auf die Großhirnrinde mit Angabe der Lokalisation einiger Funktionen

Ausschaltung dieser nachgeschalteten Projektionsfelder verursacht charakteristische Störungen. Solche Störungen im optischen System bezeichnet man als Seelenblindheit. Ein Patient sieht, ist aber nicht in der Lage, den Gegenstand als solchen wahrzunehmen. Er wird erst erkannt, wenn ihn die Finger ergriffen haben.

Ähnliche Störungen sind auch für andere Sinnessysteme beschrieben worden.

Gedächtnis

Was der Gedächtnisleistung physiologisch zugrunde liegt und wo es lokalisiert ist, wissen wir nicht genau. Funktionell unterscheidet man mehrere Formen des Gedächtnisses. Als *sensorisches Gedächtnis* bezeichnet man die Fähigkeit, sensorische Empfindungen für eine sehr kurze Zeit zu bewahren. Der Schritt zum Erkennen, zu Wahrnehmung, ist noch nicht gegangen. Wird uns für 50 ms eine Reihe Buchstaben gezeigt, von denen einige durch Punkte markiert sind, so können wir unmittelbar danach etwa $^3/_4$ der markierten Buchstaben benennen. In den folgenden 200 ms sinkt die Anzahl der erkannten Buchstaben auf etwa 30% ab. Diese können wir uns aber dann für eine längere Zeit merken. Die Sinneseindrücke gehen also mehrere Wege. Ein Teil der auf uns einflutenden Informationen scheint sofort verlorenzugehen, ein zweiter Teil wird kurzfristig im sensorischen Gedächtnis gespeichert. Davon wird aber nur der kleinere Teil einem nachgeschalteten Speicher der bewußten Wahrnehmung weitergereicht, dem *primären Gedächtnis.* Dieser Schritt ist häufig mit einer *Verbalisierung* verbunden. Wir nennen den gesehenen Gegenstand beim Namen. Dieser primäres oder auch *Kurzzeitgedächtnis* genannte Speichervorgang bewahrt die Informationen in der zeitlichen Reihenfolge des Eingangs über mehrere Sekunden. Neue Informationen verdrängen vorangegangene. Wir können uns aber die Informationen sehr schnell wieder zurückrufen und bewußt machen.

Auch die Inhalte des primären Gedächtnisses werden zum großen Teil aus dem Gedächtnis gedrängt. Ein anderer Teil der Information wird in die dauerhaften Speicher des *sekundären Gedächtnisses* oder *Langzeitgedächtnisses* gegeben. Aber auch hier geht mit der Zeit Information scheinbar verloren, wahrscheinlich, weil vorher oder nachher Aufgenommenes die Speicherorganisation verändern kann. Im Gegensatz zum primären Gedächtnis speichert das sekundäre Gedächtnis nicht mehr nach der zeitlichen Reihenfolge des Eingangs, sondern eher nach der Bedeutung, die das gespeicherte Ereignis für das Individuum hat. Auch im sekundären Gedächtnis werden die Inhalte verbalisiert gespeichert und wieder hervorgeholt. Der Zugriff zum sekundären Gedächtnis ist wesentlich zeitraubender als zum primären Gedächtnis. Sowohl Einspeicherung als auch Zugriff zum sekundären Gedächtnis kann geübt werden.

Neben dem Weg der Verbalisierung als Zugang zum Gedächtnis gibt es auch andere Wege, z. B. über Assoziationen mit primären oder vorgestellten Sinneseindrücken. Ein erwachsener Mensch z. B. kann durch Gerüche an besondere Situationen erinnert werden, ohne daß er sie in Worten ausdrücken kann.

Ereignisse und Fähigkeiten, die schon lange Zeit im Gedächtnis ruhen, sind dort gegen Störungen stärker gesichert als erst vor kurzer Zeit aufgenommene Inhalte. Bei einer Gehirnerschütterung z. B. verliert der Patient die Erinnerung an die kurz zurückliegenden Ereignisse; an das, was früher war, kann er sich sehr gut erinnern. Diese *retrograde Amnesie* wird immer wieder bei Verkehrsunfällen beobachtet. Der Verunglückte hat keine Erinnerung mehr an die Ereignisse, die dem Unfall unmittelbar vorausgingen.

Eine Differenzierung des Gedächtnisses in *Neu- und Altgedächtnis* wäre z. B. sinnvoll im Hinblick auf die Geschwindigkeit des Vergessens, besonders bei älteren Menschen. Diese haben große Schwierigkeiten, sich neue Erkenntnisse zu merken, auch das Erlernen von Fremdsprachen ist erschwert; doch über das, was lange Zeit im Gedächtnis ruhte, vermögen sie sicher zu verfügen.

Bewußtsein

Eine weitere wesentliche Leistung des Gehirns ist das Bewußtsein. Was eigentlich dieses Wort beschreibt, läßt sich hauptsächlich durch Selbstbeobachtung feststellen. Die stärksten Bewußtseinsänderungen erleben wir beim Wechsel von Wachsein und Schlaf. Aus den Beobachtungen an uns selbst können wir einige Forderungen ableiten, die für das Bewußtsein mehr oder weniger stark erfüllt sein müssen.

- Wir haben Kenntnis von unserer eigenen individuellen Existenz (Selbsterkenntnis).
- Wir erfassen die Existenz anderer Individuen.
- Wir vermögen aufmerksam zu sein und können die Aufmerksamkeit willkürlich verschiedenen Objekten zuwenden.
- Wir besitzen ein Gefühl für den Ablauf der Zeit.
- Wir sind kreativ, d. h., wir können Gegenstände und Ideen neu schaffen. Wir können Handlungen planen.
- Wir sind in der Lage zu abstrahieren, d. h., wir ordnen bestimmten Dingen Symbole zu.
- Wir geben uns Rechenschaft über unser Tun.

Wo im Gehirn das Bewußtsein lokalisiert ist, weiß man bis heute nicht genau. Eine große Rolle spielt das *aufsteigende retikuläre aktivierende System*, das von der Medulla oblongata ausgeht und in das Informationen von allen Sinneskanälen eingespeist werden. Da für unsere Auffassung von Bewußtsein die Sprache eine große Bedeutung hat, müssen wir den in der linken Hemisphäre angesiedelten Sprachzentren eine wichtige Aufgabe zusprechen. Aber sie haben nur eine Teilaufgabe, andere Abschnitte des Gehirns müssen mitarbeiten. Während der Planung einer Bewegungshandlung, noch bevor die Bewegung ausgeführt wird, laufen über das Gehirn schwache elektrische Spannungsschwankungen, sog. Bereitschaftspotentiale. Dies zeigt, daß an dem bewußten Akt der Planung weite Teile des Gehirns beteiligt sind.

Schlaf-Wach-Rhythmik

Eine weitere wichtige Leistung des Gehirns ist der Schlaf, der nicht etwa nur einen Ausdruck der Erschöpfung darstellt. Die Schlaf-Wach-Rhythmik ist ein Charakteristikum der meisten Lebewesen. Normalerweise liegt der Rhythmik der normale Zeitablauf mit Tag-Nacht-Wechsel zugrunde. Isoliert man jedoch einen Menschen von seiner natürlichen Umwelt und hält von ihm jede Zeitinformation fern, dann entwickelt er seine eigene Rhythmik mit einer Periodendauer von etwa 25 Stunden. Man spricht deswegen von *zirkadianer Periodik* (ungefähr einem Tag entsprechend).

Die Aktivitäts- und Ruhezeiten lassen sich in ihrer Phase verschieben. Ein plötzlicher Wechsel der Phasenlage tritt bei Flügen in östlicher bzw. westlicher Richtung ein. Zwischen Hamburg und Chicago z.B. besteht ein Zeitunterschied von 7 Stunden. Fliegt man in Hamburg um 12 Uhr mittags ab, ist es in Chicago 5 Uhr morgens. Bei einer Flugdauer von 8 Stunden ist es bei der Landung für die innere Uhr 20 Uhr am Abend, die Aktivitätsphase des Tages ist vorbei. Die Ortszeit aber beträgt 13 Uhr. Das heißt, der Organismus, besonders das Vegetativum, muß sich auf diesen Zeitwechsel erst einstellen.

Besonders Schichtarbeiter leiden unter der Rhythmik. Sie können ihre eigene Tagesperiodik wegen der sozialen Kontakte und der Hell-dunkel-Phasen nicht umstellen, müssen aber in Zeitabschnitten der natürlichen Ruhe aktiv sein, was sie zusätzlich belastet.

Limbisches System

Zum Endhirn gehören auch Teile, die weniger bewußte Reaktionen steuern, sondern das Vegetativum kontrollieren. Diese Teile werden in der Physiologie gern als limbisches System zusammengefaßt, weil es wie ein

Ring (Limbus) den Hirnstamm umfaßt. Zu ihm zählt man u. a. den Gyrus cinguli, die Corpora amygdaloidea und die Formatio hippocampi. Aber auch Teile anderer Gehirnabschnitte werden zum limbischen System gerechnet, z. B. die Corpora mamillaria und die vorderen Thalamuskerne. Das limbische System ist eng mit dem Riechhirn verbunden, aber auch zu anderen Teilen des Gehirns laufen viele efferente und afferente Bahnen. Besonders mächtig entwickelt sind die Verbindungen mit dem Hypothalamus. Dies weist auf die Bedeutung des limbischen Systems für die vegetative Regulation hin. Von hier aus werden aber nicht einzelne Funktionsabläufe eingeleitet – was ja aufsteigend in der Medulla oblongata und im Hypothalamus geschieht –, sondern das limbische System kontrolliert das vegetative System und stellt die Verbindung zum somatischen System her. Das limbische System trägt entscheidend zur affektiven Tönung unseres Verhaltens bei. Es löst emotionelle Reaktionen wie Wut, Angst und Furcht aus. Weiterhin steuert es das Triebverhalten und solche Instinkthandlungen, die für die Erhaltung sowohl des einzelnen Individuums als auch der Art erforderlich sind. So soll vom limbischen System das Freßverhalten der Tiere mit der richtigen Futterwahl beeinflußt werden, was ja durch die enge Verbindung mit dem Riechhirn verständlich ist; umgekehrt mag diese enge Verbindung für die häufig beobachtete starke Affektbetonung der Geruchsreize verantwortlich sein. Eine große Rolle spielt das limbische System im Sexualverhalten, wie Partnersuche und -wahl, aber auch für die Brutpflege.

Elektroenzephalogramm (EEG)

Die Aktivität des Gehirns ist mit elektrischen Spannungsänderungen verbunden, die von der Oberfläche des Kopfes mit geeigneten hochempfindlichen Registriergeräten abgeleitet werden können. Bestimmten Funktionszuständen des Gehirns lassen sich Spannungswellen verschiedener Frequenzen zuordnen. Leitet man am wachen Menschen die Spannungsschwankungen vom Hinterkopf ab, dann findet man Änderungen der Frequenz der Schwankungen beim Schluß der Augenlider. Bei geschlossenen Augen tritt der α-Rhythmus auf, der eine Frequenz von 8 – 13 Hz (Schwingungen pro Sekunde) aufweist. Das Öffnen der Augen ist mit einer Abnahme der Amplitude (die Amplituden liegen im Mikrovoltbereich) und einer Zunahme der Frequenz verbunden – man leitet β-Wellen ab, deren Frequenz 12 – 30 Hz beträgt. Während des Schlafes findet man niederfrequente Wellen (θ-Wellen 5 – 7 Hz, δ-Wellen 0,5 – 4 Hz). Besonders große (50 – 100 μV), aber auch sehr niederfrequente (1 – 3 Hz) Spannungsschwankungen (Spitzen- und Wellenkomplexe) treten bei Krampfanfällen auf (Abb. **1.50 a – c**).

Bei den EEG-Wellen handelt es sich um die Summation rhythmisch sich verändernder postsynaptischer Potentiale der Kortexzellen. Eine höhere

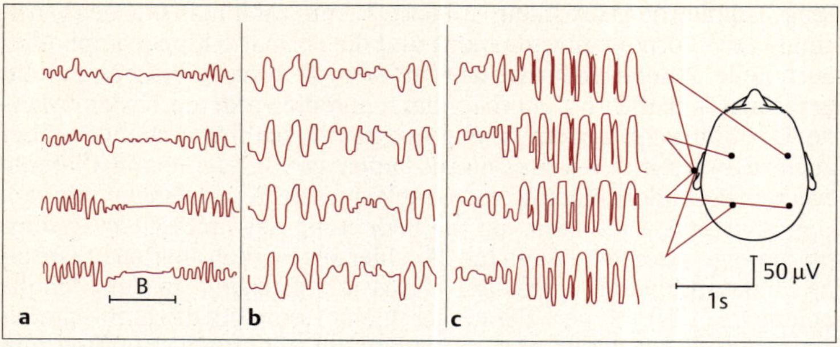

Abb. 1.**50 a – c** Elektroenzephalogramm (EEG) des Menschen bei Ableitung von parietalen und okzipitalen Hirnregionen gegen ein Ohr (Bezugspunkt). **a** 8 – 13 Hz α-Wellen bei einem hirngesunden Erwachsenen. Der α-Rhythmus wird durch eine Augenbelichtung (B) blockiert und durch höherfrequente β-Wellen geringerer Amplitude ersetzt. **b** Langsame Potentialschwankungen aus dem θ- und δ-Wellenband bei einem gesunden 2jährigen Kind. **c** Sog. Spitze-Wellen-Komplexe (spikes and waves) bei einem Krampfanfall des „petit mal" (nach Caspers)

Frequenz im Summenpotential zeigt an, daß sich die einzelnen Areale und Zellen zu sehr unterschiedlichen Zeiten entladen, d. h. wenn die einzelnen Areale Informationen verarbeiten. Je ruhiger der Proband ist und je weniger Informationen er aufnimmt desto koordinierter werden die Entladungen – die Frequenz der Schwankungen wird niedriger, die Amplitude höher.

Mit Hilfe der EEG-Ableitungen lassen sich sog. evozierte Potentiale registrieren. Man versteht darunter Potentialschwankungen, die durch standardisierte Reize an den einzelnen Sinnesorganen hervorgerufen werden. Das über viele Einzelreize gemittelte Zeitmuster des Signals gibt Auskunft über die Funktionstüchtigkeit der Leitungen und der Verarbeitungsstationen der einzelnen Sinnessysteme.

Der Schlaf hat seine eigenen Gesetzmäßigkeiten. Die *Schlaftiefe* stellt man fest, indem man die Intensität eines Reizes mißt, der gerade ausreicht, einen Probanden zu wecken. Mit dem EEG lassen sich fünf Schlafstadien A – E voneinander trennen. Der Schlaf, aus dem wir am leichtesten zu wecken sind, wird mit dem Buchstaben A belegt.

Mit zunehmender Schlaftiefe nimmt die Frequenz der EEG-Wellen ab. Im Stadium E, dem Tiefschlaf, findet man große, langsame Deltawellen. Die Schlaftiefe schwankt innerhalb einer Nacht periodisch.

Etwa 1 Stunde nach dem Einschlafen ist das Stadium E erreicht, dann nimmt innerhalb einer weiteren Stunde die Schlaftiefe wieder ab zum Stadium B. Danach vertieft sich der Schlaf erneut, erreicht aber nicht die gleiche Tiefe wie zuvor. Dem folgt eine neuerliche Abnahme der Tiefe bis zum Stadium B mit folgender Vertiefung. In einer Nacht können fünf solche Wellen auftreten, wobei die größte Schlaftiefe zum Morgen hin immer flacher wird.

Während des relativ flachen Stadiums B innerhalb der periodischen Schwankungen treten *rasche Augenbewegungen* (englisch: rapid eye movements) auf, die dieser Schlafphase den Namen REM-Schlaf geben. Von ihr zu unterscheiden ist dann die Non-REM-Phase des Schlafes. Die Bedeutung der beiden Phasen ist im einzelnen noch nicht bekannt.

Für die Steuerung des inhärenten Schlaf-Wach-Rhythmus spielen wahrscheinlich Zentren im Hirnstamm eine wichtige Rolle. Dem aufsteigenden retikulären aktivierenden System wird eine gewisse Bedeutung zugesprochen. Darüber hinaus existieren im Hirnstamm Kerngebiete (die Raphenkerne und der Locus caeruleus), in denen als synaptische Überträgersubstanzen Serotonin bzw. Noradrenalin vorkommen. Die spezifische Hemmung ihrer Wirkung verursacht ganz charakteristische Schlafstörungen.

1.5.3 Spezifisches sensorisches System

Alle Sinnesbahnen, aber auch die anderen aufsteigenden Bahnen, deren Aktivität der Regelung des inneren Milieus dient und dem Bewußtsein verborgen bleibt, lassen sich nach einem allgemeinen Prinzip gliedern. Der peripher liegende Rezeptor wird durch das I. sensorische Neuron mit dem Zentralnervensystem verbunden. Der Rezeptor ist entweder die Endung der Nervenfaser (primärer Rezeptor), oder aber für die Aufnahme eines Reizes sind besonders spezialisierte Zellen (sekundäre Rezeptoren) ausgebildet, die in synaptischer Verbindung mit dem distalen Ende der peripheren Nervenfaser stehen. Der Zellkörper (das Soma) des I. sensiblen Neurons liegt noch außerhalb des Zentralnervensystems.

•••• Spinalnerven

Im Falle der zum Rückenmark ziehenden Fasern sind dies die Spinalganglienzellen in der Hinterwurzel der Spinalnerven. Im peripheren sensiblen Nerv läuft die Erregung zu den Zellkörpern, wo sie ohne synaptische Umschaltprozesse auf den zum Zentralnervensystem ziehenden Fortsatz überspringt (vgl. Abb. 1.**43**). Dieser Fortsatz bildet eine Synapse mit dem Zellkörper des II. sensiblen Neurons. Ein Teil der Spinalnerven endet gleich nach dem Eintritt in das Hinterhorn des Rückenmarks. Ein anderer Teil zieht zunächst auf der gleichen Seite nach oben und wird erst in höher gelegenen Abschnitten des Rückenmarks auf das II. Neuron umgeschaltet.

Die Neuriten der II. sensiblen Neurone der Spinalnerven kreuzen auf die andere Seite und ziehen zum Thalamus, wo sie auf das III. sensible Neuron umgeschaltet werden. Das III. Neuron der Spinalnerven endet dann im Gyrus postcentralis der Großhirnrinde. Von dieser direkten Bahn zweigen in den verschiedenen Hirnarealen zahlreiche Kollateralen ab. Sie dienen der schnellen Rückkopplung in Regelkreisen und/oder der vielfältigen Verarbeitung der Signale.

•••• Hirnnerven

Die sensiblen Anteile der Hirnnerven sind größtenteils den Spinalnerven analog aufgebaut, nur sind die den Spinalganglien entsprechenden sensiblen Hirnnervenganglien nicht so übersichtlich lokalisiert. Ihre zentralwärts gerichteten Fortsätze gelangen zu den spezifischen Hirnnervenkernen und werden dort auf das II. Neuron umgeschaltet. Die II. und III. Neurone jener Hirnnervenäste, die Haut, Schleimhäute, Muskeln und Gelenke des Kopfes sensibel innervieren (Radix sensoria [Portio major] des N. trigeminus, Pars intermedia des N. facialis, die über das Ganglion superius laufenden Fasern des N. glossopharyngeus und des N. vagus), schließen sich dem II. und III. Neuron der Spinalnerven an. Die anderen sensiblen Hirnnerven münden in gesonderte zentrale Bahnen ein, die mit Ausnahme der Riechbahn ebenfalls über den Thalamus ziehen und von dort zu ihren spezifischen kortikalen Projektionsfeldern ausstrahlen.

•••• Projektion im Thalamus und in der Großhirnrinde

Im Thalamus und in der Großhirnrinde finden wir Projektionen der einzelnen Körperregionen (Somatotopie). Für die Sinnesmodalitäten Riechen, Sehen und Hören entspricht dies auch einer separaten Projektion der Modalität.

Die einzelnen Modalitäten und Qualitäten der Somatosensibilität lassen sich in den Thalamuskernen und im Gyrus postcentralis der Großhirnrinde nicht mehr getrennt nachweisen. Die Projektion beschränkt sich auf die einzelnen Körperregionen. Die Projektionsabschnitte für den Kopf und die Zunge sowie für die Hände sind besonders groß, für Rücken und Füße sehr klein. Die Größe des Projektionsfeldes der einzelnen Körperregionen entspricht nicht so sehr der Größe der Region, sondern sie bezieht sich darauf, wie genau die Empfindungen lokalisiert und unterschieden werden können. Am Rücken z. B. konvergieren sehr viele Rezeptoren auf eine ableitende Bahn, an den Fingerbeeren, an den Lippen und der Zungenspitze wesentlich weniger. Das räumliche Auflösevermögen für Druckreize ist dort viel besser als auf der Rückenhaut.

Die Kreuzung der Bahnen von einer Seite zur anderen bedingt, daß die rechte Körperseite in der linken Hemisphäre abgebildet ist und umgekehrt.

Den primären Projektionsfeldern sind weitere Projektionsfelder sowie Assoziationssysteme und Rückmeldekreise zu den Assoziationskernen des Thalamus nachgeschaltet. In diesen Strukturen werden die Erregungen weiterverarbeitet und gespeichert. Sie ermöglichen die Transformation der Empfindung in das Erkennen. Es ist ein Unterschied, einen Gegenstand zu sehen und ihn als solchen zu erkennen. Dazu ist die Funktion des Gedächtnisses erforderlich. Jede neu von einem Sinnesorgan ins Großhirn kommende Meldung wird mit gespeicherten Informationen verglichen, so daß wir zu einer Erkenntnis über die Sinnesempfindung gelangen. Dabei können wir in weiten Grenzen abstrahieren. Wir reduzieren die einzelnen Empfindungen auf charakteristische Merkmale – wir bilden *Invarianten.* So sind wir in der Lage, einen Stuhl als solchen unabhängig von Form, Stilart und Größe zu erkennen, auch dann noch, wenn wir ihn nicht vollständig sehen. Ähnliche Invariantenbildung gibt es auch bei anderen Sinnen, z. B. beruht das Sprachverständnis darauf.

In die höheren Projektionsfelder strahlen auch Erregungen anderer Sinnesmodalitäten ein, wodurch z. B. optische und akustische Empfindungen einander zugeordnet werden können.

Bei Ausfall des Projektionsfeldes erlischt die Sinnesmodalität. Schädigungen der nachgeordneten Felder führen dazu, daß wohl noch mit den Sinnesorganen empfunden wird, daß aber der Sinneseindruck nicht mehr erkannt wird. Die Patienten sind nicht in der Lage, ihn in ein System einzuordnen. Der Gegenstand wird erst erkannt, wenn er mit einer anderen Sinnesmodalität wahrgenommen wird. Es gibt z. B. Patienten, die mit Seheindrücken nichts anzufangen wissen, die aber sofort im Bilde sind, wenn sie den betreffenden Gegenstand abtasten können. Eine solche Krankheit bezeichnet man als Seelenblindheit. Analoge Erscheinungen könnte man bei Schädigung im Bereiche anderer Sinnesmodalitäten erwarten.

•••• Somatosensibilität

Schmerz

Die Umschaltung vom I. auf das II. Neuron findet im Hinterhorn des Rükkenmarks kurz nach Eintritt der Spinalnerven statt. Die Neuriten kreuzen über die vordere Kommissur auf die kontralaterale Seite und ziehen im Vorderseitenstrang als Tractus spinothalamicus zum Thalamus, wo sie auf das III. Neuron umgeschaltet werden. Allerdings findet man auch Schmerzbahnen, die ipsilateral bleiben. Der Tractus spinothalamicus gibt kollaterale Fasern an die vegetativen Zentren der Medulla oblongata ab, wodurch die Anpassung vegetativer Funktionen an den Schmerz ermöglicht wird. Kollateralen gelangen zum Kleinhirn und zu anderen Teilen des motorischen Systems. Sie dienen der Abstimmung der Motorik auf schmerzhafte Prozesse. Die Schmerzbahnen vom Gesicht schließen sich zwischen den Trigeminuskernen in der Medulla oblongata und dem Thalamus den Schmerzbahnen an, die vom Rückenmark aufsteigen.

Auf die Zellkörper des II. Neurons der Schmerzbahn konvergieren die Schmerzfasern aus den Eingeweiden, die zu dem gleichen Segment gehören. Affektionen der inneren Organe bahnen das II. Neuron, so daß schon leichte Reize der Haut, die normalerweise keine Schmerzen auslösen, als schmerzhaft empfunden werden. Unter Umständen kann in den Hautbezirken spontan Schmerz auftreten, weil die höheren Zentren nicht unterscheiden, woher die bahnenden Impulse kommen. Die Empfindungen werden meistens auf die Haut projiziert. Solche einzelnen inneren Organen zugeordnete hyperalgetische Hautbezirke werden nach dem englischen Neurologen als Head-Zonen bezeichnet. Die Head-Zone des Magens liegt z. B. im linken 8. Thorakalsegment, die des Herzens an der linken Brustseite und an der Innenseite des linken Armes.

Schmerzhemmung

Auf die Hinterhornzelle der Schmerzbahn konvergieren über ein hemmendes Zwischenneuron auch andere somatosensorische Afferenzen, z. B. solche von Berührungsrezeptoren. Ein starker Berührungsreiz kann so die Aktivität der Hinterhornzelle der Schmerzbahn herabsetzen und die Schmerzempfindung lindern.

Eine andere Hemmung der Schmerzübertragung geht vom Gehirn aus. In der Formatio reticularis (Nucleus raphae magnus und Nucleus magnocellularis) liegen Nervenzellen, deren Neuriten ins Rückenmark hinabsteigen und hemmende Verbindung aufnehmen mit den Hinterhornzellen der Schmerzbahn. Eine Aktivierung dieses absteigenden Systems, z. B. bei sympathischer vegetativer Tonuslage, blockiert die Schmerzleitung. Die synaptischen Überträgerstoffe des absteigenden schmerzhemmenden Systems heißen Endorphine. Morphin und seine Derivate können die Wirkung der Endorphine simulieren und so analgetisch wirken.

Temperaturempfinden

Den gleichen Verlauf wie die Bahn des Schmerzsinnes hat die Bahn des Temperatursinnes.

Oberflächen- und Tiefensensibilität

Die Fasern der Lage- und Berührungsrezeptoren steigen nach Eintritt ins Rückenmark auf der gleichen Seite (ipsilateral) im Hinterstrang nach oben. Die zu den unteren Extremitäten gehörenden Fasern laufen medial im Fasciculus gracilis (Goll-Strang). Ihm lagern sich lateral die Fasern der weiter oben liegenden Körperabschnitte und der Arme im größeren Fasciculus cuneatus (Burdach-Strang) an. Die Umschaltung auf das II. Neuron geschieht in den Hinterstrang- oder Bulbuskernen (Nucleus cuneatus und gracilis) der Medulla oblongata. Die aus den Hinterstrangkernen austretenden Neuriten gelangen als Tractus bulbothalamicus durch die mittlere Schleife auf die andere Seite (Lemniscus medialis) zum Thalamus. Dort werden sie auf das III. Neuron umgeschaltet, das im Gyrus postcentralis der Großhirnrinde endet. Von den Bulbuskernen zieht ein kleinerer Teil der Fasern als Tractus bulbocerebellaris zum Kleinhirn. Ihre Meldungen werden zur Koordination der Motorik benutzt (Abb. 1.**51** **a** u. **b**).

Das Hinterstrangsystem für die Leitung der Berührungs- und Lageempfindungen wird als *lemniskales System* vom *extralemniskalen System*, in dem Schmerz- und Temperaturempfindung geleitet werden, unterschieden. Im extralemniskalen System ist die Unterteilung in I., II. und III. Neuron nicht so streng eingehalten wie im lemniskalen System. Die Bahnen können noch öfter durch Zwischenneurone unterbrochen sein.

Das lemniskale System kann – allerdings mit Einschränkungen – der *epikritischen Sensibilität* zugeordnet werden, das extralemniskale System entsprechend der *protopathischen Sensibilität*. Die protopathische Sensibilität ist mehr affektbetont, emotionell gefärbt. Sie löst Fluchtbewegungen aus. Die epikritische Sensibilität dient der Lokalisierung der Reize, dem genauen Erkennen und der Differenzierung von Reizgröße und Reizart und der Orientierung der Gliedmaßen zum Körper.

Sehbahn

(Abb. 1.**52**)

Das optische System besitzt sekundäre Sinneszellen, die Stäbchen und Zapfen der Netzhaut. Das I. Neuron sind die bipolaren Ganglienzellen, das II. Neuron die multipolaren Ganglienzellen. Beide Ganglienzellgruppen liegen noch in der Netzhaut. Die Neuriten der multipolaren Gan-

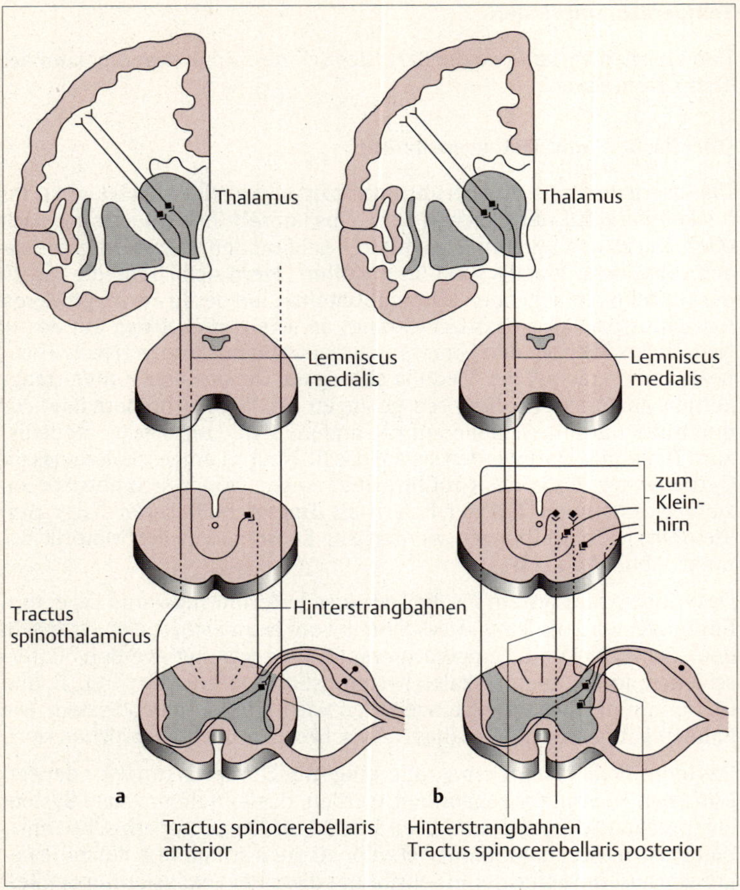

Abb. 1.**51 a** u. **b** Schema der sensiblen Projektionsbahnen beim Menschen. **a** Bahnen der Oberflächensensibilität. **b** Bahnen der Tiefensensibilität (nach Caspers)

glienzellen ziehen als *N. opticus* (II. Hirnnerv) zum Chiasma opticum, wo die Fasern des rechten und linken Auges sich in bestimmter Weise kreuzen. Die Fasern von der medialen Seite der Netzhaut kreuzen auf die andere Seite, die Fasern von der lateralen Seite der Netzhaut bleiben auf der gleichen Seite. Im Tractus opticus, der das Chiasma mit dem Thala-

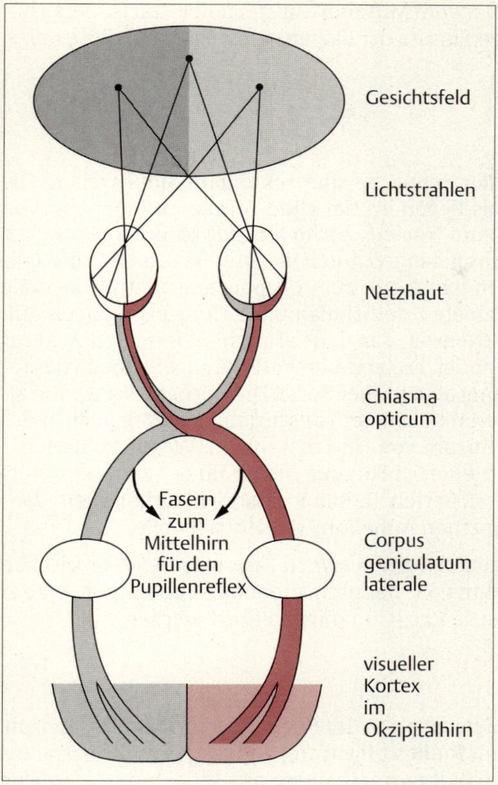

Abb. 1.**52** Die Sehbahn. Das rechte Gesichtsfeld wird in beiden Augen auf der linken Netzhauthälfte abgebildet und auf die linke Okzipitalrinde projiziert

mus verbindet, laufen also Fasern jeweils aus beiden Augen. Im rechten Tractus opticus befinden sich die Fasern aus der medialen Netzhauthälfte des linken Auges und die Fasern von der lateralen Hälfte des rechten Auges. Da im Auge die Umwelt seitenvertauscht abgebildet wird, wird auf die rechte Seite des Gehirns die linke *Gesichtsfeldhälfte* projiziert und auf die linke Seite des Gehirns die rechte Gesichtsfeldhälfte. Der Tractus opticus endet am Corpus geniculatum laterale des Thalamus. Von dort zieht das III. Neuron zur Sehrinde im Okzipitalhirn.

Einige Fasern aus der Retina zweigen zum Mittelhirn ab. Sie verbinden die Sehbahn mit den Kernen der inneren und äußeren Augenmuskeln und ermöglichen damit den Pupillenreflex, d. h. die Verengung der Pupillen bei Lichteinfall, und die rasche reflektorische Bewegung der Augen auf optische Reize. Der vom Mittelhirn absteigende Tractus tectospinalis vermittelt dann den Einsatz der Skelettmuskulatur auf diese Reize.

Hörbahn

(Abb. 1.**53**)

Auch die Hörzellen in der Schnecke sind sekundäre Sinneszellen. Die Zellkörper des I. Neurons liegen im Ganglion spirale im Innenohr. Von dort ziehen die Fasern zum Nucleus cochlearis der Medulla oblongata. Die Fortsätze dieses Kerns gelangen durch die laterale Schleife zum Colliculus inferior der Vierhügelplatte, zum Corpus geniculatum mediale und zu anderen Kerngebieten des Thalamus. Im Corpus geniculatum mediale beginnt das IV. Neuron, das in der Heschl-Windung des Gyrus temporalis transversus endet. Die anderen Verbindungen dienen der reflektorischen Verarbeitung akustischer Reize. Die Hörbahn kreuzt auf allen Ebenen; auch existieren neben dem beschriebenen Weg noch andere, mit einer größeren Anzahl von Umschaltungen. Wegen zahlreicher Querverbindungen führt eine Schädigung innerhalb der zentralen Hörbahn nicht zu einer lokalisierten Taubheit oder Schwerhörigkeit, sondern nur zu einer allgemeinen Anhebung der Hörschwelle.

Von der Olive der Medulla oblongata ziehen Fasern zu den motorischen Schaltstellen des Rückenmarks. Dadurch können Drehbewegungen des Kopfes rasch auf akustische Reize hin durchgeführt werden.

Riechbahn

Die primären Sinneszellen liegen in der Regio olfactoria im Nasendach. Ihre Fortsätze werden im Bulbus olfactorius umgeschaltet. Der Tractus olfactorius verbindet den Bulbus mit der Area praepiriformis. Zahlreiche Fasern werden zu Kernen in der Nachbarschaft und zu den Amygdalakernen abgegeben. Die Riechbahn endet dann am Cortex praepiriformis. Die Riechbahn ist mit den wichtigen vegetativen Zentren des Hypothalamus und besonders mit dem limbischen System verbunden, von wo aus das Triebverhalten des Menschen gesteuert wird.

1.5.4 Motorik

Die Aufgaben der Muskulatur und ihrer Regulation können in zwei Bereiche eingeteilt werden: Die Stütz- und die Zielmotorik. Die Stützmotorik dient der Haltung und Einstellung unseres Körpers im Raum. Die Zielmotorik umfaßt solche Kontraktionen, mit deren Hilfe wir uns fortbewegen und auf unsere Umwelt einwirken. Beide Teile der Motorik werden von Regulationszentren im Gehirn aktiviert, die vorwiegend für

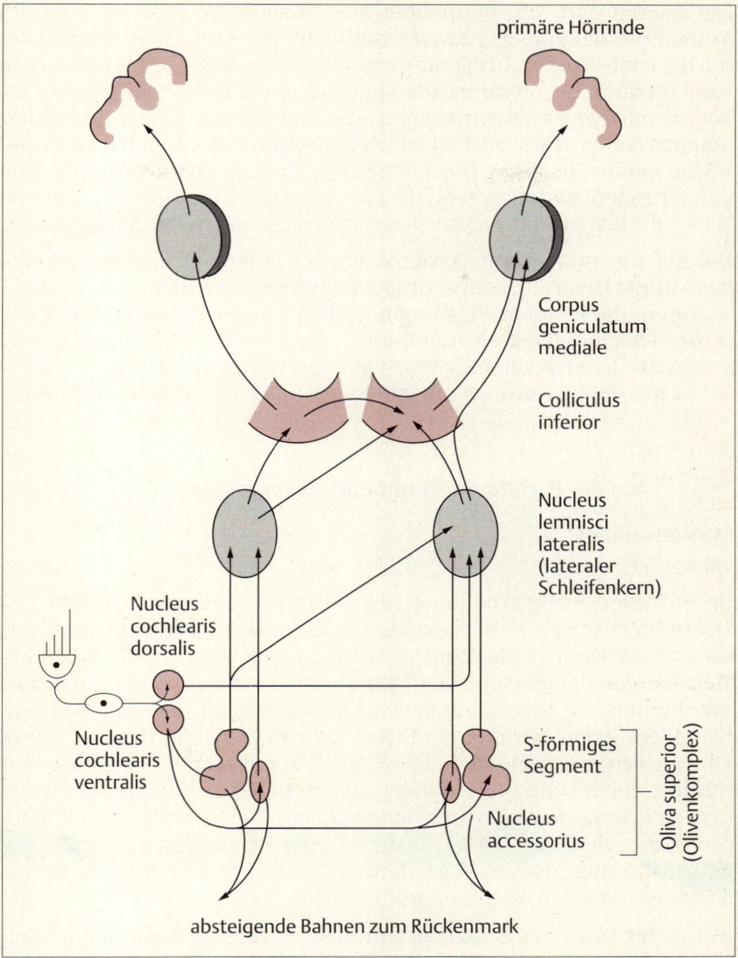

Abb. 1.**53** Stark vereinfachtes Schema der Hörbahn. Dargestellt sind nur die von einer Seite ausgehenden Bahnen (nach Klinke)

die eine oder die andere Aufgabe spezialisiert sind. Sie müssen allerdings sehr gut miteinander kommunizieren. Der Ablauf und der Erfolg einer zielmotorischen Bewegung hängt sehr von der richtigen Stellung des Körpers ab, also von der Regulation der Stützmotorik.

Der Muskel wird von peripheren Aα-Nervenfasern innerviert, die im Vorderhorn der grauen Substanz beginnen. Das Aα-Motoneuron ist damit die letzte Instanz, in der die Aktivität des Muskels beeinflußt werden kann, denn in der motorischen Endplatte des Muskels wird jedes ankommende Aktionspotential übertragen. An der Membran des α-Motoneurons enden sehr viele Endaufzweigungen von anderen Neuriten und bilden mit ihr Synapsen. Die durch deren Erregungen im α-Motoneuron entstehenden Aktionspotentiale werden dann durch den peripheren Nerv – die gemeinsame motorische Endstrecke – dem Muskel zugeleitet.

Die auf die motorische Vorderhornzelle treffenden Impulse können nach ihrem Ursprung in drei Gruppen eingeteilt werden:
- die aus der Peripherie stammenden Erregungen (darunter ist ein großer Teil der Reflexe einzuordnen),
- die aus dem Rückenmark selbst stammenden Erregungen,
- die aus dem Gehirn stammenden Erregungen (supraspinale Einflüsse).

•••• Aus der Peripherie stammende Erregungen

Muskelspindel

(Abb. 1.**54**)

In den Skelettmuskeln befinden sich in Parallelstellung mit den Muskelfasern bindegewebige Kapseln, die 2 – 10 Muskelfasern enthalten (sog. intrasfusale Fasern). Die übrigen Skelettmuskelfasern, die die Arbeit leisten, werden dementsprechend extrafusale Fasern genannt. Die Kaspel mit ihrem Inhalt bezeichnet man als Muskelspindel. Sie ist an den Sehnen oder an den extrafusalen Fasern befestigt. Die intrafusalen Fasern können sich nur in ihrem äußeren Anteil kontrahieren; dabei wird der mittlere, nicht kontraktile Anteil gedehnt. Innerviert werden die intrafusalen Fasern – *fusimotorische Innervation* – von speziellen γ-Motoneuronen, die wie die α-Motoneurone, die die extrafusale Muskulatur versorgen, im motorischen Vorderhorn zu finden sind. Sensibel wird die Muskelspindel doppelt innerviert.

- ❖ Um den mittleren Anteil der intrafusalen Faser winden sich schraubenförmige Nervenendungen. Diese Endungen gehören sensiblen Nerven an, die durch die hintere Wurzel in das Rückenmark eintreten. Entsprechend ihrer Dicke werden sie als Ia-Fasern bezeichnet. Bevor sie im dorsalen Bereich der grauen Substanz auf das II. Neuron, den Tractus spinocerebellaris, umgeschaltet werden, geben sie kollaterale Äste ab, die zu den α-Motoneuronen der extrafusalen Fasern des gleichen Muskels führen und dort bahnende Synapsen bilden.

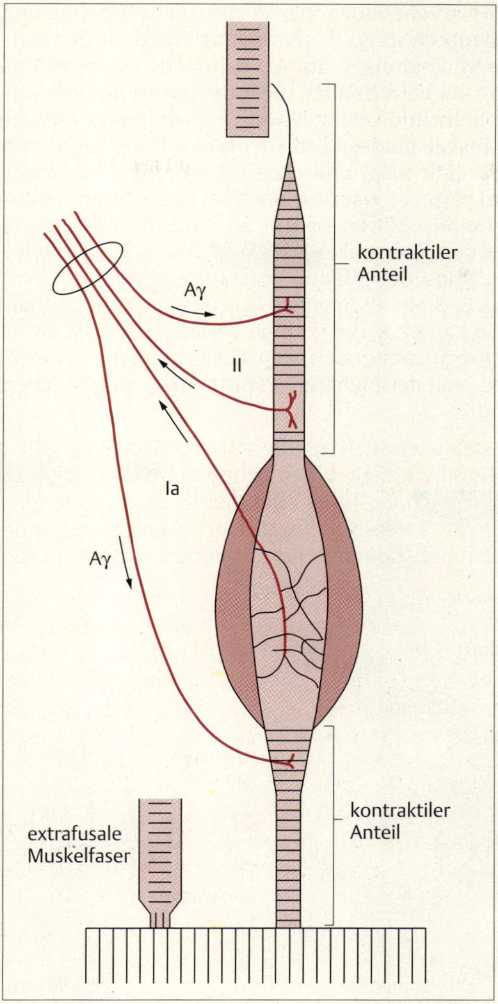

Abb. 1.**54** Schematische Darstellung einer Muskelspindel (nach Ganong)

- An den äußeren Teilen befinden sich verzweigte Endungen. Ihre ableitenden Nerven sind dünner, sie gehören zur Gruppe II. Die von ihnen abgegebenen Zweige erreichen die α-Motoneurone über ein Zwischenneuron.

Depolarisation => Abnahme des Membranpotentials unter den Ruhewert => dadurch Auslösung des Aktionspoten

Der adäquate Reiz für die Nervenendungen in der Muskelspindel ist eine Dehnung des Muskels. Dadurch steigt die Entladungsfrequenz der dehnungsempfindlichen Nervenendungen an. Als bahnende Impulse führen sie zur Depolarisation der betreffenden α-Motoneurone der extrafusalen Fasern. Ist die Depolarisation überschwellig, so entdehnt die folgende Kontraktion die Muskelspindel (wenn der Muskel sich verkürzen kann). Der Dehnungsreiz fällt weg, und die Entlastungsfrequenz der sensiblen Endungen wird geringer. Damit aber erhält das α-Motoneuron weniger Impulse, ihre Depolarisation nimmt ab, und der Muskel erschlafft. Man bezeichnet den Reflex als *Eigenreflex* (Abb. 1.**55**), weil der Rezeptor (Muskelspindel) und der Effektor (extrafusale Muskelfasern) im gleichen Organ sitzen. Er dient als Regeleinrichtung zur Konstanthaltung der Muskellänge. So kann z. B. die geringe Verlängerung der Armmuskulatur, die beim aufrecht stehenden Menschen durch die Schwerkraft hervorgerufen wird, von der Eigenreflexkontraktion ausgeglichen werden.

Die Muskelspindeln messen aber nicht nur die statische Länge der Muskeln, sondern auch die Geschwindigkeit der Dehnung (differentialquotientenempfindlicher Rezeptor). So führt eine kleine, dafür aber sehr schnelle Dehnung zu einer stärkeren Reflexantwort als eine langsame Dehnung. Diese schnellen und starken Reflexantworten spielen für die

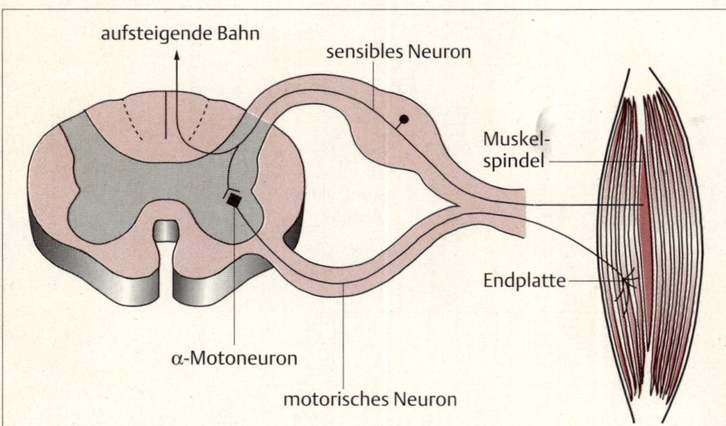

Abb. 1.**55** Schematische Darstellung eines Eigenreflexbogens. Nach Eintritt in das Rückenmark gibt das I. Neuron, das die dehnungsempfindlichen Rezeptoren im Muskel versorgt, eine Kollaterale zum α-Motoneuron des gleichen Muskels ab (nach Caspers)

muskuläre Führung der Gelenke eine Rolle. Auf diese Weise können insbesondere bei exzentrischen Kontraktionen Kippungen im Gelenk kompensiert werden.

Am M. quadriceps läßt sich ein Eigenreflex leicht darstellen. Durch einen Schlag auf die Patellarsehne wird der durch Übereinanderschlagen der Beine etwas vorgedehnte M. quadriceps gedehnt, wodurch eine Kontraktion ausgelöst wird. Der Eigenreflex wird mit einer Einzelzuckung beantwortet.

Die auslösenden, sensiblen Erregungen gehen vorwiegend von den spiraligen Endungen aus. Der Reflex besitzt im Zentralnervensystem nur eine Umschaltstelle und wird deshalb auch als *monosynaptischer* Reflex bezeichnet. Die Ia-Afferenzen aus einer Muskelspindel gelangen nicht nur zu den α-Motoneuronen des eigenen Muskels, sondern sie sind, häufig über bahnende Zwischenneurone, erregend auch mit den α-Motoneuronen der heteronym-synergistischen Muskeln verbunden. Darunter versteht man solche Muskeln, die zwar einen anderen Namen als der in Betracht gezogene Muskel führen, aber etwa die gleiche Funktion besitzen. Die Dehnung eines Muskels aktiviert also nicht nur die eigenen α-Motoneurone, sondern auch Nachbarmuskeln. Dadurch kann die Kontraktionsauslösung eines Muskels durch Dehnung eines in der Funktion ähnlich arbeitenden Muskels erleichtert werden (propriozeptive neuromuskuläre Fazilitation).

Über die verzweigten Endungen werden die sog. *tonischen Eigenreflexe* ausgelöst. Sie sind polysynaptisch, d. h., zwischen Eintritt der Gruppe-II-Afferenzen ins Hinterhorn und den α-Motoneuronen sind ein oder mehrere Neurone zwischengeschaltet. Die tonischen Dehnungsreflexe dauern nach einer Dehnung wesentlich länger als die Reflexantwort beim Eigenreflex. Sie tragen zur aufrechten Körperhaltung bei. Höhere motorische Zentren (z. B. die Substantia nigra) hemmen die Reflexaktivität. Beim Morbus Parkinson fällt diese Hemmung weg, die verstärkte Aktivität der tonischen Eigenreflexe bildet die Grundlage für den Rigor (s. auch supraspinale Einflüsse auf das α-Motoneuron).

Der mittlere Abschnitt der intrafusalen Faser wird auch dann gedehnt, wenn sich die äußeren Abschnitte auf einen Impuls der fusimotorischen γ-Motoneurone hin kontrahieren. Dadurch kann die Empfindlichkeit der Muskelspindel für Dehnungsreize erhöht werden. Es genügt nun eine geringere äußere Reizung, um eine Kontraktion auszulösen. Den γ-Motoneuronen kommt damit eine wichtige Aufgabe bei der Regulation des Muskeltonus zu. Besonders sind sie an der Einstellung des Bereitschaftstonus beteiligt, wodurch die Muskulatur eine Grundinnervation erhält, die für ganz spezifische Bewegungsabläufe die optimale Voraussetzung bietet.

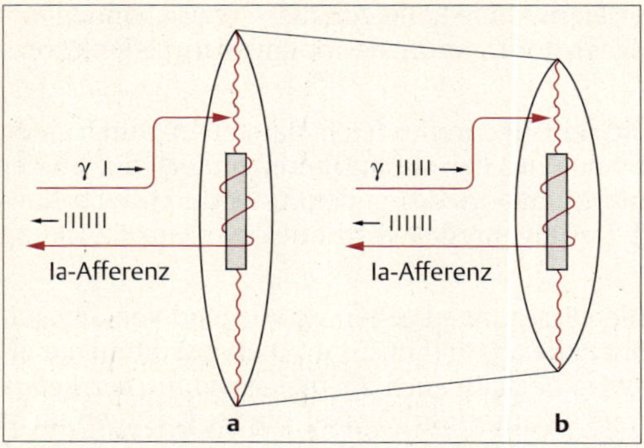

Abb. 1.**56 a** u. **b** Schema der Nachregelung der Empfindlichkeit der Muskelspindel während einer Verkürzung. **a** Ruhender Muskel, etwas vorgedehnt. Die Ia-Afferenz ist aktiv. Geringe Aktivität im γ-Neuron. **b** Muskelverkürzung: Das Mittelstück der intrafusalen Muskelfaser bleibt wegen der Aktivität im γ-Neuron etwa im gleichen Dehnungszustand wie bei der ruhenden Faser. Die Muskelspindel wird durch die Verkürzung nicht inaktiviert

Gleichzeitig spielen die γ-Motoneurone aber auch eine Rolle während des Ablaufs der Kontraktion. Bei Willkürkontraktionen werden das α- und das γ-Motoneuron gleichzeitig von supraspinalen Zentren innerviert (α-γ-Koaktivierung). Damit wird bei einer Verkürzung des Muskels, die eigentlich die Aktivität der Ia-Afferenzen herabsetzen müßte, die Empfindlichkeit der Muskelspindel nachgeregelt, ihre Aktivität nicht gemindert. Das Ergebnis sind zusätzliche bahnende Impulse aus der Muskelspindel für das α-Motoneuron. Zusätzlich zu den direkt von anderen Quellen zum α-Motoneuron laufenden Erregungen wird das α-Motoneuron also noch von der γ-Schleife aktiviert (Servomechanismus) (Abb. 1.**56 a** u. **b**). Im Effekt werden dadurch bahnende Impulse von supraspinalen Zentren eingespart, ohne daß die Kontrollmöglichkeiten verringert würden. Am Anfang einer Kontraktion können unter Umständen diese bahnenden Impulse die Depolarisation des α-Neurons bis zur Schwelle erleichtern. Man führt z.B. die Starthemmung beim Morbus Parkinson auf eine mangelnde oder fehlende fusimotorische γ-Aktivität zurück.

Bei manchen Patienten beobachtet man, daß die Dehnung des M. quadriceps nicht mit einer einzelnen Kontraktion beantwortet wird, sondern daß eine ganze Serie rasch aufeinanderfolgender Kontraktionen, ein sog. Klonus, ausgelöst wird. Dies beruht darauf, daß die Erregung eines α-Motoneurons nicht nur in die Peripherie über den motorischen

Nerv fortgeleitet wird, sondern daß sie sich auch innerhalb des Rückenmarks ausbreitet und über mehrere Neurone die Ausgangszelle wieder erreicht und sie erneut depolarisiert. Normalerweise werden diese *Erregungskreise* von Impulsen gehemmt, die in höheren Abschnitten des Zentralnervensystems entstehen. Die Hemmungen fallen bei gewissen Erkrankungen, z. B. der multiplen Sklerose, weg.

Antagonistenhemmung

Über hemmende Zwischenneurone erreicht die Aktivität der Ia-Afferenz auch das α-Motoneuron des antagonistischen Muskels. Dessen Aktivität wird also gehemmt – Antagonistenhemmung. Diese Antagonistenhemmung spielt eine Rolle im Zusammenhang mit dem Servomechanismus der γ-Schleife. Der Agonist verkürzt sich; dadurch wird der Antagonist gedehnt und seine Muskelspindeln werden aktiviert. Sein α-Motoneuron könnte dadurch überschwellig depolarisiert werden. Die ausgelöste Kontraktion würde die Verkürzung des Agonisten erschweren. Da nun aber über den Servomechanismus der γ-Schleife die Ia-Afferenz aus dem sich kürzenden Agonisten aktiv bleibt, werden über die Antagonistenhemmung im antagonistischen α-Motoneuron inhibitorische postsynaptische Potentiale aufgebaut, die dessen Aktivität abschwächen.

Sehnenrezeptoren – autogene Hemmung

Die von den Sehnenrezeptoren (Golgi-Rezeptoren) ausgehenden *Ib-Fasern* geben nach ihrem Eintritt ins Rückenmark Kollateralen ab, die über ein Zwischenneuron mit den α-Motoneuronen des gleichen Muskels in Verbindung treten. Diese Zwischenneurone wirken hemmend auf die α-Motoneurone. Ein starker Zug auf die Sehnen, z. B. während einer isometrischen Kontraktion, vermehrt die Sehnenrezeptorenaktivität und verursacht über das Zwischenneuron eine Hemmung der α-Motoneurone. Der Muskel hemmt sich damit über den Umweg der Sehnenrezeptoren selbst. Man spricht deshalb auch von autogener Hemmung. Ihr Sinn besteht wohl darin, die Sehnen vor zu starkem Zug während isometrischer Kontraktionen zu schützen.

Fremdreflexe (Flexorreflexe)

Von den Berührungs-, Thermo- und Schmerzrezeptoren der Haut und Eingeweide fließen den Motoneuronen, besonders der Flexoren, über Zwischenneurone bahnende Impulse zu. So kann eine Hautreizung eine Muskelkontraktion auslösen. Diesen Mechanismus nennt man Fremdreflex, weil Rezeptor und Effektor in unterschiedlichen Organen liegen. Ein anderer Name ist Flexorreflex, weil durch diese Reflexe bevorzugt

Flexoren aktiviert werden. Die Antwort auf derartige Reize kann jedoch vom Organismus moduliert werden in Abhängigkeit vom Nutzen bzw. der Schadenvermeidung.

Im Gegensatz zum Eigenreflex besitzt der Fremdreflex mehrere Synapsen im Zentralnervensystem; mithin ist auch seine Latenzzeit länger. Auch existieren mehrere Verbindungswege mit unterschiedlicher Anzahl an Synapsen zwischen der Hinterwurzel und den Motoneuronen. Die verschiedenen Wege und die Vielzahl der zwischengeschalteten Synapsen machen die Reflexantwort weniger sicher als beim Eigenreflex. Die Reflexantwort ist immer eine *tetanische Kontraktion* im Gegensatz zum Eigenreflex, wo eine Einzelzuckung auftritt. Die Amplitude der Kontraktion ist trotzdem in vielen Fällen kleiner als beim Eigenreflex. Dies liegt daran, daß manchmal nur eine geringe Anzahl motorischer Einheiten erregt werden und diese auch nur zu einem unvollständigen Tetanus gebracht werden. Auf der anderen Seite können Fremdreflexe äußerst starke Kontraktionen auslösen, die nicht auf ein Segment beschränkt sein müssen, z. B. bei den sog. *Fluchtreflexen* auf Schmerzreize. Die Erregung wird über Fasern der Gruppe II (Aδ-Fasern) zum Rückenmark geleitet und hier auf die α-Motoneurone besonders der Beugemuskeln umgeschaltet.

Die Antwort des Fluchtreflexes besteht in einer unspezifischen Bewegung, z. B. ziehen wir die Hand reflektorisch von einer heißen Herdplatte zurück. Der über langsame Fasern geleitete Schmerz (Gruppe IV oder C-Fasern) löst keine Fluchtbewegung aus, kann aber durchaus zu langanhaltenden Muskelkontraktionen führen, z. B. zur Bauchdeckenspannung bei abdominalen Prozessen. Fremdreflexe kommen auch als Ursache für Muskelverspannungen bei Kältereizen (z. B. Zugluft) in Frage.

Die Stärke der Reflexantwort steigt mit der Reizstärke an, denn ein starker Reiz löst in einem Rezeptor eine raschere Folge von Aktionspotentialen aus und erregt unter Umständen mehr Rezeptoren als ein schwächerer Reiz. Die Vielzahl der Aktionspotentiale vermag sich an den Synapsen im Rückenmark gegenseitig zeitlich und räumlich zu bahnen und mehr und öfter die α-Motoneurone überschwellig zu depolarisieren. Die Bahnungsprozesse können auf andere Segmente übergreifen, so daß mit der Stärke des Reizes auch die Anzahl der beteiligten Muskeln zunimmt.

Die rasche Wiederholung schmerzhafter Reize verstärkt die Reflexantwort. Man bezeichnet dies als *Sensitivierung*. Dabei wird die Stärke der Reflexantwort auch vom Reizort beeinflußt (Lokalzeichen). Fehlen einem Reiz schmerzhafte Komponenten, dann verringert sich die Reflexantwort mit den Wiederholungen des Reizes am gleichen Ort. Dieser Habituation (Gewöhnung) folgt eine Dishabituation, also die Einstellung der ursprünglichen Reflexantwort, wenn der Reiz auf einen benachbarten Ort einwirkt. Die Ursache dieser Prozesse liegt in der Verschaltung im Rückenmark.

Fremdreflexe veranlassen auch Schonhaltungen bei schmerzhaften Affektionen des Skelettsystems. Die reflektorisch ausgelösten Muskelkontraktionen können dann so stark werden, daß sie ihrerseits zu Schmerzen führen. Es können sich Myogelosen ausbilden.

Fremdreflexe aktivieren die Beuger stärker als die Strecker und tragen zur Regulation des Muskeltonus bei.

•••• Einflüsse aus dem Rückenmark

Rekurrente Hemmung – Renshaw-Zelle

Vom motorischen Nerv, dem Neuriten des α-Motoneurons, zweigen noch im Rückenmark Kollateralen ab. Sie bilden mit einem Hemmneuron – der Renshaw-Zelle, die dem α-Motoneuron unmittelbar benachbart ist – eine Synapse. Das Membranpotential der Renshaw-Zelle liegt nahe am Schwellenpotential, so daß es keiner Bahnung bedarf. Jedes Aktionspotential des α-Motoneurons erregt die Renshaw-Zelle überschwellig. Der Neurit der Renshaw-Zelle zieht zum α-Motoneuron zurück und bildet mit ihm eine hemmende Synapse. So baut jedes Aktionspotential des α-Motoneurons in seiner Folge ein inhibitorisches postsynaptisches Potential am gleichen α-Motoneuron auf und erschwert eine neue Erregung. Die Hemmung läuft zurück; man bezeichnet sie deshalb als *rekurrente Hemmung* (Abb. 1.**57**). Ihre Aufgabe besteht darin, die Entladungsfrequenz der α-Motoneurone im Sinne ihrer Stabilisierung zu regeln.

Der Neurit der Renshaw-Zelle bildet nicht nur Synapsen mit dem eigenen α-Motoneuron, sondern auch mit den α-Motoneuronen der heteronym-synergistischen Muskeln, die also auch gehemmt werden können. Daraus resultiert eine weitere Aufgabe der Renshaw-Hemmung: Die Einengung der vom Gehirn kommenden Bewegungsbefehle auf einen Muskel oder auf Gruppen motorischer Einheiten. Damit wäre die Renshaw-Hemmung ein Gegenspieler des durch die Muskelspindeln vermittelten Eigenreflexes. Die Aktivität der Ia-Afferenz breitet sich auch auf heteronym-synergistische Muskeln aus. So führt die Dehnung eines Muskels auch zur Aktivierung der α-Motoneurone eines anderen Muskels mit ähnlicher Funktion, was von der Renshaw-Zelle erschwert wird. Die Renshaw-Zelle steht ihrerseits unter bahnenden und hemmenden Einflüssen von supraspinalen Zentren. Wegfall z. B. der Bahnungen führt dazu, daß die heteronym-synergistischen Muskeln nicht mehr durch die nun schwächer arbeitende Renshaw-Zelle gehemmt werden können

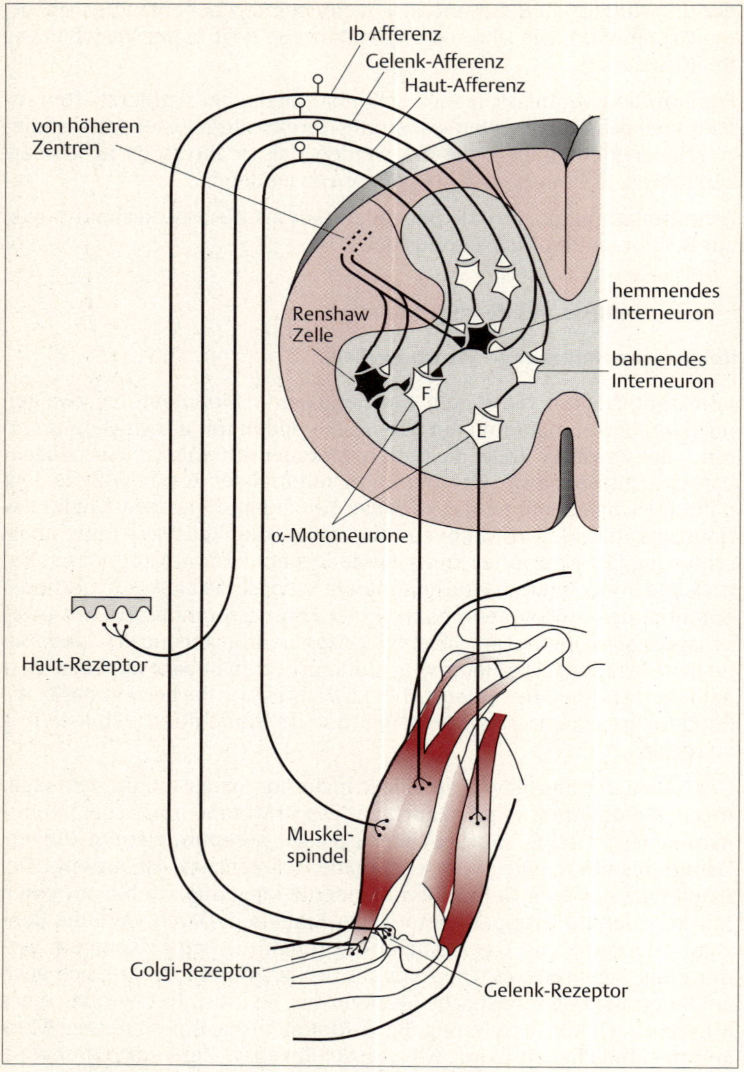
Ib Afferenz
Gelenk-Afferenz
Haut-Afferenz
von höheren
Zentren
hemmendes
Interneuron
Renshaw
Zelle
bahnendes
Interneuron
F
E
α-Motoneurone
Haut-Rezeptor
Muskel-
spindel
Golgi-Rezeptor
Gelenk-Rezeptor

(Disinhibition). Ein Bewegungsbefehl breitet sich dann über eine größere Muskelgruppe aus, die Feinabstimmung der Bewegung ist nicht mehr möglich.

Antagonistenhemmung

Die Ia-Afferenz aus der Muskelspindel bildet nicht nur Synapsen mit den zu diesem Muskel gehörenden α-Motoneuronen und mit den α-Motoneuronen der heteronym-synergistischen Muskeln, sondern sie nimmt über ein zwischengeschaltetes Hemmneuron auch Kontakt auf mit den α-Motoneuronen des antagonistischen Muskels. Die Dehnung eines Muskels führt damit zwangsläufig zur Bildung von inhibitorisch postsynaptischen Potentialen im α-Motoneuron des Gegenspielers, dessen Aktivität damit verringert wird – Antagonistenhemmung. Möglicherweise existieren zwischen den α-Motoneuronen eines Antagonistenpaares noch weitere Hemmneurone, wodurch die Aktivität eines α-Motoneurons die des antagonistischen α-Motoneurons hemmen kann.

Bilaterale reziproke Innervation

Neben den Einflüssen von der gleichen Seite besteht auch eine Wechselwirkung zwischen den Motoneuronen der beiden Körperseiten. Bei der Erregung eines Beuge-α-Motoneurons auf einer Seite wird auf der Gegenseite durch Zwischenneurone das Beuge-α-Motoneuron gehemmt und das entsprechende Strecker-α-Motoneuron gebahnt. Dadurch wird eine alternierende Bewegung der Beine und Arme erleichtert.

Die bilaterale reziproke Innervation spielt offenbar auch beim Fluchtreflex eine Rolle. Die gereizte Extremität wird angezogen (Aktivierung der Beuger), die andere Extremität gestreckt (gekreuzter Streckreflex).

•••• Supraspinale Einflüsse

Die bisher geschilderten, dem α-Motoneuron zulaufenden Impulse ermöglichen durchaus eine Rhythmik des Bewegungsablaufes. Sie unterstützen die Arbeit der motorischen Zentren des Gehirns. Durchtrennung der Verbindung zwischen Gehirn und Rückenmark führt zu einem Zustand der *Areflexie*, der als spinaler Schock bezeichnet wird. Seine Dauer

---

◄ Abb. 1.57 Schematische Darstellung einiger Einflüsse auf das α-Motoneuron. F: α-Motoneuron eines Flexors; E: α-Motoneuron des Antagonisten (Extensors)
Interneurone: schwarz: hemmend; weiß: bahnend.
Synapsen: schwarz: hemmend; weiß: bahnend (nach Kandel/Schwartz/Jessel)

nimmt mit der Höhe der Entwicklung des Gehirns innerhalb des Tierreiches zu. Bei Fröschen dauert er nur wenige Minuten. Beim Menschen dagegen entwickelt sich die der Querschnittslähmung eigene Reflexaktivität erst im Laufe von Wochen und Monaten. Zunächst treten schwache, reflektorische Zehenbewegungen auf, dann kehren die Flexorenreflexe zurück. Etwa $^1/_2$ Jahr nach der Durchtrennung beherrschen die möglicherweise über kontralaterale Flexorreflexe ausgelösten Extensorenreflexe mit dem Extensorenspasmus das Bild.

Treten bereits kurz nach einer Querschnittsverletzung Extensorenreflexe auf und findet sich ein verstärkter Muskeltonus, dann besteht die Hoffnung, daß das Rückenmark nicht vollständig durchtrennt ist und mit entsprechender Pflege und Behandlung Besserungen erreicht werden.

Die Ursachen des spinalen Schocks sind im einzelnen noch nicht bekannt. Seine Existenz zeigt aber deutlich, wie stark besonders beim Menschen das Gehirn die Regulation der Bewegungen beherrscht.

Die motorischen Zentren sind an verschiedenen Stellen im Gehirn angesiedelt. Absteigende Bahnen verbinden sie mit dem Rückenmark. Die motorischen Zentren und ihre absteigenden Bahnen wurden lange Zeit in zwei große Gruppen eingeteilt. Dem *Pyramidenbahnsystem,* so genannt, weil seine Fasern durch die Pyramiden der Medulla oblongata ziehen, wurde das *extrapyramidale System* gegenüber gestellt, das all solche motorischen Zentren zusammenfaßt, deren absteigende Bahnen nicht durch die Pyramiden führen.

Diese Unterteilung hat jedoch zu der nicht gerechtfertigten Trennung zwischen vom Bewußtsein gesteuerten Willkürbewegungen und unbewußten Bewegungsabläufen geführt. Bei einer derartigen Trennung wird nicht berücksichtigt, daß auch bei Willkürbewegungen viele Komponenten durch nicht bewußte Mechanismen geregelt werden.

Die Pyramidenbahn (Tractus corticospinalis) stellt kein einheitliches System dar. Nur etwa 3% ihrer Fasern laufen wirklich vom Gyrus praecentralis bis zu den Motoneuronen. Auf allen ihren Abschnitten lagern sich Nervenfasern an und verlassen die Bahn wieder. Sie alle dienen der Koordination der Motorik. Läsionen der Pyramidenbahn führen also je nach ihrem Ort zu unterschiedlichen Symptomen.

Die Bedeutung der vom Gyrus praecentralis bis zu den Motoneuronen ziehenden Nervenfasern liegt in erster Linie in der Feinmotorik. Diese Fasern entwickelten sich im Tierreich erst relativ spät und ermöglichen z.B. den Primaten die Nachfaßbewegungen.

Die sinnvolle und zweckmäßige Bewegungskoordination setzt voraus, daß die zerebralen Befehlszentren zu jedem Zeitpunkt genaue Informationen über den augenblicklichen Zustand der Muskulatur und der Gelenkstellung erhalten.

Dem motorischen System strömen ständig afferente Meldungen aus der Peripherie zu; in ihm findet man also auch eine sensorische Projektion. Man spricht deshalb auch häufig von *Sensomotorik* und unterscheidet in der Großhirnrinde *motosensorische Rindenfelder*, in denen die motorischen Aufgaben überwiegen, von *sensomotorischen* Rindenfeldern, wo die Sensorik dominiert. Aber auch die einzelnen motorischen Zentren müssen ihre Arbeit aufeinander beziehen. Rückmeldekreise verbinden sie untereinander. Allein diese ständige Kontrolle der Arbeit der motorischen Zentren ermöglicht die hohen Leistungen unseres Bewegungsapparates. Gegen Störungen schützt sich der Organismus durch geeignete Kompensationsmechanismen. Fallen z.B. die Hinterwurzeln des Rükkenmarks bei der Tabes dorsalis aus, übernehmen die Augen die Steuerung des Bewegungsablaufes; der Patient hat allerdings große Schwierigkeiten im Dunkeln.

Motosensorischer Kortex und Pyramidenbahn

Die Mehrzahl der Fasern der Pyramidenbahn entspringt von den Pyramidenzellen des *Gyrus praecentralis* der Großhirnrinde. Der Gyrus praecentralis zeigt eine *somatotope* Gliederung, d.h., einzelnen Teilen des Gyrus lassen sich bestimmte Körperabschnitte zuordnen. Die Projektion des Körpers auf die vordere Zentralabwindung ist seitenvertauscht, und sie steht auf dem Kopf (Abb. 1.**58**). Die Größenverhältnisse der Projektionsabschnitte und die der zugeordneten Körperregionen stimmen nicht überein. Projektionen solcher Muskelgruppen, die sehr fein abgestufte Bewegungen ausführen, deren motorische Einheiten also klein sind, z.B. an Händen und Zunge, breiten sich weiter aus als die Projektionen solcher Gebiete, deren Muskeln große motorische Einheiten besitzen.

Elektrische Reizung einzelner Abschnitte des Gyrus praecentralis, z.B. während einer Operation, löst Kontraktionen einzelner Muskelgruppen oder Bewegungen in Gelenken aus, die im Projektionsgebiet liegen. Zielgerichtete komplexe Bewegungsabläufe treten jedoch nicht auf. Der Gyrus praecentralis entwirft weder Bewegungsabläufe, noch ist er der Quellpunkt der Handlungsantriebe. Er stellt eine wichtige Schaltzentrale für die willensgesteuerten Bewegungsleistungen dar. Dem als primärer motosensorischer Kortex bezeichneten Gyrus praecentralis sind weitere Zentren vorgeschaltet. In der Fissura longitudinalis cerebri (interhemisphaerica) rostral vom Gyrus praecentralis liegt der sekundäre motosensorische Kortex. Diese Rindenfelder sind wechselseitig mit dem Thalamus verbunden. Aus Störungen oder Ausschaltungen dieser Asso-

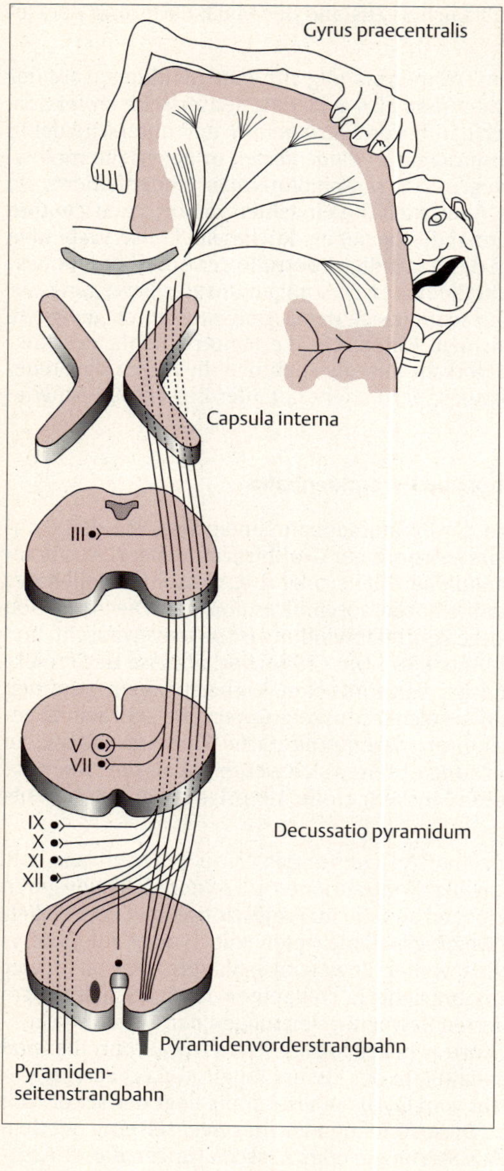

Abb. 1.**58** Ursprung und Verlauf der Pyramidenbahn beim Menschen. Die Figur (Homunkulus) auf dem Gyrus praecentralis deutet die somatotopische Gliederung an. Beachte die Veränderung der Größenrelationen. Die römischen Zahlen bedeuten die Hirnnervenkerne (nach Caspers)

ziationssysteme resultiert die Unfähigkeit, zweckmäßige und zielgerichtete Bewegungsabläufe auszuführen. Es tritt eine *Apraxie* auf. Am Fuße der dritten Stirnwindung der linken Hemisphäre liegt das Broca- oder motorische Sprachzentrum. Fällt es aus, dann kann die Tätigkeit der für das Sprechen verantwortlichen, ansonsten intakten und regelrecht innervierten Muskulatur nicht mehr für die Lautbildung koordiniert werden. Dieser Zustand wird als motorische Aphasie bezeichnet.

Eine andere Störung dieser Art ist die motorische Agraphie. Trotz freier Beweglichkeit von Arm und Hand kann nicht geschrieben werden. Die Blickzentren in der Hirnrinde koordinieren die Augenbewegung. Bei einseitigem Ausfall gelingt es nicht, die Augen über die Mittellinie hinaus zu bewegen. Die Blickzentren kooperieren mit dem optischen Kortex im Okzipitallappen.

Sicher aber sind so komplexe Leistungen wie Sprechen und Schreiben nicht auf ein kleines Areal des Gehirns beschränkt. Anhaltspunkte dafür geben die *Erwartungs- und Bereitschaftspotentiale.* So kann man über der gesamten Großhirnrinde kleine, wenige Mikrovolt betragende Potentialschwankungen messen, bevor eine willkürliche Bewegung ausgeführt wird.

Andere Fasern der Pyramidenbahn entspringen in Kortexteilen, die rostral von der vorderen Zentralwindung liegen. Aber auch Fasern, die im Gyrus postcentralis beginnen, gesellen sich zur Pyramidenbahn und werden ihr zugerechnet. Die Pyramidenbahn zieht durch die innere Kapsel zwischen Nucleus caudatus und Pallidum hindurch und gelangt über Hirnschenkel und Brücke zu den Pyramiden, wo die Mehrzahl der Fasern auf die andere Seite kreuzt. Diese gekreuzten Fasern treten als Tractus corticospinalis lateralis ins Rückenmark ein, wo einige Neuriten Synapsen mit den α-Motoneuronen bilden; die meisten jedoch enden an spinalen Schaltzellen, die synaptisch mit den Motoneuronen verbunden sind. Die ungekreuzten Fasern laufen im Tractus corticospinalis ventralis zum Rückenmark und kreuzen größtenteils erst auf Segmentebene.

Zum Pyramidenbahnsystem gehört auch der Tractus corticobulbaris, der die Motoneurone der Kopfnerven versorgt, prinzipiell aber dem Tractus corticospinalis entspricht.

Die Pyramidenbahn gibt auf ihrem Weg nach kaudal viele Kollateralen ab, besonders zu den Zentren des extrapyramidal-motorischen Systems. Damit teilt sich jede Aktivität in der Pyramidenbahn den anderen motorischen Zentren mit. Die Pyramidenbahn wird also nicht isoliert aktiv sein können, sondern immer schaltet sich das extrapyramidale System in die Koordination der Bewegung ein.

Extrapyramidale Zentren

Zum extrapyramidalen motorischen System gehören Teile der Großhirnrinde (die Suppressorbänder), die Basalganglien, Teile der Formatio reticularis und das Kleinhirn.

Suppressorbänder und Basalganglien

Von den Suppressorbändern der Großhirnrinde lagern sich Fasern an die Pyramidenbahn an, die besonders die hemmenden Areale in der Medulla oblongata stimulieren. Eine Blutung in die innere Kapsel (Apoplex) zerstört auch sie, was möglicherweise die beim Apoplex beobachtete Spastik teilweise erklärt.

Spastik ist eine durch Dehnungsreize ausgelöste übermäßige Kontraktion besonders der Antischwerkraftmuskulatur, also an den Beinen der Extensoren und an den Armen der Flexoren. Die Muskeln setzen einer passiven Bewegung einen federnden Widerstand entgegen. Es handelt sich möglicherweise um übermäßige Aktivitäten der Eigenreflexe, die beim gesunden Menschen durch supraspinale Einflüsse gedämpft werden. So entstehen spastische Kontraktionen nicht nur unter dem Einfluß der Schwerkraft, sondern auch bei raschen Bewegungsabläufen, besonders bei Beschleunigungen. Gezielte Vermeidung solcher Beschleunigungsbewegungen mindern die Symptomatik des Spastikers.

Zu den Basal- oder Stammganglien werden das Striatum, das sich aus dem Nucleus caudatus und dem Nucleus lentiformis zusammensetzt, die Substantia nigra, der Nucleus subthalamicus und einige Thalamuskerne gezählt. Der Nucleus lentiformis läßt sich noch weiter in die Kerngebiete des Pallidum und des Putamen einteilen. Alle Teile sind untereinander sowie mit der Großhirnrinde und der Formatio reticularis afferent und efferent verbunden. In den einzelnen Kerngebieten lassen sich kleinzellige und großzellige Anteile unterscheiden. Die kleinzelligen Anteile besitzen überwiegend Hemmfunktion, die großzelligen Anteile dagegen wirken bahnend. Die hemmenden Anteile des jeweils tiefer liegenden Kerngebietes hemmen über aufsteigende Bahnen die bahnenden Gebiete des höhergelegenen Kerns. So wird das Pallidum durch Fasern der Substantia nigra gehemmt. Von dort ziehen wiederum hemmende Fasern zu übergeordneten Kernen des Striatum. Vom Striatum steigen dann wieder hemmende Bahnen zum Kortex auf. Hemmende Fasern ziehen vom Pallidum auch über die Ventralkerne des Thalamus zur Großhirnrinde und zur Formatio reticularis (Abb. 1.**59**).

Die zwei bekanntesten Störungen der Basalganglien sind die *Chorea minor* und die *Paralysis agitans* (Parkinsonismus). Bei der Chorea liegen Degenerationen des kleinzelligen Anteils im Striatum vor. Die hemmenden

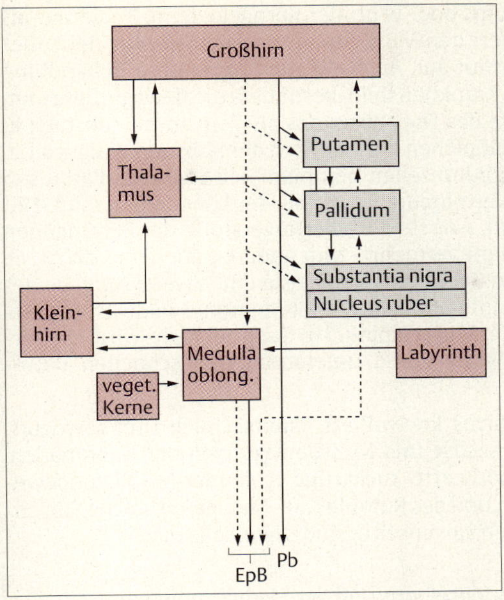

Abb. 1.**59** Schematische Darstellung der zentralen Regulation der Motorik. Unterbrochene Linien = hemmende Einflüsse, ausgezogene Linien = bahnende Einflüsse, Pb = Pyramidenbahn, EpB = extrapyramidale Bahnen

Impulse für die Großhirnrinde sind damit reduziert. Dadurch laufen den spinalen Motoneuronen vermehrt bahnende Erregungen zu, was zur Hyperkinese, zu überschießenden, ruckartigen Bewegungen, führt. Gleichzeitig ist der Muskeltonus stark vermindert. Die Chorea wird deshalb als *hyperkinetisch-atonisches Syndrom* bezeichnet.

Dagegen handelt es sich beim Parkinsonismus um ein *akinetisch-hypertonisches Syndrom.* Die Bewegungen, besonders auch Mit- und Ausdrucksbewegungen, sind stark eingeschränkt; der Patient wirkt starr. Willkürbewegungen zeigen eine ausgesprochene Startverzögerung. Der Muskeltonus ist stark erhöht. Die Muskeln setzen einer passiven Bewegung einen zahnradartigen Widerstand entgegen; es besteht ein *Rigor.* Außerdem leidet der Patient an einem grobschlägigen Tremor: einem unwillkürlichen Zittern, besonders der Hände. Die zentrale Ursache ist wohl eine allmählich fortschreitende Degeneration im Nucleus niger. Dadurch fallen hemmende Impulse auf die großzelligen Teile des Pallidums weg. Besonders über die ventralen Thalamuskerne fließen nun vermehrt Impulse solchen Kerngebieten der Großhirnrinde zu, die den tonischen Eigenreflex bahnen. Die Bahnung wird also verstärkt, und es resultiert der Rigor.

Ausschalten des Pallidums oder ventraler Kerngebiete im Thalamus als Umschaltstellen reduziert den Muskeltonus und den Tremor, hebt aber nicht die Bewegungsarmut auf. Auch die medikamentöse Behandlung mit L-Dopa bessert das Krankheitsbild, besonders die Bewegungsarmut. L-Dopa ist eine Vorstufe des Dopamins, das als Transmittersubstanz in den synaptischen Endknöpfchen der Neuriten der Substantia nigra sitzt, die die großzelligen Pallidumzellen hemmen. Beim Morbus Parkinson ist der Dopamingehalt vermindert. Der Erfolg der Behandlung mit L-Dopa basiert einmal darauf, daß sie die Überträgerstoffe der hemmenden Wirkung auf das Pallidum vermehrt, zum anderen aber, und da ist sie der operativen Therapie überlegen, fördert sie eine zweite Aufgabe des schwarzen Kerns: die Stimulation der γ-Motoneurone, wodurch der Servomechanismus über die Muskelspindel in Gang gebracht wird. Dies erleichtert den Bewegungsstart und unterstützt den schnellen Bewegungsablauf.

Der Nucleus subthalamicus kontrolliert hauptsächlich Drehbewegungen um die Körperlängsachse und Kreisbewegungen der Gliedmaßen. Fällt er aus, treten unmotivierte, ruckartige Schleuder- und Drehbewegungen der Gliedmaßen und des Rumpfes auf. Man nennt solche Störungen *Ballismen* oder, wenn sie einseitig sind, *Hemiballismen.*

Motorische Funktion des Mittelhirns und der Medulla oblongata

In Teilen des Mittelhirns und in der Medulla oblongata sind die Nervenzellen netzartig angeordnet. Man spricht von der Formatio reticularis, die eine der wesentlichsten Schaltzentralen nicht nur für die Motorik, sondern auch für viele lebenswichtige vegetative Funktionen und für die Sinnesbahnen darstellt. Ihre Nervenzellen koppeln motorische Abläufe an die Erfordernisse der vegetativen Funktionen, so die Kontraktion der Bauchmuskeln beim Erbrechen. Am Boden des IV. Hirnventrikels liegt ein Defäkationszentrum, das die typische hockende Haltung mit nach vorn gebeugtem Oberkörper bei der Defäkation koordiniert. Das Atemzentrum ordnet die Motorik bei Bedarf den Belangen der Atmung unter.

Der Nucleus ruber des Mittelhirns schaltet Bahnen um, die vom Kortex absteigen. Der Tractus rubrospinalis bahnt die α- und γ-Motoneurone der Flexoren und hemmt die der Extensoren. Zusätzlich verflechten ihn efferente und afferente Fasern mit den übrigen motorischen Zentren.

In der Formatio reticularis lassen sich Areale mit vorwiegend bahnendem Einfluß von solchen mit überwiegend hemmendem Einfluß auf die Muskulatur unterscheiden. Das Bahnungsgebiet empfängt Impulse von allen anderen motorisch tätigen Zentren des Gehirns. Gleichzeitig aber erhält es Antriebe von dem aufsteigenden System, so daß hier die efferent und afferent laufenden motorischen Signale untereinander verglichen werden können. Afferent laufende motorische Signale kommen z. B. von den Muskelspindeln.

Die Hemmareale werden von den Suppressorbändern der Großhirnrinde und vom Kleinhirn kontrolliert.

Die Verbindung der Formatio reticularis zum Rückenmark stellen die Tractus reticulospinalis lateralis und medialis her. Der mediale Traktus, der in den höheren Abschnitten der Formatio reticularis entspringt, bahnt α- und γ-Motoneurone der Extensoren und inhibiert die Flexoren. Der aus tieferen Abschnitten stammende Tractus reticulospinalis lateralis hemmt dagegen die Extensoren und stimuliert die Flexoren. Die enge Verflechtung der retikulären Zentren mit den Vestibularkernen sorgt dafür, daß die Extensorenbahnung die der Flexoren überwiegt. Die retikulären Zentren stellen damit ein Gegengewicht gegen die durch Hautrezeptoren hervorgerufene Flexorenaktivität dar.

In der Formatio reticularis geschieht wahrscheinlich auch die Anpassung des Muskeltonus an den Schlaf-Wach-Rhythmus. Im Schlaf nimmt die Entladungsfrequenz der motorisch tätigen Neurone ab, und der Muskeltonus sinkt. Beim Wecken steigt der retikuläre Erregungsspiegel an, die α- und γ-Motoneurone werden aktiviert, der Muskeltonus steigt. Dadurch steigt der afferente Rückstrom besonders von den Rezeptoren der Tiefensensibilität zur Formatio reticularis. Dies wiederum fördert den Wachzustand. Insofern können Reck- und Streckbewegungen das Erwachen beschleunigen.

Steh- oder Haltereflexe: In der Medulla oblongata liegen die Kerne des Gleichgewichtssinnes. Der Tractus vestibulospinalis überträgt bahnende Impulse zu den α-Motoneuronen besonders der Extensoren. Eine Übererregung der Labyrinthe, z. B. auf einem Schiff bei starkem Seegang, verursacht häufig eine Streckhaltung.

Unterbrechung des Zentralnervensystems zwischen dem Nucleus ruber im Mittelhirn und der Medulla oblongata erhöht den Tonus der gesamten Extensormuskulatur so stark, daß das Tier total starr wird (Enthirnungsstarre). Wenn es aufgestellt wird, bleibt es stehen, weil die Gelenke nicht einknicken.

Dieser Extensorenspasmus verschwindet, wenn beiderseits die Labyrinthe ausgeschaltet werden. Nun lassen sich ganz charakteristische, tonische Stell- oder Haltereflexe nachweisen. Flektiert man den Kopf eines solchen Tieres nach dorsal, dann streckt es die vorderen und beugt die hinteren Extremitäten. Umgekehrt streckt es die hinteren Extremitäten und beugt die vorderen bei einer passiven Kopfbeugung. Dreht man den Kopf zur Seite, dann nimmt der Extensorentonus an der Seite zu, zu der die Augen gewendet werden, an der abgewandten Seite steigt der Flexorentonus (asymmetrische tonische Reflexe).

Beim intakten Tier und noch mehr beim gesunden Menschen treten diese Reflexe meist nur in der frühen Kindheitsentwicklung auf und sind im übrigen höchstens angedeutet vorhanden. Andere supraspinale Leistungen überdecken sie. Sie werden bei manchen Schädigungen übergeordneter motorischer Zentren wieder deutlich. Menschen, die an einer solchen *infantilen Zerebralparese* leiden, können z.B. bei leichter Seitwärtswendung des Kopfes einen angeblickten Gegenstand nicht mehr mit beiden Händen greifen.

Stellreflexe: Weitere Reflexe, die die Stellung des gesamten Organismus beeinflussen und in der Medulla oblongata geschaltet werden, sind die Stellreflexe. Läßt man eine intakte Katze mit dem Rücken nach unten fallen, dann lösen zunächst die Labyrinthe eine Drehung des Kopfes in die normale Stellung aus. Der an den Labyrinthstellreflex sich anschließende, durch diese Drehung ausgelöste Halsstellreflex sorgt dafür, daß der Rumpf in die normale Lage gedreht wird, so daß der Bauch und Extremitäten nach unten zeigen. Die ebenfalls reflektorisch gesteuerte Landereaktion besteht im Strecken der Extremitäten und Spreizen der Zehen. Beim Menschen ist diese Anpassung des Muskeltonus ans Labyrinth, und damit an Bewegungen des Kopfes, nicht mehr so stark ausgeprägt. Bei uns dominieren Auge, Haut- und Tiefensensibilität, doch unterstützen die Labyrinthe durchaus die Tonusregulation. Rasche Linearbeschleunigung nach unten, z.B. im Fahrstuhl, erhöht den Extensorentonus, nach oben den Flexorentonus (Liftreaktion).

Extrapyramidale Verbindungen

Der Fasciculus longitudinalis medialis verbindet die Vestibularkerne mit den Kernen der äußeren Augenmuskeln (Okulomotoriuskern, Abduzenskern, Trochleariskern). Diese Verbindung stimmt die Augenbewegungen auf Kopfbewegungen ab (s. Nystagmus).

Der Tractus reticulospinalis medialis verbindet motorische Anteile der Brücke mit dem Rückenmark. Er stimuliert α- und γ-Motoneurone der Extensoren und hemmt die Flexoren. Der Tractus reticulospinalis lateralis stammt aus der Medulla oblongata und wirkt umgekehrt.

Der Tractus olivospinalis, der an einer Umschaltstelle der Hörbahn entspringt, vermittelt die Einstellung der Skelettmuskulatur auf akustische Reize. Über den Tractus tectospinalis, der vom Mittelhirn absteigt, werden Muskelbewegungen auf optische Reize ausgelöst.

Der Tractus vestibulospinalis überträgt Erregungen der Vestibularkerne auf die α-Motoneurone. Aktivitätszunahme in ihm verursacht eine Aktivierung der Strecker. Dagegen hemmt der Tractus rubrospinalis die Extensoren und bahnt die α- und γ-Motoneurone der Flexoren.

Kleinhirn (Zerebellum)

Das Kleinhirn kann funktionell in drei Teile gegliedert werden. Der aus Nodulus und Flokkulus bestehende entwicklungsgeschichtlich älteste Teil, das *Archizerebellum*, kontrolliert mit efferenten und afferenten Verbindungen die Vestibularkerne in der Medulla oblongata. Diesen Kernen fließen vom Kleinhirn hemmende Impulse zu. Das Kleinhirn reduziert den vestibulär bedingten Extensorentonus.

Im *Palaeozerebellum*, zu dem in der Hauptsache der Kleinhirnwurm (Vermis) und die Pars intermedia des Lobus anterior gehören, endet der *Tractus spinocerebellaris*, der den Dehnungszustand der Muskelspindeln meldet. Aber auch die anderen aufsteigenden Bahnen des lemniskalen Systems geben Kollateralen zu diesem Teil des Kleinhirns ab und informieren es über die Körperhaltung. Efferent hemmt das Palaeozerebellum ebenfalls die motorischen Kerngebiete der Medulla oblongata.

Das *Neozerebellum*, zu dem u.a. die Kleinhirnhemisphären und der Nucleus dentatus zählen, ist mit der Großhirnrinde in einem Rückmeldekreis verbunden. Die zerebrozerebellären Bahnen gelangen über die Pons zum Kleinhirn. Der Weg zurück zum Motokortex führt über den Nucleus ventralis des Thalamus. Zusätzliche Fasern enden am Nucleus ruber.

Dank dieser vielen Verbindungen mit dem übrigen motorischen System vergleicht das Kleinhirn die augenblickliche Situation der Muskulatur und der Körperlage mit den Plänen des Großhirns. Eine zweckmäßige Abwicklung bestimmter Bewegungsprogramme erfordert die Kontrolle der Befehlsausführung.

Ein Ausfall des Kleinhirns verursacht ganz charakteristische motorische Störungen. Der Patient ist unfähig, mehrere Bewegungen gleichzeitig ablaufen zu lassen. Die Muskeln werden nicht mehr zweckmäßig aufeinander angepaßt innerviert. Der Zustand heißt *Asynergie*. Der Patient überkompensiert die falschen Bewegungen, er geht breitbeinig und unsicher, viele Bewegungen schießen über das Ziel hinaus (*Ataxie*). Auch hat der Patient Schwierigkeiten, oder es ist ihm ganz unmöglich, Bewegungen rasch aufeinander folgen zu lassen (*Adiadochokinese*). Der Intentionstremor als weiteres Kleinhirnsymptom besteht darin, daß während einer Bewegung die ausführende Hand zittert, als Zeichen unzulänglicher Kurskorrektur. In Ruhe, wenn das Ziel der Bewegung erreicht ist, verschwindet der Tremor. Weitere Störungen sind eine Verminderung des Muskeltonus, Nystagmus und eine skandierende Sprache. Die geschilderten Symptome treten deutlich nur dann auf, wenn das Kleinhirn rasch ausfällt; andernfalls, bei allmählicher Funktionseinbuße, übernehmen andere Teile des Zentralnervensystems die Aufgaben des Kleinhirns (*Plastizität des Gehirns*).

•••• Muskeltonus

Trotz dieser Vielfalt der Einflüsse auf das α-Motoneuron können grundsätzlich drei Arten von Muskelkontraktionen unterschieden werden:

1. Muskelkontraktionen, die ihren Ursprung in Nervenimpulsen haben, die aus der Peripherie in das Zentralnervensystem kommen. Diese Bewegungen stellen motorische Reflexe auf periphere Reize dar, z.B. aus dem Labyrinth, von Auge, Ohr, von den Muskelspindeln, den Golgi-Rezeptoren in den Sehnen und von Gelenkrezeptoren, aber auch von Rezeptoren in den inneren Organen über sog. viszerosomatische Reflexe. Die Reflexe werden im Rückenmark und im Gehirn umgeschaltet, sie sind mitverantwortlich für die Stellung und Haltung des Organismus. Zusammen mit der

2. Gruppe von Bewegungsabläufen, die von spontan und unbewußt im Zentralnervensystem entstandenen Erregungen ausgelöst werden, regulieren sie den *Muskeltonus*. Darunter versteht man die Kontraktionsaktivität der Muskeln ohne willkürliche Innervation. Man spricht auch von Grundinnervation. Ihre Stärke und ihre Regulation sind für den Organismus nicht gleichgültig. Übermäßige gleichzeitige Innervation eines Antagonistenpaares erhöht nicht nur den Ruhesauerstoffverbrauch, sondern für eine Willkürbewegung muß ein großer zusätzlicher Innervationsaufwand getrieben werden, um entweder den Agonisten stärker zu bahnen oder den Antagonisten zu hemmen. Der Widerstand, gegen den der Muskel anarbeiten muß, wird vergrößert. Aber auch bei einer zu kleinen Grundinnervation kann die ordentliche Ausführung der Bewegung gestört sein. Es fehlen unter diesen Umständen notwendige Bahnungen für die α-Motoneurone.

Die Stärke des Muskeltonus kann mit dem Elektromyogramm gemessen oder durch den Widerstand abgeschätzt werden, die die Muskulatur einer Dehnung entgegensetzt.

Zur Registrierung des Elektromyogramms können Nadelelektroden in den Muskel eingestochen werden. Die Amplitude der extrazellulär abgeleiteten Aktionspotentiale hängt einmal von der Entfernung der aktiven Muskelfasern vom Ableitort ab und zum anderen davon, wie viele Muskelfasern einer motorischen Einheit zum Summenpotential beitragen. Die Lage der Elektroden und die Höhe und der Rhythmus der registrierten Spannungsschwankungen erlauben Rückschlüsse auf die Anzahl der innervierten motorischen Einheiten, auf deren Erregungsfrequenz und auf die Synchronisierung der Erregungen der einzelnen motorischen Einheiten.

Die intramuskuläre Ableitung mit Nadelelektroden eignet sich für klinische Zwecke, weil dadurch eine bessere Differenzierung der Aktivitäten einzelner motorischer Einheiten ermöglicht wird.

Für die Analyse von Bewegungsabläufen können die Muskelaktionspotentiale mit Hilfe von Oberflächenelektroden, die auf die Haut über dem Muskel aufgeklebt sind, abgeleitet werden. Es können dann im resultierenden Signal zwar nicht mehr die einzelnen motorischen Einheiten unterschieden werden, aber man erhält eine Information darüber, ob der Muskel überhaupt aktiv ist. Es läßt sich auch grob ein Aktivitätsniveau der Muskeltätigkeit angeben. Verfahren der Signalanalyse machen eine Reihe von detaillierten Aussagen über die Muskelaktivität (z. B. den Ermüdungszustand) möglich.

Die 3. Gruppe der Bewegungsabläufe sind die von unserem Willen bewußt geplanten Muskelkontraktionen. Wir müssen uns aber keineswegs bei einer willkürlichen Bewegung den Ablauf in allen Einzelheiten bewußtmachen, z. B. wie viele motorische Einheiten von welchem Muskel mit welcher Aktionspotentialfrequenz innerviert werden müssen. Vielmehr planen wir nur eine bestimmte Handlung, die, einmal vom Willen geleitet, automatisch weiterläuft, allerdings auch durch den Willen abgebrochen werden kann. Das motorische System speichert ganze Impulsmuster für die Bewegungen. Dies setzt allerdings voraus, daß die Bewegungen eingeübt werden. Besonders anschaulich wird dies bei komplizierten Bewegungsabläufen. Muß der Klavierspieler sich anfangs auf jeden Tastendruck konzentrieren, kann er nach hinlänglichem Üben das Notenbild in Musik umwandeln, ohne an seine Hände zu denken.

Ein wesentlicher Faktor, der den Muskeltonus beeinflußt, ist die Psyche, die nach dem oben Gesagten Bewegungsabläufe der Gruppen 2 und 3 auslösen und modifizieren könnte. Aufregung und Mißstimmungen verhindern vielfach die Koordination feiner Bewegungen.

•••• Stimme und Sprache

Eine besonders gute Koordination zwischen Motorik und Sensorik verlangt die Sprache.

Der Apparat zur Bildung der Stimme kann mit einem Blasinstrument verglichen werden. Die Luft wird während einer Exspiration aus der Lunge, die dem Windraum entspricht, durch die Stimmritze in den Luftraum gepreßt. Die Stimmbänder geraten dabei in Schwingung, wodurch Töne entstehen. Die Tonhöhe – die Grundschwingungsfrequenz – entspricht der Frequenz der Stimmbandschwingungen. Sie variiert mit der Länge und der Spannung der Stimmbänder. Die Kehlkopfmuskulatur bewegt die Gießbeckenknorpel und verändert damit den Abstand zwischen ihnen. Die in den Stimmbändern befindlichen Mm. vocales spannen je nach ihrer Kontraktionsstärke die Stimmbänder. Der Stimmumfang beträgt ungefähr 2 Oktaven, geübte Sänger erreichen bis zu 3 Oktaven. Die untere Grenze liegt bei 80 Hz (Baß), die obere Grenze für die Grundschwingung liegt bei 970 Hz (Sopran). Je länger und schlaffer die Stimmbänder sind, um so stärker muß angeblasen werden, um eine bestimmte Lautstärke zu erzielen. Bei der Bruststimme ist die Stimmritze während der Schwingungen zeitweilig völlig geschlossen, bei der Kopfstimme ist sie immer offen. Für sie ist deswegen eine größere Luftstromstärke erforderlich. Beim Flüstern schwingen die Stimmbänder nicht.

Die Mundhöhle und die Nasenhöhle stellen den *Luftraum* dar, der mit in Schwingung gesetzt wird. Seine Größe und Form, die durch die Zunge und Lippenstellung variiert werden können, beeinflussen die Amplitude der Obertöne, die für die Klangfarbe verantwortlich sind.

Die Sprache setzt sich aus *Vokalen und Konsonanten* zusammen. Vokale entstehen durch ganz charakteristische Schwingungsmuster, die *Formanten.* Die Frequenzen dieser Formanten sind unabhängig von der Frequenz der Grundschwingung, ob hoch oder tief gesprochen wird. Unter den Konsonanten unterscheidet man stimmhafte und stimmlose. Die Stimmbänder schwingen nur bei den stimmhaften Konsonanten (M, L, N, Ng, B, W, D, G) mit, die stimmlosen werden durch typische Formungen besonders des Mundes gebildet und dadurch differenziert, daß die Luft entweder stoßweise oder anhaltend durch den Luftraum geblasen wird. Man teilt die Konsonanten nach ihrem Entstehungsort in Lippenlaute (Labiales: P, B, F, W, R, M), Zahnlaute (Dentales: T, D, Ss, S, N), Zungenlaute (Linguales: T, D, Ch, R, J, N, Sch) und Gaumenlaute (Gutturales: K, G, Ch, R, Ll, Ng) ein. Eine andere Einteilung benutzt die Bildungsart: Für die Explosivlaute (Verschlußlaute) P, B, T, D, K, G wird ein Verschluß gesprengt, bei den Reibelauten F, W, S, Ch, Sch, L werden im Mund Turbulenzen erzeugt; R ist ein sog. Zitterlaut, und an den Nasallauten M, N, Ng ist die Nase stark beteiligt.

Für die Sprachbildung und für das Sprachverständnis verfügt der Mensch über ein motorisches und ein sensorisches Sprachzentrum. Das motorische Sprachzentrum (Broca-Sprachzentrum) liegt bei Rechtshändern in der linken Großhirnhemisphäre, bei Linkshändern oft in der rechten Großhirnhemisphäre vor den Anteilen des motorischen Kortex, die die Muskeln des Gesichts , des Rachens, der Zunge, des Gaumens und des Kehlkopfes versorgen. Es koordiniert den Einsatz dieser Muskeln und auch der Atemmuskulatur so, daß Laute erzeugt werden können. Fällt es aus, kann der Patient bei erhaltenem Sprachverständnis nur unter großer Mühe einfachste Sätze sprechen. Er leidet an einer motorischen Aphasie.

In der Nähe des Heschl-Hörzentrums im Schläfenlappen liegt das sensorische Sprachzentrum (Wernicke-Sprachzentrum). Bei seinem Ausfall fehlt dem Patienten bei intaktem Hören das Sprachverständnis. Der an einer solchen sensorischen Aphasie leidende Patient spricht flüssig, aber entstellt, weil die sensorische Kontrolle fehlt. Eine globale Aphasie liegt vor, wenn die Sprache sowohl sensorisch als auch motorisch beeinträchtigt ist. Die amnestische Aphasie zeichnet sich durch Wortfindungsstörungen aus. Vielfach umschreibt der Patient das fehlende Wort, oder er setzt weniger konkrete Füllwörter ein. Die sensorischen Störungen sind häufig mit dem Unvermögen vergesellschaftet, zu lesen (Alexie), die motorischen Störungen mit der Unfähigkeit zu schreiben (Agraphie).

Auch Schädigungen des Gehörs erschweren die Sprachbildung, oder, wie bei der angeborenen Taubheit, sie machen sie nahezu unmöglich. Gehör und Stimme sind einander angeglichen. Im Frequenzbereich der Grundtöne des Soprans und der Obertöne zwischen 500 und 3500 Hz reagiert das Ohr am besten.

1.5.5 Vegetatives Nervensystem

(Abb. 1.**60**)

Das vegetative Nervensystem umfaßt die effektorischen Nervenzellen und Nerven, die die glatte Muskulatur, das Herz und die Drüsen versorgen. Es wird auch als *autonomes Nervensystem* bezeichnet, weil es unserem Willen weitgehend entzogen ist. Trotzdem bestehen zwischen dem somatischen und dem vegetativen Nervensystem zahlreiche Verbindungen. Beide stehen miteinander in Wechselwirkung.

Das vegetative Nervensystem reguliert das innere Milieu des Körpers, es paßt die Arbeitsweise der inneren Organe den Erfordernissen an. Dabei wird es vom innersekretorischen System unterstützt, das ebenfalls eine große Bedeutung bei der vegetativen Regulation hat und mit dem vegetativen Nervensystem eng verflochten ist.

•••• Teile des vegetativen Systems

Innerhalb des vegetativen Nervensystems lassen sich zwei Funktionskreise voneinander trennen: der Sympathikus und der Parasympathikus. Der *Sympathikus* bringt den Organismus in eine ergotrope Reaktionslage, d.h., der sog. Sympathikotonus ermöglicht es dem Organismus, Leistungen nach außen abzugeben. Unter seinem Einfluß werden demnach alle diejenigen Organfunktionen aktiviert, die für geistige und körperliche Arbeit erforderlich sind. Der Ablauf zentralnervöser Vorgänge wird beschleunigt, die Reaktionsfähigkeit wird verbessert, Müdigkeitsgefühle verschwinden. Die Bronchialmuskulatur erschlafft, wodurch die Strömungswiderstände für die Atemluft absinken. Die Herzfrequenz steigt an; besonders bei Trainierten wird auch das Auswurfvo-

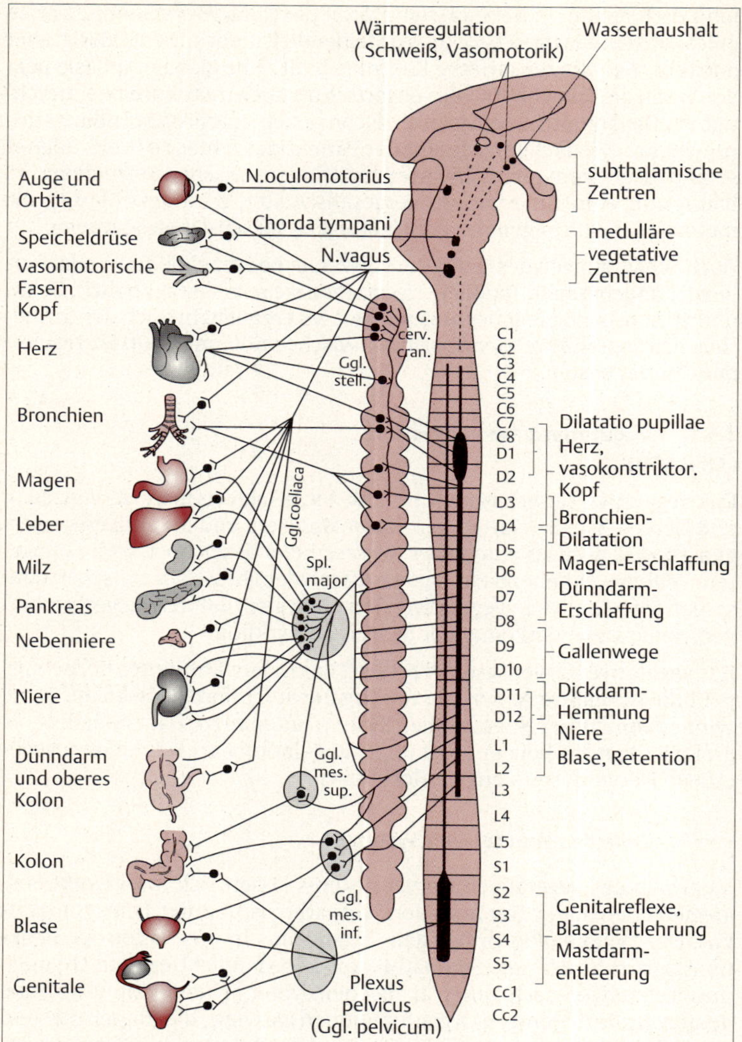

Abb. 1.**60** Übersicht über das vegetative Nervensystem. Beachte, daß die sympathischen Fasern in den Ganglien des Grenzstranges oder den unpaaren Ganglien umgeschaltet werden, die parasympathischen Fasern jedoch erst im Erfolgsorgan (nach Caspers)

lumen vergrößert. Beides zusammen bedeutet die Vergrößerung des Herzminutenvolumens. Der Blutdruck steigt an, die Durchblutung der arbeitenden Muskulatur wird verbessert, der Muskeltonus wird erhöht. Glykogen wird in Glukose umgewandelt, die dann rasch verbrannt werden kann. Umgekehrt hemmt der Sympathikus die Aktivität derjenigen Organe, die nicht unmittelbar der Leistungsabgabe dienen. Die glatte Muskulatur und die Drüsen des Magen-Darm-Traktes sowie die Harnblasenmuskulatur vermindern ihre Tätigkeit. Ihre Durchblutung wird gedrosselt, so daß mehr Blutvolumen für die Durchblutung der arbeitenden Muskulatur bereitsteht.

Der *Parasympathikus* fördert dagegen die Erholung und den Aufbau von Körpersubstanz. Er aktiviert unter anderem den Magen-Darm-Trakt und setzt die Herzfrequenz herab. Seine Aktivität ist in Ruhe und im Schlaf erhöht, die er beide selbst wieder fördert. Betrachtet man ein einzelnes Organ, dann arbeiten Sympathikus und Parasympathikus antagonistisch. Auf den gesamten Organismus bezogen besteht jedoch ein Synergismus zwischen den beiden Teilen des vegetativen Nervensystems: Erst der Energie- und Substanzaufbau durch die trophotrope Wirkung des Parasympathikus ermöglichen es dem Sympathikus, den Organismus auf Leistung einzustellen. Ein länger anhaltender Sympathikotonus führt letztlich zur Erschöpfung.

•••• Aufbau des vegetativen Nervensystems

Den efferenten Fasern des Sympathikus und Parasympathikus ist gemeinsam, daß sie auf ihrem Weg zum Erfolgsorgan unterbrochen werden. Die periphere efferente Bahn besteht aus zwei hintereinander geschalteten Neuronen. Das erste Neuron entspringt im Zentralnervensystem.

Die *sympathischen Ursprungszellen* liegen im Seitenhorn des Thorakal- bzw. Lumbalmarkes. Sie werden entweder in den Ganglien des Grenzstranges oder in weiter peripher gelegenen (z. B. Ganglion cervicale superius, medium, inferius; Ganglion solare) auf das II. postganglionäre Neuron umgeschaltet. Der Überträgerstoff in diesen ganglionären Synapsen ist Acetylcholin. Die postganglionären Fasern ziehen dann zum Erfolgsorgan. Es handelt sich meist um marklose Fasern der Gruppe C. Der Überträgerstoff an den effektorischen Synapsen, in denen die Übertragung auf das Erfolgsorgan geschieht, ist Noradrenalin – weshalb das sympathische System auch als adrenerges System bezeichnet wird. Wie das Erfolgsorgan auf eine sympathische Aktivierung reagiert, hängt nicht nur vom Überträgerstoff, sondern auch von der Art des Rezeptormoleküls in der Empfängerzelle ab. Man unterscheidet sog. α- und β-Rezeptoren. Die α-Rezeptoren sollen hauptsächlich die fördernde Wirkung, die β-Rezeptoren die hemmende Wirkung vermitteln. Es gibt allerdings auch einige effektorische sympathische Synapsen, in denen Acetylcholin der Überträgerstoff ist, wie bei den Schweißdrüsen und einigen sympathischen Nerven, die zu Gefäßen in der Skelettmuskulatur ziehen.

Zum Sympathikus gehört auch das Nebennierenmark. Es wird von präganglionären sympathischen Fasern angesteuert und gibt Adrenalin und Noradrenalin in das Blut ab. Diese besitzen Hormoneigenschaften. Die Wirkungen des Noradrenalins und des Adrenalins ähneln sich, sie gleichen sich aber nicht. Noradrenalin vermittelt wie auch als Transmitter der postganglionären sympathischen Fasern vornehmlich die aktivierenden Aufgaben des Sympathikus, die hauptsächlich durch die sog. effektorischen α-Rezeptoren übertragen werden. So führt Noradrenalin zu einer Steigerung der Herztätigkeit und zu einer Verengung der Blutgefäße. Adrenalin wirkt etwas stärker auf die β-Rezeptoren. Die Wirkung auf das Herz gleicht der des Noradrenalins. Die Wirkung des Adrenalins auf die Blutgefäße ist abhängig von seiner Konzentration. In geringen Konzentrationen erweitert es über die β-Rezeptoren die Gefäße – es wirkt vasodilatatorisch, in höheren Konzentrationen zeigt es dann ebenfalls einen über die α-Rezeptoren vermittelten vasokonstriktorischen Effekt. Adrenalin entfaltet an den Bronchien eine stärkere dilatatorische Wirkung als das Noradrenalin.

Die Zellen des I. peripheren *parasympathischen Neurons* liegen in Zentren des Gehirns, z. B. in der Medulla oblongata und im Mittelhirn. Parasympathische Fasern verlaufen im N. oculomotorius, N. trigeminus, N. facialis, N. glossopharyngeus und besonders im N. vagus, der die parasympathische Versorgung der inneren Organe bis zum Dickdarm übernimmt. Die unteren Teile des Körpers, besonders die Anal- und Genitalregion, werden parasympathisch von Zentren im Sakralmark versorgt. Die Umschaltung auf das II. periphere Neuron geschieht meist in unmittelbarer Nähe des Erfolgsorgans, z. B. in den intramuralen Plexus des Magen-Darm-Kanals. In allen peripheren Synapsen des Parasympathikus überträgt vornehmlich Acetylcholin die Erregung –man spricht deswegen auch vom cholinergen System.

Mit dem sympathischen und parasympathischen Nerven vergesellschaftet sind afferente Bahnen. Sie tragen die Informationen von Eingeweiderezeptoren und Hautrezeptoren zum Zentralnervensystem. Etwa 80% der Nervenfasern im N. vagus sollen afferente Fasern sein. Auch durch die Grenzstrangganglien des Sympathikus laufen afferente Fasern; sie steigen im Seitenstrangsystem auf und ab und treten von ihm ins Rückenmark ein. Eine Zuordnung dieser Fasern zum Sympathikus oder Parasympathikus gibt es nicht.

Dieses afferente System dient fast ausschließlich der Regulation des inneren Milieus. Seine Aktivität bleibt dem Bewußtsein fast vollkommen verborgen. Umschaltstellen zwischen den afferenten Fasern und dem vegetativen System existieren auf verschiedenen Ebenen. Von den Nozizeptoren der Haut sollen Kollateralen direkt zu den Wandmuskeln der Gefäße ziehen. Eine schmerzhafte Reizung eines Hautareals verursacht durch Öffnen der Hautgefäße eine Rötung. Dieser *Axonreflex* bedarf keiner Umschaltung in zentralen Strukturen. Umschaltungen von afferenten auf efferente Bahnen finden in den Grenzstrangganglien des Sympathikus, im Rückenmark und in der Medulla oblongata statt. Es bestehen auch Verbindungen zu Afferenzen und Efferenzen des cerebrospinalen Nervensystems zu den aufsteigenden Bahnen. Diese zahlreichen Umschaltungen stellen die Basis für Reflexe dar, die für die Tätigkeit der inneren Organe wichtig sind, aber auch große Bedeutung für physikalische Behandlungsmaßnahmen erlangt haben.

•••• Vegetative Reflexe

(Abb. 1.**61**)

Als solche bezeichnet man Reflexe, bei denen Strukturen des vegetativen Systems Teile des Reflexbogens darstellen. Bis auf Ausnahmen (Axonreflexe) werden auch diese Reflexe im Zentralnervensystem oder in den vegetativen Ganglien umgeschaltet.

Viszeroviszerale Reflexe: Die Rezeptoren liegen in vegetativen Organen, die Effektoren ebenfalls. Über diese Reflexe werden zum Teil die Muskelaktivitäten und die Sekretion der Organe des Magen-Darm-Traktes gesteuert. Die Blasenentleerung ist ein solcher Reflex.

Viszerokutane Reflexe: Die Rezeptoren liegen in den inneren Organen, die Effektoren sind die glatten Muskeln der Hautgefäße, wie die Schweißdrüsen und die Muskeln der Haarbälge. Durch diese Reflexe teilen sich Erregungen der inneren Organe der Haut mit, wo Durchblutungsänderungen oder Schweißbildung ausgelöst werden.

Kutiviszerale Reflexe: Die Rezeptoren liegen in der Haut, die Effektoren sind die Drüsen und die Muskulatur der inneren Organe. Über die Reflexe gelingt es, die Arbeitsweise der inneren Organe von der Haut zu beeinflussen. Sie sind wohl die Grundlage für die manchmal guten Erfolge von Massagebehandlungen und ähnlichen physikalischen Maßnahmen (z. B. Reflexzonenmassage).

Kutikutane Reflexe: Rezeptoren liegen in der Haut, die Effektoren sind die gleichen wie bei den viszerokutanen Reflexen.

Viszeromotorische Reflexe: Die Rezeptoren befinden sich in den inneren Organen, die Effektoren sind die quergestreiften Skelettmuskeln. Sie

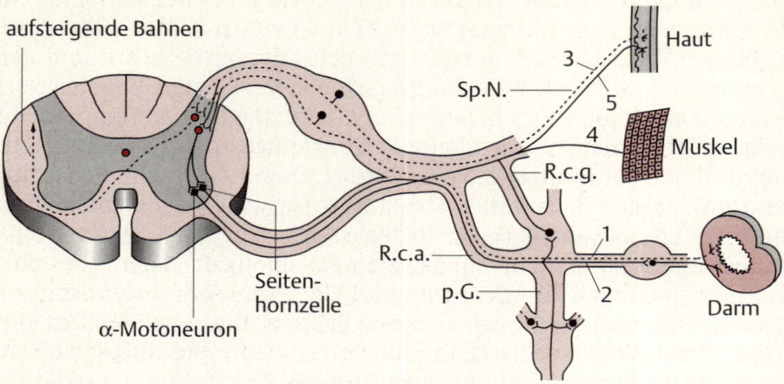

Abb. 1.**61** Schematische Darstellung der vegetativen Reflexe. R.c.a. = Ramus communicans albus; R.c.g. = Ramus communicans griseus; p.G. = prävertebrales Ganglion; Sp.N. = Spinalnerv. 1 = sensibles Neuron; es bringt Erregungen vom Darm zum Zentralnervensystem. 2 = sympathisches Motoneuron, entspringt einer Seitenhornzelle, der Neurit gelangt durch die vordere Wurzel und den R. communicans albus zum Grenzstrang, den er ohne Unterbrechung passiert. Die Umschaltung auf das II. periphere Neuron geschieht in einem weiter in der Peripherie gelegenen Ganglion. Nur die Übertragung am Erfolgsorgan Darm ist adrenerg. 3 = I. Neuron der Schmerz- und Temperaturbahn. Es besitzt die gleiche Umschaltstelle wie das sensible Neuron (1). Beide Neurone bahnen sich gegenseitig. 4 = somatomotorischer Nerv, 5 = sympathisches Motoneuron, versorgt die Drüsen und die glatte Muskulatur der Haut. Der Neurit zieht durch die vordere Wurzel und den R. communicans albus zum Grenzstrang, wo auf das II. Neuron umgeschaltet wird. Der Neurit des II. Neurons gelangt über den R. communicans griseus zum Hautnerv. Aus dem Schema ist zu ersehen, wie z. B. über den Weg 3 → ZNS → 2 von der Haut aus auf den Darm Einfluß genommen werden kann: kutiviszeraler Reflex. Der Weg 1 → ZNS → 4 stellt einen viszerosomatischen Reflex dar, der z. B. für die Bauchdeckenspannung verantwortlich ist. 1 → ZNS → 5 zeigt den Weg für einen viszerokutanen Reflex: Veränderung der Durchblutung und Schweißsekretion bei inneren Affektionen (nach Caspers)

vermitteln z. B. die Bauchdeckenspannung bei abdominalen Entzündungen.

•••• Zentrale vegetative Regulation

Die vegetativen Funktionen werden vom Hypothalamus und von der Formatio reticularis der Medulla oblongata gesteuert.

Im *Hypothalamus* befinden sich Zellgruppen, die für den Wasserhaushalt zuständig sind, andere für die Thermoregulation, für die Narungsaufnahme und für andere vegetative Vorgänge. Dabei werden bei Reizung dieser Zentren keine vegetativen Einzelreaktionen, sondern ganze Funktionskomplexe ausgelöst. So führt eine Kühlung des Temperaturzentrums zu einer Verengung der Hautgefäße und zu einer Stoffwechselsteigerung. Der Hypothalamus wirkt nicht nur über das vegetative Nervensystem, sondern er kontrolliert auch das innersekretorische System. Die Hormonproduktion der Hypophyse wird von ihm durch sog. Releasing factors bzw. hemmend wirkende Inhibiting factors gesteuert. Damit beeinflußt er die Aktivität der Nebennierenrinde, der Schilddrüse und der Keimdrüsen. Einige Hormone, z. B. das Adiuretin, das sehr wichtig für den Wasserhaushalt ist, produziert er selbst und gibt es in den Hypophysenhinterlappen zur Speicherung.

Einige Teile des Hypothalamus stehen im Dienste des Zuckerhaushaltes. Ein Absinken der Glukosekonzentration im Hypothalamus verursacht das Hungergefühl. Er veranlaßt den Hypophysenvorderlappen zu Bildung und Abgabe des adrenokortikotropen Hormons, das seinerseits in der Nebennierenrinde die Kortisolabgabe stimuliert. Kortisol fördert die Glukoneogenese – die Umwandlung von Aminosäuren aus dem Eiweißgerüst des Körpers in Glukose. Außerdem stellt es Fettsäuren aus dem Fettgewebe zur Verfügung.

Der Hypothalamus ist mit der Großhirnrinde verbunden, so daß die vegetative Lage den Bedürfnissen des Großhirns angepaßt werden kann, andererseits kann der Hypothalamus aber auch die Bewußtseinslage beeinflussen.

Der Hypothalamus steht in Wechselbeziehung zum limbischen Kortex, zu dem u. a. der Hippokampus, der Gyrus cinguli und Teile des Frontallappens und des Schläfenlappens gezählt werden. Der limbische Kortex ist der Sitz für solche Antriebe, die der Erhaltung des Individuums und der Art dienen. Von ihm werden der Trieb zur Nahrungsaufnahme und der Sexualtrieb beherrscht. Während vom Hypothalamus aus ganze Funktionskomplexe ausgelöst werden, sind in der *Medulla oblongata* Zentren angesiedelt, die einzelne vegetative Funktionen kontrollieren. Im Atemzentrum z. B. finden sich exspiratorische und inspiratorische Abschnitte. Vom Kreislaufzentrum werden die Herzfrequenz und der Tonus der Gefäßmuskulatur geregelt. Hier werden vegetative Funktionen der Körpermotorik angepaßt und umgekehrt.

•••• Regelkreis

Ein wichtiges Funktionsprinzip des Organismus ist der Regelkreis (Abb. 1.**62**). Er ermöglicht, daß eine bestimmte Größe, z. B. der Blutdruck

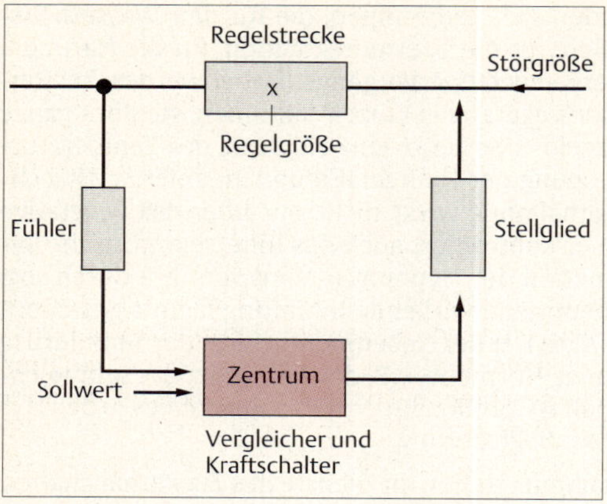

Abb. 1.**62** Schema eines Regelkreises

oder der CO_2-Partialdruck im Blut, auch dann konstant gehalten wird, wenn mannigfaltige Störungen auf sie einwirken. Die konstant zu haltende Größe heißt Regelgröße. Sie wird ständig durch Rezeptoren gemessen, die den Meßwert durch Nervenverbindungen einem Zentrum mitteilen.

Weicht der mitgeteilte Istwert von dem im Zentrum eingestellten Sollwert ab, dann gibt das Zentrum Befehle an ein Stellglied, das mit Hilfe der Stellgröße versucht, die Regelgröße wieder zur Norm (Sollwert) zurückzubringen. Der Bereich, in dem die Regelgröße gemessen wird, heißt Regelstrecke. Da die Stellgröße in der Regelstrecke auf die Regelgröße wirkt, wird der Effekt der Veränderung durch die Rezeptoren immer mitgemessen. Es wird dadurch weitgehend verhindert, daß die Abweichung vom Normwert überkorrigiert wird.

In vielen Fällen sollen auch vorübergehende kleine Abweichungen vom Sollwert vermieden werden. Dann wird die Größe, die die Regelgröße beeinflußt, die Störgröße, direkt gemessen und dem Zentrum mitgeteilt. Eine solche Störgrößenaufschaltung gestattet es, notwendige Maßnahmen schon einzuleiten, bevor die Regelgröße meßbar von der Norm abgewichen ist.

Unter Sollwertverstellung versteht man, wenn plötzlich im Zentrum ein anderer Sollwert eingestellt wird. Dann muß der Wert der Regelgröße verändert werden, auch wenn er bisher dem Normwert entsprach.

1.6 Blut

Einige Prozesse der Stofftransporte (Diffusion, Osmose u.a.) waren bei der Beschreibung der Zelle und ihrer Membran bereits beschrieben worden. Derartige Transporte, sowie der energieverbrauchende aktive Transport, können Teilchen und Wasser nur über sehr kleine Wegstrekken (kürzer als 1 mm) effektiv transportieren. Man faßt diese Transporte als konduktive Transporte zusammen. Ihnen gemeinsam ist, daß der zu transportierende Stoff unmittelbar an einem Leitungsweg entlang bewegt wird. Größere Distanzen werden mit konvektiven Transporten überwunden. Bei ihnen wird ein Medium bewegt, das mit den zu transportierenden Stoffen beladen werden kann. Die Bewegung des Mediums über für es geeignete Wege geschieht nach Gesetzmäßigkeiten, die vom Medium abhängen, nicht aber vom zu transportierenden Stoff. Die wichtigsten konvektiven Transportsysteme sind der Kreislauf, die Atmung, der Verdauungstrakt und die Harnwege.

Das Medium des Kreislaufes ist das Blut, das durch die Blutgefäße in alle Regionen des Körpers gelangt. Das Blut transportiert den Sauerstoff vom Aufnahmeort in der Lunge zur verbrauchenden Zelle im Gewebe. Es bringt die energiehaltigen Brennstoffe zur Zelle und befördert anfallende Stoffwechselendprodukte zu den Ausscheidungsorganen. Die bei den Stoffwechselprozessen erzeugte Wärme muß vom Blut an die Körperoberfläche geschafft werden. Zusammen mit dem Blut gelangen Hormone als Informationsträger und Aktivatoren bestimmter Organfunktionen vom Bildungsort zum Wirkort. Die Stoffe, die im Blut befördert werden, können dessen chemische Reaktion ändern und damit die Funktionsfähigkeit vermindern. Um solche Funktionsminderung zu verhindern, besitzt das Blut Pufferkapazitäten und Abwehrfunktionen. Die in den Körper eindringenden Fremdlebewesen und Fremdstoffe werden vom Blut abgewehrt. Es besitzt ein Gerinnungssystem, das bei Verletzungen des Gefäßsystems verhindert, daß zuviel Blut ausströmt. Dadurch schützt es den Körper vor zu großen Blutverlusten.

1.6.1 Zusammensetzung des Blutes

Die Gesamtblutmenge beträgt etwa 8% des Körpergewichtes. Das sind bei einem 70 kg schweren Menschen 5,6 l Blut, denn das spezifische Gewicht des Blutes ist nur wenig größer als das des Wassers. Die einzelnen aufgezählten Funktionen des Blutes werden von ganz spezifischen Substanzen und Strukturen im Blut wahrgenommen.

Das Blut besteht aus zelligen Bestandteilen und aus Flüssigkeit, die Plasma genannt wird. Macht man das Blut ungerinnbar und zentrifugiert es scharf, dann setzen sich die etwas schwereren roten zelligen Bestandteile deutlich vom gelben Plasma ab. Der Anteil der roten Blutkörperchen am Gesamtvolumen wird durch den Hämatokritwert ausgedrückt. Er beträgt 40 – 45 %. Das Plasma besitzt am Gesamtvolumen den größeren Anteil.

• • • • Blutplasma

Im flüssigen Teil des Blutes sind Mineralien, Eiweiße, Hormone, Glukose, Aminosäuren, Harnstoff, Fette und viele andere Stoffe gelöst. Der *osmotische Druck* des Blutes beträgt etwa 770 kPa (7,7 bar). Dies entspricht einer Kochsalzlösung, die 0,9 g NaCl in 100 ml enthält. Man spricht von einer isotonen oder physiologischen Kochsalzlösung. Der osmotische Druck wird auch im Blutplasma hauptsächlich durch die Natrium- und Chloridionen getragen. Der Anteil der Eiweiße am osmotischen Druck wird als *kolloidosmotischer Druck* bezeichnet. Er beträgt zwar nur etwa 3,3 kPa, spielt aber eine große Rolle beim Flüssigkeitsaustausch zwischen Blut und Gewebe.

Eiweiße

Die wichtigsten Eiweiße sind mengenmäßig die *Albumine*, die *Globuline* und das *Fibrinogen*. Sie machen 7 – 8 % des Plasmas aus. Bei der Gerinnung entsteht aus dem Fibrinogen Fibrin, das unlöslich ausfällt. Die verbleibende Flüssigkeit wird als Serum bezeichnet. Die Mengen der Albumine und Globuline verhalten sich zueinander wie 2 : 1 (Eiweißquotient). Ist dieses Verhältnis gestört – bei Infektionskrankheiten z. B. zugunsten der Globuline –, können sich in einem senkrecht stehenden Glasröhrchen die roten Blutkörperchen nicht gegenseitig abstoßen. Sie sinken schneller als normalerweise ab. Die *Blutsenkungsgeschwindigkeit* ist erhöht. Die Albumine als relativ kleine und damit häufigste Eiweißkörper (Molekulargewicht ca. 70 000; das Molekulargewicht gibt an, um wieviel schwerer ein Molekül als ein Wasserstoffatom ist) sind für den kolloidosmotischen Druck verantwortlich. Sie erfüllen weiterhin eine Transportfunktion. Sie transportieren z. B. Fettsäuren, Farbstoffe, Hormone, Magnesium- und Kalziumionen. Aber auch Medikamente werden an Albumine gebunden.

Die wesentlich größeren Globuline teilt man nach ihrer Wanderung im elektrischen Feld (Elektrophorese) in α-, β- und γ-Globuline ein. Die α- (Molekulargewicht 70 000 – 100 000) und β-Globuline (Molekulargewicht 90 000 – 120 000) haben Transportfunktionen. Sie binden Kupfer- und Eisenatome, Vitamine und Hormone und transportieren sie in der Blutbahn. Die γ-Globuline (Molekulargewicht 150 000 – 200 000) werden im Gegensatz zu den in der Leber gebildeten Eiweißen in den Plasmazellen des lymphatischen Gewebes produziert. Sie haben eine Abwehrfunktion und werden als Immunglobulin bezeichnet.

Die aus Lipiden (Fette) und Eiweißen aufgebauten Lipoproteine dienen dem Fetttransport im Blut. Störungen im Haushalt der Lipoproteine, insbesondere ihrer Aufnahme in Zellen, können zu Veränderungen der Arterienwände mit Arteriosklerose führen.

•••• Zellige Bestandteile des Blutes

Erythrozyten

Die Hauptmasse der zelligen Bestandteile bilden die roten Blutkörperchen oder Erythrozyten. In 1 mm^3 Blut befinden sich 4–5 Millionen Erythrozyten. Die roten Blutkörperchen sind scheibchenförmige Zellen mit einem Durchmesser von 7–8 µm, die keinen Kern enthalten. Deshalb sind sie auch nicht teilungsfähig. Sie leben nach dem Austritt aus dem Knochenmark etwa 100 Tage, dann werden sie besonders in Leber und Milz abgebaut. Damit die hohe Konzentration aufrechterhalten werden kann, müssen demnach ständig Erythrozyten nachgebildet werden.

Hämoglobin

Die Erythrozyten enthalten den roten Blutfarbstoff, das Hämoglobin. Dies ist ein Eiweiß, das in seinem Molekül Eisen enthält. Das Eisen befähigt das Hämoglobin, Sauerstoff locker anzubinden. In 100 ml Blut eines gesunden Menschen befinden sich ungefähr 16 g Hämoglobin (häufig wird der Hämoglobingehalt als Prozentsatz der 16 g pro 100 ml (= 100%) angegeben. Befinden sich im Patientenblut nur 12 g Hb/100 ml Blut, dann hat der Patient 75% Hämoglobin). 1 g Hämoglobin kann bei vollständiger Sättigung, die normalerweise nur dann möglich ist, wenn der Sauerstoffpartialdruck größer als 13 kPa ist (genaueres darüber im Abschnitt Atmung), 1,34 ml Sauerstoff anbinden, d. h., in 100 ml Blut können etwa 21 ml Sauerstoff aufgenommen werden.

Das Verhältnis zwischen Hämoglobingehalt und dem Erythrozytengehalt des Blutes, beide in Prozent der Normwerte ausgedrückt (100% Erythrozyten = 5 Mill./mm^3), stellt den *Färbeindex* dar, der bei gesunden Menschen 1 ist. Bei Eisenmangel kann nicht genügend Hämoglobin gebildet werden, der Hämoglobingehalt sinkt ab, und der Färbeindex fällt unter 1. Die Sauerstofftransportkapazität ist dann vermindert. Bei Mangel an Vitamin B_{12} können die Erythrozyten im Knochenmark nicht ausreifen, die Hämoglobinbildung verläuft aber ungestört. Jeder einzelne Erythrozyt wird dann vermehrt mit Hämoglobin bepackt, der Färbeindex steigt über 1. Störungen im Aufbau der Erythrozyten und Verminderungen ihrer Zahl werden als Anämie bezeichnet. Im ersten Fall handelt es sich um eine Eisenmangelanämie, im zweiten um eine perniziöse Anämie. Ein anderes Maß für den Gehalt eines Erythrozyten an Hämoglobin ist der Färbekoeffizient (MCH). Er beträgt beim gesunden Menschen 32 pg (Pikogramm, 10^{-12} g) Hämoglobin in einem Erythrozyten.

Zur Förderung der Erythropoese (Erythrozytenproduktion im Knochenmark) bildet die Niere Erythropoetin. Eine Hypoxie (zuwenig Sauerstoff im Gewebe) beantwortet sie mit vermehrter Erythropoetinbildung mit nachfolgendem Anstieg der Erythrozytenkonzentration im Blut.

Hämoglobin trägt durch seine Fähigkeit, Wasserstoffionen zu binden, außerordentlich zum Transport des CO_2 bei.

Hämolyse

Die Erythrozytenmembran ist für Wasser und Anionen durchlässig, nicht aber für die Kationen. Die Konzentration der gelösten molekularen Stoffe muß im Erythrozyten etwas höher sein als im umgebenden Plasma, damit ein leicht erhöhter osmotischer Druck im Innern herrscht, der zur Aufrechterhaltung von Form und Funktion des Erythrozyten notwendig ist. Für die dazu notwendige Ionenverteilung sorgt wiederum eine aktive Na-K-Pumpe in der Erythrozytenmembran. Werden diese Ionentransporte gehemmt, kommt es zum Konzentrationsausgleich der Ionen und aufgrund der hohen Eiweißkonzentration im Innern zu einem inneren osmotischen Überdruck. Das führt dazu, daß Wasser in den Erythrozyten einströmt, dieser anschwillt, bis die Membran schließlich platzt und die Zelle zerstört wird. Dieser Vorgang heißt *Hämolyse*. Die Erythrozyten sind dann nicht mehr funktionsfähig. Hämolyse tritt auch dann auf, wenn die Membran der Erythrozyten durch fettlösliche Substanzen, wie Seife oder Benzin, zerstört wird. Wenn die Erythrozyten intravasal, d. h. in den Blutgefäßen des Körpers, hämolysieren, sind mehrere Komplikationen zu fürchten: Die Sauerstofftransportkapazität sinkt ab, denn das aus den Erythrozyten ausgetretene Hämoglobin wird abgebaut. Ist die Menge sehr groß, kann die Leber das entstehende Bilirubin nicht mit der Galle ausscheiden, es färbt Skleren und Haut gelb: Ikterus. Lebensbedrohlich wird die Hämolyse akut durch das aus den Erythrozyten austretende Kalium, das das Ruhemembranpotential der Nerven- und Muskelzellen erniedrigt und damit die Erregbarkeit verändert. Nicht abgebautes Hämoglobin tritt in den Glomeruli der Nieren aus den Kapillaren aus und verstopft die Nierentubuli, so daß der Harnfluß gestaut wird. Es kommt zum Nierenversagen.

Leukozyten

Die weißen Blutkörperchen oder Leukozyten kommen in wesentlich geringerer Konzentration vor als die Erythrozyten: 6000–8000/mm^3. Es sind drei Gruppen zu unterscheiden: die *Lymphozyten*, die *Granulozyten* und die *Monozyten*. Mit etwa 70% an der Gesamtzahl sind die Granulozyten die häufigsten Leukozyten, 25% sind Lymphozyten. Im Gegensatz zu den Erythrozyten besitzen die Leukozyten einen Kern. Sie können die Gefäßbahn verlassen und durch das Gewebe wandern. Die Richtung ihres Wanderns wird durch chemische Substanzen beeinflußt: *chemotaktische Bewegung*. Besonders gut reagieren die Leukozyten auf Stoffwechselprodukte der Bakterien. Sie nehmen Bakterien und andere in den Körper eingedrungene Fremdstoffe in sich auf *(Phagozytose)* und machen sie dadurch unschädlich. Bei den meisten bakteriellen Infektionen werden die Leukozyten vom Knochenmark und von den Lymphknoten vermehrt ins Blut abgegeben, wahrscheinlich angeregt durch Giftstoffe (Toxine), die von den Bakterien abgesondert werden. Die Leukozyten spielen somit eine wichtige Rolle im Abwehrsystem des Körpers. Starke Röntgenbestrahlung und Behandlung mit Medikamenten, z.B. solche, die das Krebswachstum hemmen, verhindern ihre Neubildung, besonders die der Granulozyten. So behandelte Patienten sind dann bakteriellen Infektionen schutzlos ausgeliefert (Agranulozytose).

Thrombozyten

Als dritte Gruppe der zelligen Bestandteile befinden sich die Blutplättchen oder Thrombozyten im Blut. Dies sind sehr kleine, flache Strukturen ohne Zellkern, die sehr rasch zerfallen. 1 mm^3 Blut enthält etwa 250000 Thrombozyten; sie spielen eine wichtige Rolle bei der Blutgerinnung.

1.6.2 Hämostase

(Abb. 1.**63**)

Die Fähigkeit zur Hämostase (Blutgerinnung) ist für den Körper lebensnotwendig, damit nicht jede Wunde zu einem großen Blutverlust führt. Andererseits darf das Blut sich nur dann verfestigen, wenn es aus der Blutbahn austritt. Eine intravasale Hämostase würde Blutgefäße verstopfen und damit die Versorgung der Gewebe in Frage stellen. Der Organismus löst dieses Problem dadurch, daß er den Vorgang der Hämostase in viele Einzelschritte aufgliedert und daß er über die Möglichkeit verfügt, eine einmal begonnene Verfestigung zu stoppen.

Die Hämostase erfolgt in zwei Schritten: der primären Hämostase oder Blutungsstillung und der sekundären Hämostase oder eigentlichen Blutgerinnung.

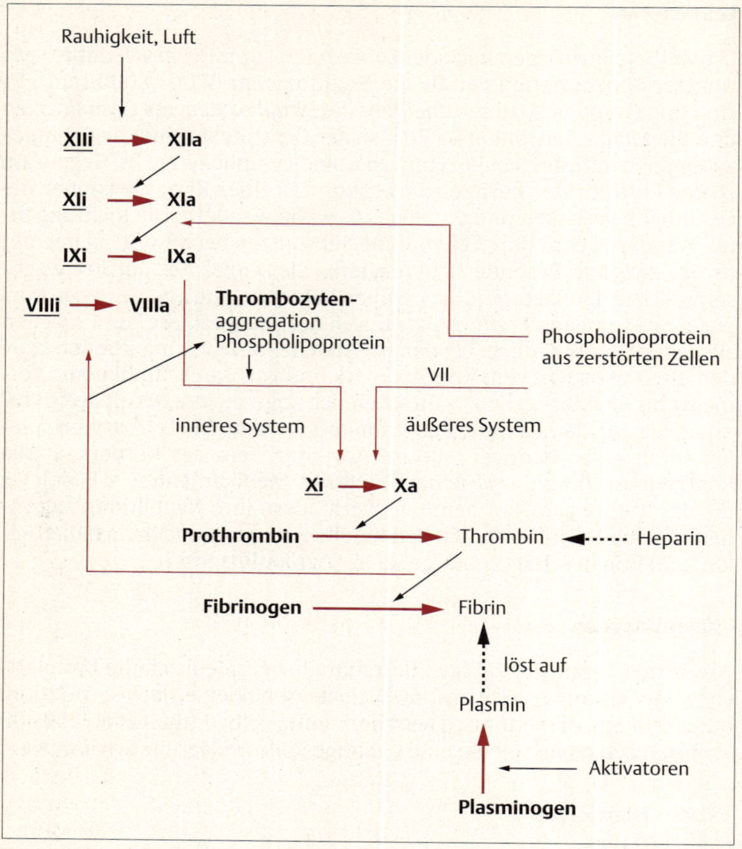

Abb. 1.63 Vereinfachtes Gerinnungsschema. Die römischen Ziffern bezeichnen die Blutgerinnungsfaktoren. Die unterstrichenen Faktoren liegen im Blut in inaktiver (i) Form vor. Dicke Pfeile: wird überführt in die aktive (a) Form. Dünne Pfeile: wirkt auf. Unterbrochene Pfeile bedeuten Hemmung oder Auflösung

•••• Primäre Hämostase

Nach einer Verletzung mit Eröffnung kleiner Blutgefäße veranlaßt ein Glykoprotein, das normalerweise unter dem Endothel (der ein Blutgefäß auskleidenden Zellschicht) liegt, die Verklebung der mit dem Blutstrom angespülten Thrombozyten miteinander und mit den Wundrändern. Es bildet sich ein Thrombozytenpfropf, der die Wunde abschließen kann. Unterstützt wird der Abschluß durch eine Vasokonstriktion. Sie wird ausgelöst durch Noradrenalin und Serotonin, die die verklebenden Thrombozyten freisetzen. Diese primäre Hämostase garantiert keinen endgültigen Verschluß der Wunde. Die Verklebung der Thrombozyten ist zunächst noch reversibel und die Vasokonstriktion läßt nach Abschluß der Verklebung nach.

•••• Sekundäre Hämostase

Besonders bei größeren Verletzungen bedarf es der sekundären Hämostase, der Gerinnung. Sie besteht aus einer Kaskade enzymatischer Reaktionen, an deren Ende die Umwandlung des im Blut vorhandenen löslichen Proteins Fibrinogen in das unlösliche Fibrin steht. Das Fibrin verklebt mit den Wundrändern und zieht sich unter dem Einfluß von Thrombozyten und einigen Bluteiweißen zusammen. Die Wunde wird dadurch dauerhaft verschlossen.

Da das Blut ohne eine Läsion innerhalb der Gefäßbahn keinesfalls gerinnen darf, wird die enzymatische Kaskade der Blutgerinnung durch plasmatische Faktoren eingeleitet, die erst bei einer Verletzung entstehen.

Man unterscheidet ein äußeres und ein inneres Aktivierungssystem.

Äußeres Aktivierungssystem der Gerinnung

Im äußeren Aktivierungssystem leiten Phospholipoproteine, die aus zerstörten Zellen freigesetzt werden, die Kaskade ein, indem sie sich mit einem Plasmaeiweiß, dem Faktor VII, verbinden. Die Phospholipoproteine (auch Gewebsthrombokinase genannt), sind sofort nach der Verletzung verfügbar. Der Vorgang ist jedoch schnell erschöpft. Das nachdrängende Blut drückt die einmal entstandenen Lipoproteine von der Wunde weg, die enzymatische Kaskade wird nicht mehr aktiviert, es entsteht kein Fibrin mehr. Das heranfließende Blut muß also sein eigenes Aktivierungssystem mitbringen, damit die Gerinnung weiter fortschreiten kann.

Inneres Aktivierungssystem der Gerinnung

Das innere Aktivierungssystem ist so ausgestattet, daß es nur bei Bedarf in Aktion tritt. Dies gelingt einmal dadurch, daß der erste Schritt physikalischer Art ist. Der kontaktsensible Hageman-Faktor (Faktor XII) liegt in inaktiver Form im Plasma vor, erst der Kontakt mit einer rauhen Oberfläche oder mit Luft aktiviert ihn, so daß er den ebenfalls im Blut vorliegenden inaktiven Faktor XI in dessen aktive Form überführen kann. Dieser Schritt läuft sehr langsam ab, er wird von den Phospholipoproteinen und dem Faktor VII des äußeren Aktivierungssystems beschleunigt. Dies ist ein sehr sinnvoller Mechanismus. So kommt das innere Aktivierungssystem nur richtig in Gang, wenn aus verletzten Zellen Phospholipoproteine ausgetreten sind, wenn also wirklich eine Verletzung vorliegt. Dadurch wird verhindert, daß Rauhigkeiten an der Gefäßwand, wie sie bei Arteriosklerose oder bei Entzündungen auftreten können, eine Blutgerinnung einleiten.

Der aktivierte Faktor XI aktiviert den im Plasma in inaktiver Form vorliegenden Faktor IX, der zusammen mit einem Phospholipoprotein aus den Thrombozyten und dem Faktor VIII die enzymatische Kaskade, die gemeinsame Endstrecke der Gerinnung, anstößt.

•••• Fibrinbildung

Sowohl das äußere als auch das innere Aktivierungssystem wandeln den im Plasma vorliegenden inaktiven Faktor X in seine aktive Form um. Faktor X, zusammen mit Faktor V aus dem Plasma, aktiviert dann das ebenfalls im Plasma vorliegende Prothrombin (Faktor II) zu Thrombin. Thrombin ist ein sehr mächtiges Enzym. Einmal wandelt es Fibrinogen in Fibrin um, zum anderen wirkt es auf seine eigene Entstehung fördernd. Es stimuliert die enzymatischen Schritte des inneren Aktivierungssystems und führt den Thrombozytenpfropf in eine festere, irreversible Form über. Die Thrombozyten geben nun leichter ihr Phospholipoprotein für das innere Aktivierungssystem ab. Einmal entstandenes Thrombin beschleunigt den Gerinnungsvorgang in starkem Maße.

Das unlösliche Fibrin bildet ein Maschenwerk über der Wunde. In die Maschen werden vom Blutstrom Erythrozyten und Thrombozyten gedrückt. Die Erythrozyten färben den Thrombus rot. Die Thrombozyten verkleben mit den Fibrinfäden und ziehen die Maschen enger aneinander. An dieser Retraktion sind auch Plasmaproteine (Faktor XIII) beteiligt.

•••• Antigerinnung

Der Organismus verfügt über eine Reihe von Möglichkeiten, den Gerinnungsvorgang zu bremsen oder gar zu verhindern: *Fibrinolyse.* Analog zum Fibrinogen, das jederzeit zu Fibrin umgewandelt werden kann, kann das ebenfalls im Blut vorkommende *Plasminogen* durch Aktivatoren in *Plasmin* überführt werden, das das Fibrin aufzulösen imstande ist. Die Aktivatoren befinden sich im Plasma, im Gewebe und in den Thrombozyten. Sie erlangen bei Gewebszerstörungen ihre Wirksamkeit. Adrenalin und Serotonin steigern ihre Intensität. Besonders hoch ist die Aktivatoraktivität im Uterus. Sie spielt eine Rolle bei der Verflüssigung des Menstrualblutes.

Die Bildung des Prothrombins in der Leber kann nur in der Gegenwart des *Vitamin K* erfolgen. Bei Vitamin-K-Mangel treten Gerinnungsstörungen auf. Die Wirkung des Vitamin K in der Leberzelle wird durch Dicumarine (z.B. Marcumar) gehemmt. Bei Gabe dieser Medikamente sinkt der Prothrombinspiegel im Blut. Man erhofft sich mit dieser Therapie einen günstigen Effekt bei der Thrombose- und Herzinfarktprophylaxe.

Heparin verhindert die Gerinnung, indem es das Thrombin inaktiviert. Im Körper kommt es in den Mastzellen und in den basophilen Granulozyten vor. Es wird sehr häufig in Salbenform auf Körperregionen gebracht, die thrombosegefährdet sind.

Ob im einzelnen eine Gerinnung auftritt oder ob das Antigerinnungssystem dominiert, hängt von der Stärke der Thrombinbildung ab. Entsteht bei einer Verletzung Gewebsthrombokinase und zerfallen sehr viele Thrombozyten, dann wird die Gerinnung überwiegen. Bei der langsameren intravasalen Gerinnung mag in vielen Fällen das Antigerinnungssystem die Oberhand behalten.

1.6.3 Abwehrsystem des Blutes

Man unterscheidet ein unspezifisches von einem spezifischen Abwehrsystem. Beide Systeme verfügen über zelluläre und an γ-Globuline gebundene (humorale) Abwehrreaktionen.

•••• Unspezifisches System

Gelangt eine schädigende Substanz, z.B. ein Bakterientoxin, ein Virus oder ein Bakterium in die Blutbahn, so wehrt sich der Körper dagegen. Eiweiße mit Enzymeigenschaften, z.B. das Komplementsystem und das C-reaktive Protein, können sich mit dem Schadstoff, den Viren und Bakterien verbinden und ihnen ihre Gefährlichkeit nehmen.

Eine besondere Bedeutung haben die neutrophilen Granulozyten bei der unspezifischen Abwehr gegen Bakterien. Sie können die Gefäßbahn verlassen (Leukodiapedese) und gelangen mit amöboiden Bewegungen zu den Erregern. Sie werden dabei von den Toxinen der Bakterien und durch Stoffe aus geschädigten Zellen, z.B. Prostaglandinen, angelockt (Chemotaxis). Sie nehmen die Bakterien durch Phagozytose in sich auf und vernichten sie. Dabei kann es, insbesondere wenn viele Bakterien eingedrungen sind, die bereits Zellen zerstört haben, zu Entzündungserscheinungen kommen: Das aus den zerstörten Zellen freigesetzte Histamin und die Prostaglandine verursachen eine Gefäßerweiterung mit erhöhter Kapillarpermeabilität, die zur Rötung (Rubor), Wärme (Calor) und Schwellung (Tumor) führt. Die Schwellung, aber auch aus zerfallenden Zellen entstehende Entzündungsprodukte wie Bradykinin und Prostaglandine erzeugen Schmerz (Dolor). Ein weiteres Entzündungszeichen ist die Funktionseinschränkung (Functio laesa).

Entzündungserscheinungen sind nicht an eine bakterielle Infektion gebunden. Jede Gewebsschädigung (z.B. durch Fremdkörper, UV-Licht, mechanische Schädigung) löst eine Entzündungsreaktion aus. Eine bekannte abakterielle Entzündung ist der Muskelkater. Falsche und übermäßige Belastung der Muskulatur verursacht Zellschäden, die zu den genannten Erscheinungen führen.

Das spezifische Abwehrsystem wird bei derartigen Vorgängen durch hinzukommende Makrophagen und Lymphozyten aktiviert.

•••• Spezifische Abwehr

Für die spezifische Abwehr sind die Lymphozyten verantwortlich. Auch sie werden wie alle Blutzellen im Knochenmark gebildet. Sie durchlaufen unterschiedliche Entwicklungen. Nach diesen Entwicklungsgängen teilt man sie in B- und T-Lymphozyten ein, die unterschiedlich zur spezifischen Abwehr beitragen. Die B-Lymphozyten erhalten ihre Prägung im lymphatischen Gewebe des Darmes (das B steht für Bursa Fabricii bei Vögeln, an denen dieser Differenzierungsweg zuerst beschrieben wurde). Sie sind zuständig für die humorale Abwehr. Die T-Lymphozyten reifen im Thymus aus und sind Träger der zellulären Abwehr. Da die Prozesse der spezifischen Abwehr häufig für lange Zeit, manchmal lebenslang, anhalten, spricht man auch von Immunität.

Das Prinzip der spezifischen Abwehr besteht darin, daß die Lymphozyten die Fähigkeit erwerben, gegen Bakterien und Viren, große Eiweiße zu produzieren, die eine starke Affinität zu diesen Krankheitserregern besitzen. In einer chemischen Reaktion binden sie den Krankheitserreger und machen ihn für den Organismus unschädlich. Diese großen von den Lymphozyten produzierten Eiweiße nennt man Antikörper. Werden sie von den Lymphozyten ins Blut abgegeben, handelt es sich um *humorale* Antikörper. Sie gehören im Blutplasma zu den γ-Globulinen. *Zelluläre* Antikörper haften auf der Zellmembran der T-Lymphozyten.

Strukturen und Substanzen, die die Lymphozyten zur Antikörperbildung veranlassen, nennt man Antigene. Bakterien und Viren, aber auch sehr viele organische Substanzen und Proteine, die nicht eigentlich für den Organismus pathogen sind, provozieren die Antikörperbildung. Gegen ein bestimmtes Antigen werden spezifische, nur gegen dieses Antigen gerichtete Antikörper produziert. Die allgemeine Fähigkeit der Antikörperbildung ist dem Organismus angeboren und entwickelt sich beim Menschen in den ersten Lebenswochen. Anfangs ist der Säugling auf Antikörper angewiesen, die er über die Plazenta von der Mutter und durch die Muttermilch bekommt.

Die Produktion spezifischer Antikörper muß erlernt werden. Kommt der Körper zum ersten Mal mit einem Antigen in Kontakt, wird der Vorgang von den Lymphozyten kontrolliert. Die Lymphozyten erkennen die fremde Oberflächenstruktur und die fremde Zusammensetzung des Antigens. Sie erlernen nun, gegen dieses Antigen Antikörper zu bilden. Ein Lymphozyt kann immer nur gegen ein Antigen Antikörper bilden. Die Lernphase dauert etwa 14 Tage. Ein neuerlicher Kontakt des Körpers mit dem betreffenden Antigen wird dann mit einer sehr raschen Produktion der Antikörper beantwortet. Sie reagieren mit dem Antigen und machen es für den Körper unschädlich. In dieser Antigen-Antikörper-Reaktion entstehen große chemische Strukturen, die Antigen-Antikörper-Komplexe oder Immunkomplexe.

Der Vorteil der spezifischen Abwehr im Vergleich zur unspezifischen liegt besonders darin, daß sie sich primär am Keim orientiert und diesen zerstören kann, noch bevor er im Körper eine Wirkung zeigt. Die Mechanismen der unspezifischen Abwehr benötigen die Abgabe von Toxinen und die Gewebszerstörung, um in ausreichendem Maße stimuliert zu werden.

Humorale Immunreaktion

Die B-Lymphozyten entwickeln sich nach dem Kontakt mit einem Antigen und der dadurch erlernten Fähigkeit, spezifische Antikörper zu bilden, auf zwei unterschiedlichen Wegen weiter. Einige B-Lymphozyten siedeln sich im lymphatischen Gewebe an, bilden sich zu Plasmazellen um und geben Antikörper ab. Sie beteiligen sich dadurch an der Abwehr gegen die erste Infektion. Andere B-Lymphozyten bleiben im Blut als Gedächtniszellen. Bei einem neuen Kontakt teilen sie sich, die Tochterzellen begeben sich in das lymphatische Gewebe als Plasmazellen und produzieren humorale Antikörper. Der Vorgang braucht relativ wenig Zeit und wird deswegen als Immunantwort vom Soforttyp bezeichnet. Die maximale Aktivität ist nach etwa 12 Stunden erreicht.

Zelluläre Immunreaktion

Auch T-Lymphozyten wandeln sich nach dem Kontakt mit dem Antigen in Gedächtniszellen um, die im Blut kreisen. Beim zweiten Kontakt teilen sie sich. Als T-Effektorzellen zerstören sie die Antigene (T-Killerzellen). Dafür benötigen sie die Unterstützung der Makrophagen. Die Aktivierung dieser Immunreaktion vollzieht sich langsamer als die der humoralen. Sie wird deswegen auch als die *Abwehr vom verzögerten Typ* bezeichnet. Ihr Maximum erreicht sie nach 48 Stunden.

Andere T-Lymphozyten helfen den B-Lymphozyten bei der Ausdifferenzierung, indem sie Botenstoffe sezernieren (T-Helferzellen). Die T-Suppressorzellen hemmen die Aktivität der anderen Lymphozyten. Sie können dadurch überschießende Immunreaktionen verhindern. Möglicherweise tragen sie auch zur Immunparalyse bei: Bei voll funktionsfähigem Immunsystem kann die Zufuhr einer sehr großen, aber auch einer sehr kleinen Menge eines bestimmten Antigens die Immunreaktion blockieren.

Das spezifische Abwehrsystem ermöglicht es, daß wir gegen viele Infektionskrankheiten ein Leben lang immun bleiben. Gedächtnis- und Plasmazellen vermögen im Augenblick des Bedarfs große Mengen zellständige und freie Antikörper zu bilden, die die Antigene binden und unschädlich machen.

Die Fähigkeit der Antikörperbildung wird bei der *aktiven Immunisierung* ausgenutzt. Bei dieser Impfung werden dem Körper künstlich Antigene zugeführt, denen durch entsprechende Vorbehandlung ihre krankheitserregende Wirkung genommen wurde, die aber weiterhin die Antikörperbildung provozieren können. Der aktiven Immunisierung verdanken wir es, daß viele verheerende Infektionskrankheiten nahezu ausgestorben sind.

Wenn ein Organismus von einem krankmachenden Keim befallen ist, kommt eine aktive Immunisierung zu spät. Hier kann *passiv immunisiert* werden. Man führt dem kranken Organismus spezifische Antikörper zu, die bei einem Tier, z. B. einem Schaf oder Pferd, durch aktive Immunisierung gewonnen wurden. Der Nachteil dieser Methode ist, daß die dem Patienten zugeführten γ-Globuline von ihm als Antigen aufgefaßt werden. Bei der nächsten Exposition mit den γ-Globulinen vom gleichen Tier kommt es zur Antigen-Antikörper-Reaktion. Die große Menge der gebildeten Antigen-Antikörper-Komplexe kann vom Organismus nicht mehr bewältigt werden. Sie zerfallen, und die Zerfallsprodukte, z. B. Histamin, erhöhen die Kapillarpermeabilität, vermehren die Durchblutung von Haut und Schleimhäuten; Ödeme bilden sich aus, die z. B. die Atemwege im Kehlkopf einengen oder ganz verschließen können. Die Haut rötet sich, Quaddeln bilden sich aus. Die Sekretion exokriner Drüsen nimmt zu. Häufig tritt ein Bronchospasmus auf. Eine überschießende Antikörperbildung nennt man Allergie. Der menschliche Organismus kann die ausgefallendsten Substanzen als Antigen erkennen und mit Überempfindlichkeit reagieren. Die bekannteste Allergie ist wohl der Heuschnupfen, den viele Menschen auf Graspollen hin entwickeln.

Antikörper können auch gegen körpereigene Stoffe gebildet werden. Diese Möglichkeit besteht z. B., wenn Zellmaterial mikrobiell verändert wird, oder auch, wenn im normalen Alterungsprozeß der Zellen Struktur und chemische Zusammensetzung der Zellbestandteile umgebaut werden. Das Abwehrsystem sieht das veränderte Zellmaterial als Antigen an und bildet dagegen Antikörper, die sich dann an die Zellen ansetzen, sie weiter zerstören und damit die natürliche Ausheilung verhindern. Man faßt diese Krankheiten unter dem Begriff Autoimmunkrankheiten zusammen. Zu diesen gehören einige Formen der Anämien, Schilddrüsen- und Nierenerkrankungen sowie Krankheiten mit rheumatischer Symptomatik.

1.6.4 Blutgruppen

•••• AB0-System

Mischt man Blut zweier Menschen, dann ballen sich in vielen Fällen die Erythrozyten zusammen, ihre Membranen werden zerstört, und es tritt Hämolyse ein. In anderen Fällen lassen sich die Blutproben ohne Folgen zusammenbringen. Die Ursache für dieses Phänomen sind die Blutgruppen. Die Erythrozytenmembran besitzt eine chemische Eigenschaft, die im Blut anderer Menschen als Antigen betrachtet wird. Bei Kontakt dieser Erythrozyten mit fremdem Blut setzen sich dessen Antikörper an die Erythrozytenmembran und zerstören sie. Die Erythrozyten klumpen zusammen – sie agglutinieren. Das Blut verliert seine Fließeigenschaften, die Durchblutung kleiner Gefäße wird erschwert, es treten lokale Hypoxien auf. Das aus den Erythrozyten austretende Hämoglobin verstopft die Nierenkanälchen.

Die Erythrozyteneigenschaft, die Anlaß zur *Agglutination* gibt, wird Agglutinogen (Zucker-Fett-Verbindungen, Glykolipide) genannt; die Antikörper im Serum, die zu den γ-Globulinen gehören, heißen Agglutinine. Zuerst wurden Blutgruppeneigenschaften des *AB0-Systems* bekannt. Man kann die Menschen in vier Gruppen einteilen. Die eine Gruppe hat die Erythrozyteneigenschaft (das Agglutinogen) A, eine andere Gruppe des Agglutinogen B, eine dritte Gruppe sowohl A als auch B, und eine vierte Gruppe besitzt keine der beiden Eigenschaften A und B – diese Menschen haben die Blutgruppe 0. Die Eigenschaften A und B werden dominant vererbt. In der deutschen Bevölkerung überwiegen die Blutgruppen A und 0.

Im Serum bilden sich Antikörper-Agglutinine gegen die andersnamige Blutgruppe. Dafür ist kein Kontakt mit dem anderen Blut erforderlich. Ein Mensch mit der Blutgruppe A hat demzufolge ein Agglutinin gegen B, es wird als Anti-B bezeichnet. Im Serum eines Menschen der Blutgruppe B findet sich das Agglutinin Anti-A. Bei der Blutgruppe AB fehlen die Agglutinine Anti-A und Anti-B; beide kommen jedoch bei der Blutgruppe 0 vor. Mischt man gruppenungleiches Blut, dann besteht immer die Möglichkeit einer Reaktion zwischen Agglutinin und Agglutinogen.

•••• Rh-Faktor

Neben diesen klassischen Blutgruppen hat besonders der *Rh-Faktor* der Erythrozyten klinische Bedeutung erlangt. Etwa 85% unserer Bevölkerung besitzen ihn, sie sind Rh-positiv, 15% sind rh-negativ. Normalerweise befinden sich im Plasma der letzteren Gruppe keine Agglutinine gegen den Rh-Faktor, sie bilden sich jedoch, wenn in die Blutbahn Rh-positives Blut gebracht wird. Bei einem erneuten Kontakt werden dann die Rh-positiven Erythrozyten zerstört. In der Geburtshilfe tritt dieses Problem auf, wenn eine rh-negative Frau durch ihr Rh-positives Kind zur Antikörperbildung angeregt wird. Dies ist möglich, weil mütterliches und kindliches Blut in der Plazenta in Kontakt kommen. Kurz vor der Geburt eines zweiten Rh-positiven Kindes können die kindlichen Erythrozyten durch die mütterlichen Antikörper zerstört werden. Ein starker, oft tödlich verlaufender Ikterus (Morbus haemolyticus neonatorum) ist die Folge. Eine Vorbeugung ist möglich, wenn man der Rh-negativen Mutter kurz nach der Geburt des ersten Rh-positiven Kindes Antikörper gegen die Eigenschaft Rh-positiv verabreicht. So werden die in ihrer Blutbahn befindlichen Rh-positiven kindlichen Erythrozyten zerstört, noch bevor die Antikörperbildung bei der Mutter einsetzen konnte.

Es existiert noch eine ganze Anzahl von Blutgruppeneigenschaften an der Erythrozytenmembran. Sie haben klinisch geringere Bedeutung, sie können aber, da man ihre Vererbungsregeln kennt, z.B. zum Vaterschaftsnachweis herangezogen werden.

1.7 Kreislauf

Das Blut kann seine Transportaufgaben nur erfüllen, wenn es in Bewegung ist. Es strömt durch die Blutgefäße. Die für die Strömung notwendige Energie erhält es durch das Herz. Die vordringlichste Aufgabe des Blutes ist der Transport des Sauerstoffs. Besonders das Gehirn toleriert einen Sauerstoffmangel nur für wenige Sekunden.

Der Kreislauf ist den Erfordernissen des Sauerstofftransportes angepaßt. Den Sauerstoff erhält das Blut in der Lunge, von wo es durch die Lungenvenen in das linke Herz gelangt. Der Herzmuskel überträgt auf das Blut Druck- und Bewegungsenergie. Das Blut strömt aus dem linken Herzen in die Aorta. Sie gibt in ihrem Verlauf durch Thorax und Abdomen viele Zweige, die *Arterien*, ab. In ihnen fließt das Blut zu den einzelnen Organen, in denen der Sauerstoff verbraucht wird. Innerhalb der Organe teilen sich die Arterien immer weiter auf. Ihre Wände werden zunehmend von Muskulatur ausgekleidet. Die letzten Verzweigungen mit muskelreicher Wand werden *Arteriolen* genannt. Aus ihnen entspringen die *Kapillaren.* Diese besitzen eine sehr dünne Wand, sie sind weniger als 1 mm lang, durch ihre Querschnittsfläche paßt gerade ein Erythrozyt. Die Kapillaren sind so dicht im Organ verteilt, daß die Diffusionsstrecken zu den Zellen nur noch wenige Mikrometer betragen.

Die Kapillaren sammeln sich dann zu größeren Gefäßen, den *Venulen.* Diese vereinen sich zu größer werdenden Stämmen. Durch die Organvene verläßt das But das Organ. Die beiden Hohlvenen und der Sinus coronarius bringen dann das Blut zum rechten Herzen. Dort wird ihm durch die Kontraktion des rechten Ventrikels noch einmal Druck- und Bewegungsenergie verliehen. Analog zur Körperstrombahn teilen sich in der Lunge die Gefäße bis zu den Kapillaren auf, die sich um die Alveolen zur Aufnahme des Sauerstoffs schmiegen. Das mit Sauerstoff angereicherte Blut erreicht dann über die Lungenvenen das linke Herz, der Kreislauf ist geschlossen.

Für eine ausreichende Versorgung des Körpers mit Sauerstoff muß eine ausreichende Blutmenge pro Zeiteinheit im Umlauf gebracht werden. Die Stromstärke – das Herzminutenvolumen (HMV) – beträgt beim ruhenden erwachsenen Menschen etwa 5 l/min. Es kann bei körperlicher Arbeit erheblich ansteigen.

1.7.1 Ohm-Gesetz

Damit das Blut fließen kann, muß der Herzmuskel Druck erzeugen. Entlang der Gefäßstrecke sinkt dieser Druck ab. Druck (P) und Herzminutenvolumen (HMV) sind durch das Ohm-Gesetz:

$$HMV = \Delta P / R$$

miteinander verknüpft.

Für eine Strömung des Blutes ist also nicht der absolute Druck entscheidend, sondern die Druckdifferenz zwischen zwei Punkten. Durch diese Druckdifferenz kann die Strömung des Blutes gegen den Widerstand der Gefäße aufrecht erhalten werden.

Der gesamte Widerstand zwischen der Aorta und dem rechten Vorhof ist der totale periphere Widerstand. Er kann aus dem Ohm-Gesetz ermittelt werden. Man mißt den mittleren Druck in der Aorta und den mittleren Druck im rechten Vorhof, bildet die Differenz und teilt durch das Herzminutenvolumen.

Der totale periphere Widerstand ist eine komplexe Größe, die bedarfsorientiert reguliert wird. Aus dem Ohm-Gesetz lassen sich die Konsequenzen einer nicht adäquaten Widerstandsanpassung leicht ablesen. Ist z. B. der totale periphere Widerstand zu hoch, muß für ein ausreichendes Herzminutenvolumen vom Herzen ein höherer Druck aufgebracht werden. Das Herz wird stark belastet, es muß hypertrophieren. Umgekehrt wäre auch ein zu kleiner totaler peripherer Widerstand für den Organismus gefährlich. Auf das Blut wirkt nämlich die Schwerkraft, die es nach unten zieht. Eine bedarfsgerechte Verteilung des Blutstromes, insbesondere auch zu den oben liegenden Organen, erfordert einen bestimmten Druck, der mit Hilfe des Widerstandes eingestellt wird.

Der totale periphere Widerstand ergibt sich aus den Widerständen, die die Einzelgefäße der Strömung entgegensetzen, und aus den Verschaltungen der Gefäße.

1.7.2 Hagen-Poiseuille-Gesetz

Für ein einzelnes Rohr, z. B. ein Blutgefäß, hängt der Widerstand von der Art der Strömung ab. Den kleinsten Widerstand findet man bei laminarer Strömung. Eine solche Strömung ist geordnet. In der Längsachse des Rohres fließt das Blut am schnellsten, zu den Rändern hin wird es langsamer. Die der Wand anliegende Schicht steht still. Für eine solche laminare Strömng errechnet sich der Widerstand nach dem Hagen-Poiseuille-Gesetz:

$$R = \frac{8 \cdot l \cdot \eta}{\pi \cdot r^4}$$

Darin bedeuten: l = die Länge des Rohres, r = der Radius des Rohres, η = die Zähigkeit (Viskosität) des fließenden Mediums. Im Blut beeinflußt der Hämatokrit die Viskosität. Je größer er ist, desto zäher ist das Blut, desto größer ist der Widerstand.

In besonderem Maße bestimmt der Radius des Rohres den Widerstand. Der Widerstand einer einzelnen Kapillare (Radius etwa 4 µm) ist um das Hundertbillionfache größer als der der Aorta (Radius etwa 1,2 cm). Die vierte Potenz, mit der der Radius in die Gleichung für den Widerstand eingeht, macht es auch verständlich, daß kleine Radiusänderungen, wie sie die muskelstarken Arteriolen ausführen, große Widerstandsänderungen nach sich ziehen.

Für die laminare Störung ist der Widerstand, nicht abhängig davon, wie schnell das Medium fließt. Das ändert sich, wenn die Strömung verwirbelt, wenn Turbulenzen auftreten. Dann steigt der Widerstand mit zunehmender Strömungsgeschwindigkeit an. Turbulenzen entstehen an allen Rohrverzweigungen und Rohrkrümmungen. Bei körperlicher Ruhe werden diese Wirbel in den Blutgefäßen nach einer kurzen Strecke wieder geglättet.

In geraden Rohren ohne Verzweigungen verwirbelt das Blut, wenn das Produkt

$$\frac{r \cdot v \cdot \varrho}{\eta} = \text{Re (Reynolds-Zahl)}$$

(r = Gefäßradius, v = mittlere Flußgeschwindigkeit, ϱ = Dichte, η = Zähigkeit (Viskosität)) den Wert von etwa 1200 übersteigt. Dies passiert regelmäßig in der Aorta während der Austreibungsperiode. Bei starker Muskelarbeit oder bei sehr geringer Blutviskosität, wie sie bei Anämien vorliegt, kann das Blut in allen großen Arterien verwirbelt sein. Dann treten Strömungsgeräusche auf.

Unter Umständen kann sich auch bei konstantem Hämatokrit die Zähigkeit abhängig von der Blutströmungsgeschwindigkeit ändern. Wenn das Blut in einem Gefäß zu langsam fließt, haften die Erythrozyten wie Münzrollen aneinander. Sie setzen dann der Strömung einen stärkeren Widerstand entgegen.

Entscheidend für den totalen peripheren Widerstand ist neben dem Widerstand in den Einzelgefäßen deren Anzahl und Verschaltung. Ein Erythrozyt gelangt durch Aorta, Arterie und Arteriole in die Kapillare. Die einzelnen Gefäße werden dabei immer enger, dafür werden sie aber mit jeder Aufzweigung zahlreicher. Das in die Aorta ausgepumpte Blut ergießt sich in etwa 6 Milliarden parallelgeschaltete Kapillaren. Legt man alle Kapillaren nebeneinander, dann ist die gesamte Durchtrittsfläche wesentlich größer als die Durchtrittsfläche der Aorta. Dadurch fließt das Blut in den Kapillaren wesentlich langsamer als in den Arterien. Das ist für die Austauschprozesse äußerst wichtig.

Durch die Parallelschaltung der vielen kleinen Gefäße wird der Gesamtwiderstand reduziert. Trotzdem bietet die Gesamtheit der Arteriolen und Kapillaren dem Blutstrom einen größeren Widerstand als die Arterien. Man bezeichnet sie deswegen auch als *Widerstandsgefäße.* Der größte Widerstand liegt in den Arteriolen. Dort verliert das Blut die meiste Strömungsenergie, der Druck fällt stark ab (Abb. 1.**64**).

1.7.3 Herz

Das Herz ist ein Hohlmuskel, der die Aufgabe hat, das Blut durch den Körper zu pumpen. Dafür muß es Druck entwickeln; dies geschieht durch die Kontraktion des Muskels. Damit aber das Blut wieder in das Herz eintreten kann, muß der Druck im Herzen zeitweise auch klein

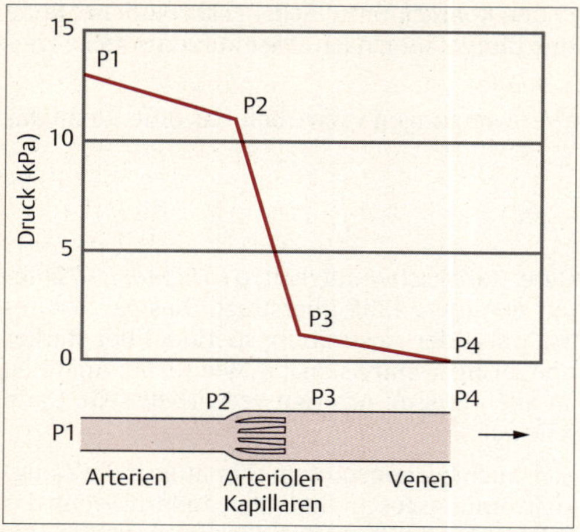

Abb. 1.**64** Druckabfall in hintereinandergeschalteten Gefäßgebieten. Da durch jedes Gefäßgebiet in der Zeiteinheit die gleiche Menge Blut hindurchfließen muß, die Stromstärke also konstant bleibt, muß die Druckdifferenz zwischen Anfang und Ende eines Gefäßabschnittes um so größer sein, je größer der Widerstand ist. Obwohl der Gesamtquerschnitt der Kapillaren größer ist als der der Arterien und dadurch das Blut in den Kapillaren langsamer fließen kann, ist der Widerstand im gesamten Kapillargebiet dennoch größer als in den Arterien, weil die Zunahme des Gesamtquerschnittes nicht die Zunahme des Widerstandes im Einzelrohr voll zu kompensieren vermag

sein. Das Herz muß also rhythmisch Druck entwickeln und zur Füllung wieder erschlaffen.

•••• Erregungsbildung und Erregungsleitung

Das Herz ist ein autonom arbeitender Muskel, der für seine Tätigkeit nicht auf Nervenimpulse von außen angewiesen ist. Funktionell stellt es ein Synzytium dar. Es hat eigene Erregungszentren, von denen ausgehend die Erregung von Zelle zu Zelle fortgeleitet wird. Das primäre Erregungszentrum ist der *Sinusknoten,* der im rechten Vorhof an der Einmündung der oberen Hohlvene liegt. In den Zellen des Sinusknotens fällt das Membranpotential in regelmäßigen Zeitabständen von allein bis zum Schwellenpotential ab. Es entsteht dann ein Aktionspotential, das über die Vorhofmuskulatur fortgeleitet wird. Zur Herzkammer gelangt es nur durch den *Atrioventrikularknoten* (AV-Knoten), von dem es durch das *His-Bündel,* die *Kammerschenkel* und die *Purkinje-Fasern* zur

Arbeitsmuskulatur weitergeleitet wird (Abb. 1.**65**). Das eben beschriebene Erregungsleitungssystem nimmt nicht an der Kontraktion teil.

Das *Aktionspotential der Arbeitsmuskelzellen* dauert etwa 250 bis 300 ms. Eine lange Refraktärphase verhindert eine tetanische Kontraktion. Die Gesamtheit der Aktionspotentiale der Arbeitsmuskulatur kann als *Elektrokardiogramm* vom Körper abgeleitet werden (Abb. 1.**66**). Dadurch, daß nicht alle Teile genau gleichzeitig erregt sind, treten charakteristische Wellen und Zacken auf, die große Bedeutung bei der Diagnostik von Herzkrankheiten erlangt haben. Die P-Zacke zeigt die Erregung

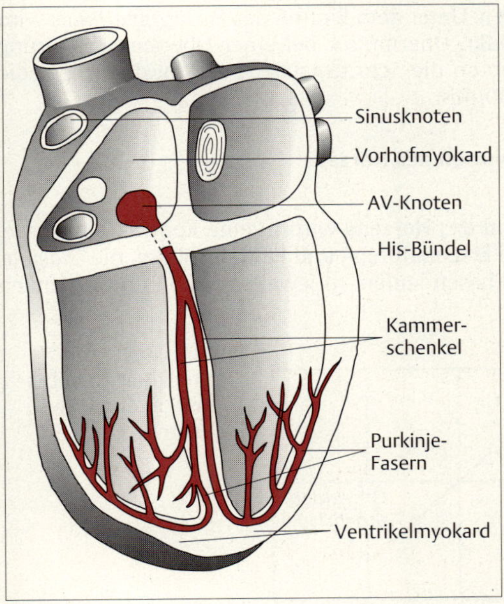

Abb. 1.**65** Das Erregungsleitungssystem des Herzens

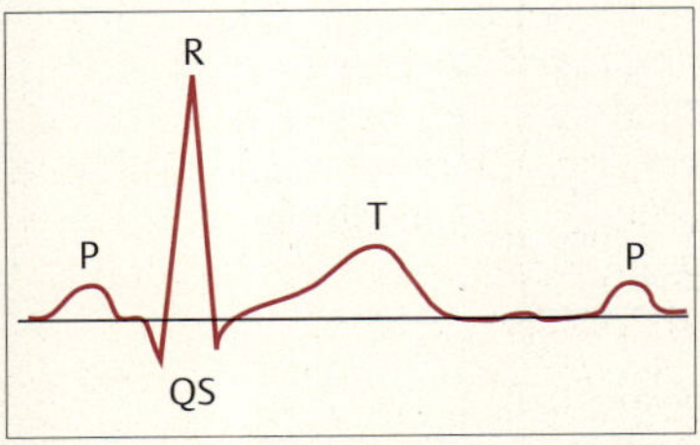

Abb. 1.**66** Elektrokardiogramm. P = Erregung des Vorhofes, QRS = Erregungsausbreitung im Ventrikel, T = Erregungsrückbildung

des Vorhofs an, mit der Q-Zacke beginnt die Erregung der Herzkammer, der Abstand zwischen P und Q gibt die Zeit an, die die Erregung braucht, um den Atrioventrikularknoten zu passieren. (Dort kann die Weiterleitung manchmal unterbrochen sein, dann springen häufig kammerwärts von der Unterbrechung gelegene Teile des Atrioventrikularknotens als Schrittmacher für das Herz ein.) Der QRS-Komplex im EKG ist Ausdruck für die Ausbreitung der Erregung in den Herzkammern. Zwischen S und T ist das Herz gleichmäßig erregt, T zeigt die Repolarisation an.

Obwohl das Herz mit dem Sinusknoten sein eigenes Automatiezentrum besitzt, ist es nicht unabhängig von Einflüssen des vegetativen Nervensystems. Der *Sympathikus* bringt die Herzfrequenz von 70/min in der Ruhe zu höheren Werten. Unter dem Einfluß des *Parasympathikus* wird die Herzfrequenz gesenkt. Übernimmt bei einer Überleitungsstörung der Atrioventrikularknoten die Schrittmacherfunktion, dann liegt die Schlagfrequenz unter 40/min.

•••• Kontraktionsphasen des Herzens

(Abb. 1.**67** und 1.**68**)

Die mechanische Aktion des Herzens wird in eine Kontraktionsphase, die *Systole*, und in eine Erschlaffungs- und Füllungsphase, die *Diastole*, eingeteilt. Die beiden Phasen laufen im jeweils rechten und im linken

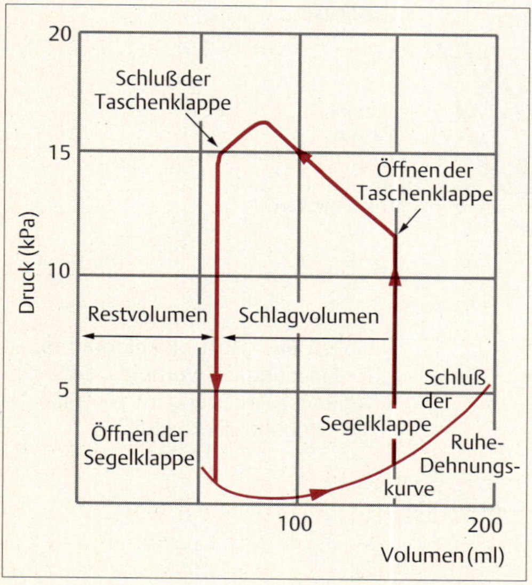

Abb. 1.**67** Das Druck-Volumen-Diagramm des linken Ventrikels

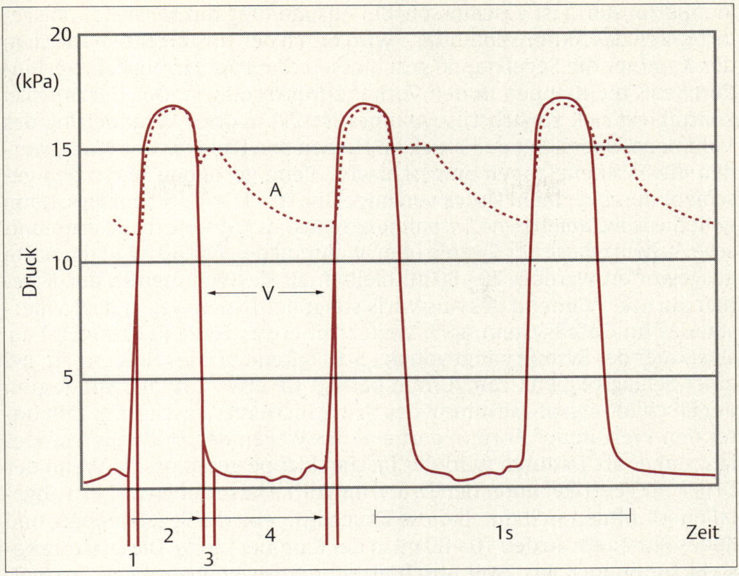

Abb. 1.**68** Der Druckverlauf im linken Ventrikel (V) und in der Aorta (A). Der Druck in der Aorta fällt wegen des Widerstandes in den folgenden Arteriolen während der Diastole nur langsam ab. 1 = Isovolumetrische Anspannungszeit, 2 = Austreibungszeit, 3 = isovolumetrische Erschlaffungszeit, 4 = Füllungszeit. 1 + 2 = Systole, 3 + 4 = Diastole

Herzen gleichzeitig ab. Im rechten Herzen wird ein geringerer Druck entwickelt, weil es das Blut nur durch die Lungenstrombahn treiben muß. Die Blutgefäße der Lungenstrombahn liegen in der gleichen Höhe wie das Herz. Damit entfällt für das rechte Herz die Notwendigkeit, das Blut gegen die Schwerkraft nach oben zu pumpen, was vom linken Herzen geleistet werden muß. Diese Leistung wird unterstützt vom größeren Gefäßwiderstand in den unter dem Herzen liegenden Körperregionen. Das rechte Herz wirft das Blut gegen einen geringeren Widerstand aus. Da die Minutenvolumen des rechten und des linken Herzens gleich sind, braucht das rechte Herz während der Systole nur etwa $^1/_5$ des Drukkes des linken Herzens zu entwickeln. Die im folgenden beschriebenen Druckwerte beziehen sich auf das linke Herz.

Am Ende der Füllung befinden sich in der linken ebenso wie in der rechten Herzkammer etwa 150 ml Blut, der Druck beträgt etwa 0,5 – 1 kPa (5 – 10 mmHg). Die Segelklappe zum Vorhof ist geöffnet, die Taschenklappe zur Aorta ist geschlossen. Bei Anspannung des Muskels – ausgelöst durch das Aktionspotential – wird durch den ansteigenden Druck in der Kammer die Segelklappe geschlossen. Die Papillarmuskeln verhindern, daß die Klappen in den Vorhof zurückschlagen. Der Herzmuskel kontrahiert sich zunächst isovolumetrisch, d.h. ohne Veränderung des Volumens. Übersteigt der Druck im Herzen den Druck in der Aorta, werden die Taschenklappen aufgeschlagen. Beim gesunden Menschen geschieht dies bei einem Druck von ungefähr 10 – 11 kPa (80 mmHg). Dann geht die *isovolumetrische Anspannungsphase* der Systole in die *auxotonische Auswurfphase* der Systole über, während der 70 – 80 ml in die Aorta ausgeworfen werden. 70 – 80 ml bleiben als Restvolumen in der Kammer zurück. Während des Auswurfs steigt der Druck wegen des Widerstandes im Gefäßsystem noch weiter auf etwa 16 kPa (120 mmHg) an. Die Dauer der Systole hängt von der Schlagfrequenz des Herzens ab; bei einer Schlagfrequenz von 70/min beträgt sie etwa 250 ms. Mit Beginn der Erschlaffungsphase nimmt der Druck im Herzen rasch ab, er fällt unter den Wert in der Aorta – dort sinkt er wegen des Flußwiderstandes langsamer ab. Dadurch wird die Taschenklappe geschlossen. Wenn der Druck im Ventrikel unter den Druck im Vorhof, also auf etwa 1 kPa abgefallen ist, öffnen sich durch diese Druckdifferenz die Segelklappen, und neues Blut fließt zu den 70 – 80 ml in der Kammer hinzu. Die Diastole besteht somit auch aus zwei Abschnitten: der *isovolumetrischen Erschlaffungsphase*, während der der Druck im Ventrikel abnimmt, und der *Füllungsphase*.

Das Produkt aus Druck × Volumen gibt die Herzarbeit an. Sie muß erzeugt werden, um das Volumen gegen einen Druck auszuwerfen und das Blut zu beschleunigen. Dieser Beschleunigungsanteil beträgt am ruhig schlagenden Herzen und gut dehnbarer Aorta nur 1 % der Gesamtarbeit. Nimmt die Steifheit der Aorta im Alter zu, wächst der Anteil der Beschleunigungsarbeit an der ebenfalls gestiegenen Gesamtarbeit des Herzens. Die pro Systole geleistete Gesamtarbeit beträgt beim gesunden Kreislauf etwa 1 Nm. Dies reicht aus, etwa 100 g 1 m in die Höhe zu heben.

•••• Herzklappen

Das Herz soll das Blut immer in einer bestimmten Richtung bewegen, nämlich von der venösen Seite des Kreislaufs, in der ein niedriger Druck herrscht, zu den Arterien. Damit es nicht zum Rückfluß kommt, sind die Herzklappen als Ventile in den Blutstrom eingeschaltet. Die Klappen öffnen sich je nach den Druckverhältnissen, es existieren keine zusätzlichen Muskeln, die die Klappen bewegen. Die Papillarmuskeln hindern die Segelklappen daran, in den Vorhof durchzuschlagen.

•••• Herztöne

Die Herzaktion ist von Geräuschen begleitet, den sog. Herztönen. Der *I. Herzton* tritt zu Beginn der Systole auf. Er wird in erster Linie durch die Anspannung der Muskulatur hervorgerufen. Der *II. Herzton* entsteht zu Beginn der Diastole durch den Schluß der Taschenklappen. Bei undichten Klappen *(Insuffizienzen)* oder bei erhöhtem Widerstand an den Klappen *(Stenosen)* treten zusätzlich Herzgeräusche auf. Schließt z.B. die Aortenklappe nicht dicht, dann fließt während der Diastole Blut entgegen der eigentlichen Flußrichtung aus der Aorta in den linken Ventrikel, in dem während der Diastole ein sehr niedriger Druck herrscht. Dieser Rückstrom wird von einem Geräusch begleitet, einem sog. Diastolikum.

•••• Versorgung des Herzmuskels

Die Sauerstoff- und Substratversorgung des Herzmuskels erfolgt durch die *Herzkranzgefäße* (Koronarien), die von der Aorta abzweigen. Der Blutfluß durch die Muskelwand wird bei jeder Kontraktion gedrosselt. Die Versorgung ist also nur in der Diastole wirklich effektiv. Eine Zunahme der Herzfrequenz verkürzt in erster Linie die Diastolendauer und erschwert damit die Durchblutung des Herzmuskels. Am Herzen des ruhenden Menschen ist die Durchblutung des Herzens nicht maximal. Bei zunehmender Belastung kann der Widerstand durch Erweiterung von Arteriolen erniedrigt und die Durchblutung dadurch verbessert werden. Als auslösender Reiz dafür kommt hauptsächlich ein vorübergehender Abfall des Sauerstoffpartialdruckes im Herzmuskel in Frage. Die Stromstärke in den Herzkranzgefäßen nimmt auch dann zu, wenn der Druck in der Aorta ansteigt. Umgekehrt kann ein Druckabfall insbesondere während der Diastole die Durchblutung des Herzens gefährlich mindern. Beim gesunden Menschen kann durch Durchblutungssteigerung die Sauerstoffversorgung im Verhältnis zum Ruhebedarf um den Faktor 4–5 verbessert werden. Bei Stenosen in den Herzkranzgefäßen ist diese *Koronarreserve* wesentlich geringer. Ein größerer Bedarf an Sauerstoff kann dann durch die Blutzufuhr nicht gedeckt werden. Es kommt bei Frequenzerhöhungen zu Schmerzen: Angina pectoris.

•••• Anpassung an die Erfordernisse

Das Herz muß die Stromstärke – das Herzminutenvolumen – den Bedürfnissen anpassen. In Ruhe beträgt das Herzminutenvolumen, das sich aus Schlagvolumen (70–80 ml) mal Schlagfrequenz (70/min) errechnet, ungefähr 5 l. Bei körperlicher Arbeit steigt der Sauerstoffbedarf der Muskulatur an. Um diesen Bedarf zu decken, muß das Herz ein größeres Herzminutenvolumen in Umlauf bringen. Bei mäßig trainierten

Menschen kann es auf 15 – 20 l/min ansteigen, bei hochtrainierten Menschen sind Herminutenvolumina über 30 l/min gemessen worden.

Die Größe des Schlagvolumens ist von der diastolischen Füllung abhängig. Wenn während der Diastole das Herz stärker gefüllt wird, kann es während der Systole mehr Blut in die Arterien auswerfen. Dies beruht auf der Eigenschaft der Muskulatur, bei etwas vergrößerter Vorspannung eine größere Kraft zu entwickeln (s. Abschnitt über Muskelphysiologie).

Eine weitere Möglichkeit, das Schlagvolumen zu vergrößern, eröffnet der Sympathikus. Unter seinem Einfluß kann der Herzmuskel bei gleicher diastolischer Füllung ein größeres Volumen auswerfen *(positiv inotroper Effekt des Sympathikus),* wodurch das Restvolumen kleiner wird. Der Sympathikus erhöht auch die Herzschlagzahl *(positiv chronotroper Effekt).* Die Vergrößerung des Herzminutenvolumens allein durch Frequenzerhöhung ist aber wegen der damit verbundenen Abkürzung der Diastolendauer (schlechtere Blutversorgung des Herzmuskels, unter Umständen schlechtere Füllung) ungünstig. Durch Training kann erreicht werden, daß bei körperlicher Anstrengung vor allem das Schlagvolumen ansteigt.

1.7.4 Strombahn

Der Kreislauf kann in zwei hintereinander geschaltete Teilstrombahnen aufgeteilt werden: die *Körperstrombahn* und die *Lungenstrombahn.* Die Körperstrombahn beginnt am linken Ventrikel und endet am rechten Vorhof. Die Lungenstrombahn reicht vom rechten Ventrikel bis zum linken Vorhof (Abb. 1.**69**). Es ist demnach nicht korrekt, von zwei Kreisläufen zu sprechen. Blut, das mit Sauerstoff beladen aus der Lunge in das linke Herz gelangt, fließt immer erst durch eine Körperregion, ehe es wieder zurück zur Lunge kommt.

Die einzelnen Organe des Körpers werden parallel durchströmt (Abb. 1.**69**). Wieviel vom Herzminutenvolumen jeweils einem Gefäßgebiet zugeteilt wird, hängt von dessen Aktivitätszustand ab. In körperlicher Ruhe fließen z. B. 20 % des Herzminutenvolumens durch die Nieren. Durch autoregulative Vorgänge bleibt die Durchströmung von 1 l/min auch dann erhalten, wenn das Herzminutenvolumen bei Arbeit stark angestiegen ist. Der Prozentsatz der Nierendurchblutung ist dann entsprechend kleiner. Ähnlich ergeht es anderen Gefäßgebieten. Die Skelettmuskulatur bekommt in Ruhe etwa 20% des Herzminutenvolumens. Bei starker körperlicher Arbeit kann ihr Anteil auf 85% des dann sehr stark angestiegenen Herzminutenvolumens anwachsen.

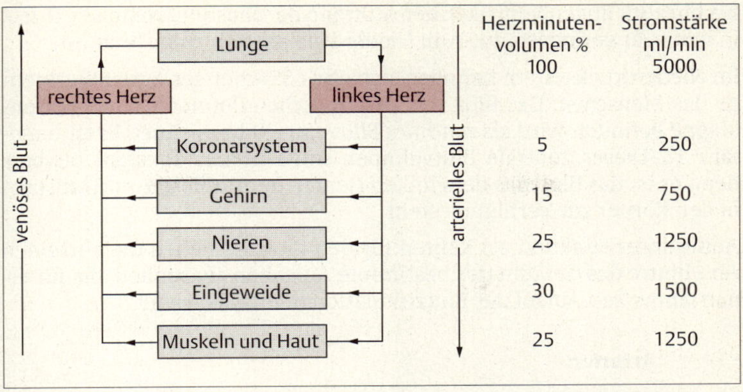

Abb. 1.**69** Die Verteilung des Blutvolumens beim ruhenden Menschen. Bei Arbeit nimmt nicht nur das Herzminutenvolumen zu, sondern die Durchblutung der Eingeweide wird zugunsten des Herzens und der Muskulatur vermindert (nach Gauer)

Obwohl der Durchmesser der Einzelgefäße von der Aorta bis zur Kapillare immer kleiner wird, nimmt wegen der vielfältigen Verzweigungen der Gesamtquerschnitt zu. Da durch die Gesamtheit der Kapillaren das gleiche Blutvolumen in der Zeiteinheit fließen muß wie durch die Aorta, ist die Strömungsgeschwindigkeit in den Kapillaren wesentlich kleiner als in den großen Gefäßen. In den Venen steigt sie dann wieder an.

Die Zunahme des Gesamtquerschnitts kann die Abnahme des Radius im Einzelgefäß hinsichtlich des Widerstandes nur teilweise kompensieren. Das gesamte Arteriolen- und Kapillarengebiet hat einen größeren Widerstand als die Arterien. Der Druckabfall, also die Druckdifferenz zwischen Eingang und Ausgang eines Gefäßgebietes, ist über dem Arteriolen- und Kapillarengebiet größer als über den Arterien bzw. den Venen (Abb. 1.**64** und Ohm-Gesetz).

Sauerstoffreiches Blut heißt arterielles Blut, auch wenn es durch die Lungenvenen fließt, sauerstoffarmes Blut heißt venöses Blut, auch in der A. pulmonalis.

Eine andere Aufteilung des Kreislaufes ist nach dem herrschenden Blutdruck in *Hoch- und Niederdrucksystem* möglich. Zum *Hochdrucksystem* gehören der linke Ventrikel während der Systole, die Arterien und die Arteriolen der Körperstrombahn. Zum *Niederdrucksystem* zählen die Kapillaren, die Venen, das rechte Herz und die gesamte Lungenstrombahn bis hin zum linken Ventrikel, der während der Diastole, wenn der Druck in ihm sehr gering ist, mit zum Niederdrucksystem zu rechnen ist.

Im Niederdrucksystem befinden sich etwa 85% der gesamten Blutmenge des Menschen. Das Blut, das sich zwischen Pulmonal- und Aortenklappe befindet, wird als *zentrales Blutvolumen* bezeichnet. Es ist ungefähr 1 l. Dieses zentrale Blutvolumen sollte immer konstant bleiben, denn es ist das Blut, das dem linken Herzen unmittelbar zum Transport in den Körper zur Verfügung steht.

Außer ihrer Funktion als Röhren für den Blutfluß haben die einzelnen Abschnitte des Gefäßbettes bestimmte Aufgaben zu erfüllen, die für einen sinnvollen Ablauf der Blutzirkulation unerläßlich sind.

•••• Arterien

Das Herz pumpt das Blut diskontinuierlich, ruckartig aus. Wären die Arterien starre Rohre, dann stünde jedesmal am Ende der Systole, wenn das Herz zu erschlaffen beginnt, der Blutstrom still. Das bedeutete für die nächste Herzaktion eine große Belastung, denn nun müßte die gesamte Blutsäule neu beschleunigt werden. Dies verhindert die Wandelastizität der Aorta und der Arterien zusammen mit dem Abflußwiderstand, den die anschließenden Arteriolen und Kapillaren bilden. Bei jeder Systole weiten sich Aorta und Arterien aus, weil wegen des Widerstandes in dieser kurzen Zeit nicht alles Blut abfließen kann (Abb. 1.**70**). Ein Teil des aus dem Herzen ausgeworfenen Blutes wird also in der Ausweitung gespeichert (Speichervolumen). Die Weitung der Aorta und der großen Arterien ist mit einem Druckanstieg verbunden, der vom Herzen

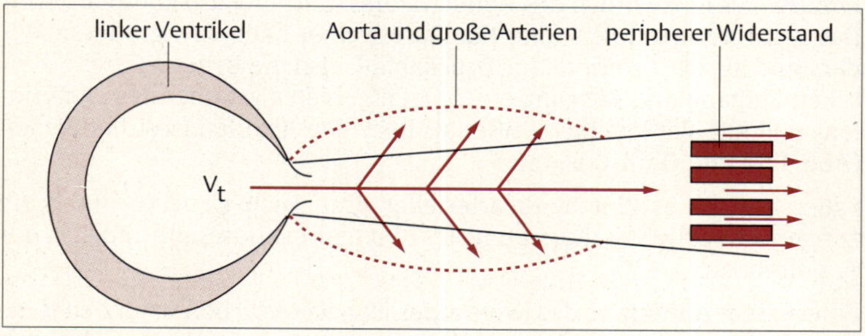

Abb. 1.**70** Schema des Windkessels. Das vom Herzen ausgeworfene Volumen (V_t) wird teilweise in der Aorta unter Druckanstieg gespeichert und fließt während der Diastole ab

aufrechterhalten wird (systolischer Blutdruck). Beim gesunden Menschen sind das etwa 16 kPa (120 mmHg).

Zu Beginn der Diastole sinkt der Druck im Herzen rasch ab. Der höhere Druck in der Aorta schlägt die Taschenklappen zu. Die unter hohem Druck stehenden Wände der Arterien drücken das Blut durch die kleineren Gefäße in Richtung Kreislaufperipherie. Wie rasch das während der Systole gespeicherte Blut aus den großen Gefäßen abfließen kann, hängt vom Widerstand in der Peripherie ab. Je höher dieser Widerstand ist, desto langsamer strömt das Blut ab. Der Druck sinkt dadurch in den Arterien allmählich so lange ab, bis vom Herzen ein neues Schlagvolumen ausgeworfen wird. Der niedrigste Druck in der Aorta tritt gerade zu Beginn einer neuen Auswurfphase auf. Dieser Druckwert wird als diastolischer Blutdruck bezeichnet. Er beträgt normalerweise etwa 10 – 11 kPa (80 mmHg) (Abb. 1.**68**).

Je nach der *Dehnbarkeit* der Gefäße muß das Herz mehr oder weniger Druck entwickeln, damit die großen Arterien ein bestimmtes Volumen aufnehmen. Die Dehnbarkeit der Gefäße nimmt mit zunehmendem Alter ab. Dementsprechend muß der systolische Blutdruck ansteigen. Der diastolische Blutdruck hängt aber davon ab, wieviel Blut während der Diastole abfließen kann. Normalerweise bleibt er über das ganze Leben zwischen 10 – 11 kPa (80 mmHg).

Das geschilderte Prinzip der Blutspeicherung entspricht dem von den Feuerwehren benutzten Windkessel, der gebraucht wird, um einen kontinuierlichen Wasserstrahl aufrechtzuerhalten. Man bezeichnet diese Eigenschaft der Aorta und der Arterien deswegen als Windkesseleigenschaft.

Die Ausweitung der Aorta während der Systole pflanzt sich wie eine Welle über das gesamte arterielle System fort und kann an verschiedenen Stellen als *Pulswelle* getastet werden. Die Pulswelle hat eine viel größere Fortpflanzungsgeschwindigkeit als das strömende Blut.

Bei der *Blutdruckmessung nach Riva-Rocci* wird der Druck in den Arterien mit dem Druck einer aufblasbaren, um den Arm gelegten Manschette verglichen. Ist der Druck in der Manschette größer als in der Armarterie, wird die Arterie zugedrückt. Es fließt dann kein Blut mehr. Zu einem periodischen Blutfluß kommt es erst dann, wenn der Manschettendruck gerade unter dem systolischen Blutdruck liegt. Dann wird das Gefäß periodisch aufgestoßen und wieder geschlossen. Die Unterbrechung des Blutflusses erzeugt Geräusche (Korotkow-Töne), die in der Ellenbeuge abgehört werden können. Fällt der Manschettendruck unter den diastolischen Minimaldruck, dann fließt das Blut wieder kontinuierlich durch das Gefäß, es treten keine Geräusche mehr auf.

•••• Arteriolen

An die kleinen Arterien schließen sich die Arteriolen an. Ihr Durchmesser beträgt nur noch 20 – 30 μm. Sie stellen deswegen einen sehr großen Strömungswiderstand dar. Ihre Wand enthält sehr viel glatte Muskulatur, bei deren Kontraktion das Gefäßlumen eingeengt wird. Dadurch kann der Widerstand und damit die Durchblutung des nachgeschalteten Kapillargebietes verändert werden.

Der Kontraktionszustand der Arteriolenmuskulatur kann verschieden geändert werden:

- Dehnung der Muskeln steigert die Aktivität, die Kontraktion wird verstärkt. In vivo wird die Arteriolenmuskulatur durch einen Druckanstieg gedehnt und antwortet mit Kontraktionszunahme und folgender Verengung des Lumens. Dadurch bleibt trotz größeren Drukkes die Stromstärke im nachgeschalteten Versorgungsgebiet konstant. Dieses Phänomen nennt man Autoregulation der Durchblutung. Sie spielt z. B. bei der Nierendurchblutung von 1 l/min eine große Rolle.
- Eine große Bedeutung für den Kontraktionszustand der Arteriolenmuskulatur hat das Gewebsmilieu. Im Gehirn z. B. hat die Zunahme des CO_2-Druckes vasodilatatorische Wirkung. Auch im Skelettmuskel werden die Gefäße durch Stoffwechselprodukte geöffnet, die bei Arbeit anfallen. In der Lunge dagegen wirkt erhöhter CO_2-Druck vasokonstriktorisch. Das ist sehr sinnvoll, denn dadurch werden schlechter durchlüftete Lungenabschnitte auch weniger durchblutet.
- Die meisten Arteriolen stehen unter konstriktorischem Einfluß des Sympathikus. Eine Verminderung der Sympathikusaktivität öffnet die Gefäße, eine Zunahme des Sympathikotonus erhöht den Widerstand. Auf diese Weise wird bei körperlicher Arbeit die Durchblutung gedrosselt. Das zirkulierende Blutvolumen wird auf die arbeitende Muskulatur umverteilt, wo lokale Faktoren die Gefäße weitstellen. Darüber hinaus existieren im Skelettmuskel und in der Lunge vasodilatatorische sympathische Fasern. Die äußeren Genitalorgane werden von vasodilatatorischen parasympathischen Fasern versorgt.
- In der Haut öffnen sich für die Verbesserung der Wärmeabgabe bei Bedarf temperaturabhängige arteriovenöse Anastomosen.
- Gefäßaktive Substanzen wie die Kinine, die z. B. bei der Tätigkeit der Verdauungsdrüsen freigesetzt werden, können die Gefäße stark erweitern. Eine vasokonstriktorische Wirkung besitzt das Renin-Angiotensin-System. Renin wird bei bestimmten Störungen der Nierenfunktion vermehrt freigesetzt. Dadurch wird eine Reaktionskette begonnen, an deren Ende das Angiotensin II als stark konstriktorisch

wirkende Substanz steht. Dieser Prozeß ist bei Mangeldurchblutung der Nieren verantwortlich für einige Hochdruckerkrankungen.

•••• Kapillaren

In den Kapillaren, durch die wegen des großen Gesamtquerschnittes das Blut sehr langsam fließt, findet der *Stoff- und Gasaustausch* mit dem Gewebe statt. Dies geschieht hauptsächlich durch *Diffusion*. Durch die sehr große Aufteilung der Gefäße und die dünnen Wände wird die Diffusionsstrecke sehr kurz gehalten. Das Lumen der Kapillaren ist so klein, daß nur ein einzelner Erythrozyt im Querschnitt Platz hat. Dadurch ist gewährleistet, daß der Sauerstoff aus allen Erythrozyten gleichmäßig abgegeben werden kann.

Im Gegensatz zu den Wänden der Arterien und Arteriolen lassen die Kapillarwände Flüssigkeit und auch kleine gelöste Teilchen hindurchtreten. Eiweißmoleküle können die Wand jedoch nur in sehr geringem Maße passieren, so daß der Eiweißgehalt im Blut größer ist als in der interstitiellen Flüssigkeit. Die Flüssigkeitsmenge, die aus den Kapillaren austritt, hängt vom Druckunterschied zwischen dem Inneren der Kapillaren und dem Interstitium ab. Nach außen wird die Flüssigkeit durch den Blutdruck getrieben, ein Rückstrom wird durch den kolloidosmotischen Druck und den Gewebsdruck ermöglicht. An der arteriellen Seite der Kapillare beträgt der Blutdruck etwa 5,5 kPa (40 mmHg). Er ist also größer als die Summe aus kolloidosmotischem Druck und Gewebsdruck, der

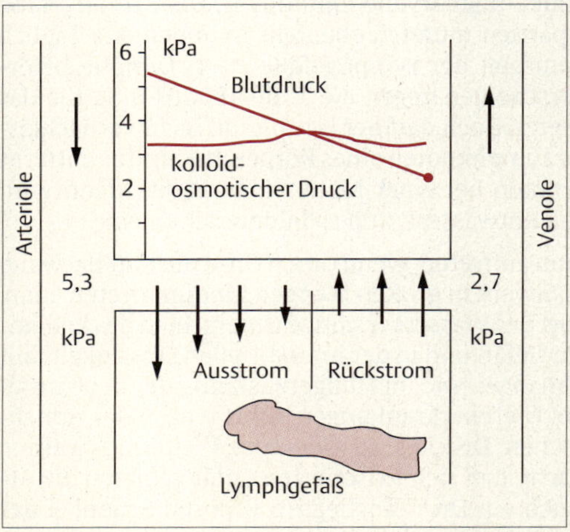

Abb. 1.**71** Schematische Darstellung des Flüssigkeitsaustausches an den Kapillaren

0,2 – 0,4 kPa (2 – 3 mmHg) beträgt. Flüssigkeit fließt aus der Kapillare in das Interstitium. Auf dem Weg des Blutes durch die Kapillare fällt der Blutdruck weiter ab. Am venösen Ende der Kapillare beträgt er nur noch etwa 2,5 kPa (15 – 20 mmHg). Die Summe aus kolloidosmotischem Druck und Gewebsdruck ist hier größer als der Blutdruck: Flüssigkeit tritt wieder in die Kapillare ein (Abb. 1.**71**). Durch diesen Flüssigkeitsaustausch zwischen Kapillare und Zwischenzellraum wird ein enger Kontakt zu den Zellen der Umgebung hergestellt und die Diffusionsstrecken werden verkürzt.

•••• Lymphe

Die Menge der Flüssigkeit, die aus den Kapillaren abfiltriert wird, ist meist etwas größer als die, die im venösen Schenkel der Kapillare reabsorbiert wird. Eine dadurch bedingte Wasseransammlung im Gewebe wird durch die Lymphgefäße verhindert. Diese enden blind im Gewebe, ihre Wand ist aber gut für Wasser und Eiweiße durchlässig. Im weiteren Verlauf besitzen die Lymphgefäße glatte Muskulatur und Klappen, die die Flüssigkeit nur in einer Richtung hindurchlassen. Durch aufeinanderfolgende Kontraktionen der einzelnen Abschnitte wird die Lymphe weiter zu immer größeren Gefäßen transportiert. In diese sind die *Lymphknoten* eingeschaltet, die Bakterien und gröbere Partikel, die von der Lymphe aufgenommen wurden, zurückhalten. Bei Infektionen in bestimmten Gewebsgebieten schwellen häufig die entsprechenden Lymphbahnen und Lymphknoten an. Die Lymphgefäße der unteren Extremitäten, des Abdomens und des Thorax vereinen sich zum Ductus thoracicus, der in die linke Jugularvene einmündet. Die Lymphgefäße aus den oberen Körperpartien münden ebenfalls in Venen ein. Täglich werden durch die Gesamtheit der Lymphgefäße 2 – 4 l Lymphe befördert. Dies mag gering erscheinen gegen die 7000 – 8000 l Blut, die das Herz täglich in Umlauf setzt. Doch darf der Lymphfluß nicht vernachlässigt werden. Werden die Lymphknoten eines Körperabschnittes entfernt (z. B. die Achsellymphknoten bei einer Mammaoperation), dann wird das Gewebe ungenügend entwässert, und es bilden sich *Ödeme.*

Ödeme können auch dann auftreten, wenn durch Gifte die Kapillarwand so geschädigt wird, daß Eiweiß in großen Mengen hindurchtreten kann. Der für den Rücktransport des Wassers wichtige Unterschied des kolloidosmotischen Druckes im Gefäß und in der interstitiellen Flüssigkeit fällt dann weg. Auch Eiweißmangel, wie im Hungerzustand oder bei chronischem Eiweißverlust bei Nierenerkrankungen, führt wegen der Abnahme des kolloidosmotischen Druckes zu Ödemen. Weiterhin werden Ödeme dadurch verursacht, daß sich in isolierten Gefäßgebieten die Arteriolen weit öffnen. Auch ein Druckanstieg im venösen Schenkel der

Kapillare führt zu einem Ödem, weil dann die Rückresorptionsstrecke in der Kapillare zu klein wird, wie man leicht einsieht, wenn man die Drucklinien in der Abb. 1. **71** vom Druckwert im arteriellen Schenkel der Kapillare weniger steil senkt. Unter Umständen kann der Druck im venösen Schenkel den kolloidosmotischen Druck übersteigen. Dann drainieren nur noch die Lymphgefäße des Gewebes, was nicht ausreicht, das aus den Kapillaren ausgetretene Flüssigkeitsvolumen vollständig ins Gefäßsystem zurückzubringen. Eine Wasseransammlung im Gewebe ist dann unvermeidlich. Ödeme aufgrund einer Erhöhung des venösen Druckes entstehen in abschüssigen Körperpartien, wenn die Venenklappen insuffizient werden oder aus anderen Gründen der venöse Rücktransport zum Herzen gestört ist.

Wasser sammelt sich auch dann vermehrt im Gewebe an, wenn der Natriumgehalt des Körpers, z. B. bei Aldosteronüberproduktion, erhöht ist.

•••• Venen

In den Venen fließt das Blut zum Herzen zurück. Ihre dehnbaren Wände erlauben eine große Flüssigkeitsaufnahme mit nur geringem Druckanstieg. Wechselnder Flüssigkeitsgehalt im Körper, wie Volumenabnahme nach Schwitzen und Dursten und Volumenzunahme nach Flüssigkeitszufuhr, macht sich besonders in der unterschiedlichen Füllung der Venen bemerkbar, während das Füllungsvolumen der Arterien vom Organismus weitgehend konstant gehalten wird. Man bezeichnet deswegen die Venen auch als kapazitive Gefäße. Die Dehnbarkeit der Venenwände sowie die Durchlässigkeit der Kapillaren für Flüssigkeit eröffnen manche Probleme, die den Rücktransport des Blutes zum Herzen erschweren.

Beim aufrechtstehenden Menschen lastet auf den Gefäßwänden der Beine und Füße zusätzlich zum Blutdruck noch der hydrostatische Druck. Für die Druckdifferenz zwischen Arterien und Venen, die den Blutstrom aufrechterhält, ist dieser hydrostatische Druck belanglos, denn er wirkt in Arterien und Venen gleichermaßen. Bedeutungsvoll wird er für den Druck über die Gefäßwand: für den *transmuralen Druck*. Er braucht an den Arterien nicht berücksichtigt zu werden, weil ihre Wände relativ steif sind. Anders ist es an den Kapillaren und Venen. Der hydrostatische Druck muß zum Blutdruck addiert werden. Dadurch werden die dehnbaren Wände der Venen nach außen gedrückt. Beim Übergang vom Liegen, wo der hydrostatische Druck wegen der kleinen Flüssigkeitssäulen vernachlässigt werden kann, zum Stehen können 400 – 600 ml Flüssigkeit in die Gewebe und in die Venen der Beine verlagert werden.

Damit auch beim aufrechtstehenden Menschen eine ausreichende Menge Blut zum Herzen zurückfließt und der Druck in den abschüssigen Gebieten nicht zu hoch ansteigt, müssen zusätzlich zum Druck, der dem arteriellen Blut vom Herzen mitgegeben und in den Widerstandsgefäßen vermindert wurde, Zusatzeinrichtungen den Blutstrom unterstützen.

Hydrostatischer Druck in den Venen

Die elastischen Wände reduzieren den Druck der venösen Flüssigkeitssäule. In den gedehnten abschüssigen Venen baut sich eine Rückstellkraft auf. Die Venen der oberen Körperabschnitte sind schwächer gefüllt, sie werden durch den Umgebungsdruck – also den Luftdruck – zusammengedrückt. Auch dadurch entsteht eine Rückstellkraft, die dem Absinken der Blutsäule entgegenwirkt. Der *hydrostatische Nullpunkt*, also der Punkt an dem der Venendruck dem in der Außenwelt gleicht, liegt etwa in Höhe des rechten Vorhofes. In den Venenabschnitten über dem Herzen ist der Druck negativ, d.h. kleiner als im Außenraum. Der Luftdruck preßt die Gefäße zusammen, sie kollabieren. In den kollabierten Venen bleibt jedoch ausreichend Raum, so daß der Blutrückfluß nicht behindert wird.

Besonders deutlich wird die Wirkung des Luftdrucks auf die Venen an den Händen: Bei herabhängendem Arm treten die Venen auf dem Handrücken stark hervor, beim Heben des Armes über die Schulter hinaus fallen sie zusammen.

Erst unter dem Herzen ist der Venendruck positiv. Im Stand (Orthostase) beträgt der Venendruck in den Füßen ca. 12 kPa (90 mmHg) (Abb. 1.**72**). Ein Lagewechsel verändert die Druckwerte. Beim Kopfstand z.B. liegt der Nullpunkt in den Femoralvenen. Jener Punkt, der seinen Druckwert auch bei Lagewechsel nicht ändert, wird als *hydrostatischer Indifferenzpunkt* bezeichnet. Er liegt etwa 5 – 10 cm unter dem Zwerchfell.

Überfüllung des venösen Systems dehnt die Wände stärker aus, besonders auch in den oberen Körperpartien. Die Venen dort fallen nicht mehr zusammen, der Nullpunkt wandert nach oben. Dies kann im Anschluß an Infusionen geschehen oder aber bei Herzinsuffizienzen.

Muskelpumpe und Venenklappen

In die Venen der unteren Körperregionen, aber auch in der Hand und des Armes, sind Klappen eingebaut, die einen Blutfluß nur in Richtung Herz gestatten. Die in der Nachbarschaft befindlichen Skelettmuskeln drükken während ihrer Kontraktion Blut aus dem betreffenden Venenabschnitt heraus, das wegen der Klappen nur herzwärts entweichen kann. Beim unterstützten Stehen oder beim Hängen fällt diese Muskelpumpe weg; die zum Herzen zurückgelangende Blutmenge reicht dann u.U. nicht mehr aus, um den Blutdruck aufrechtzuerhalten.

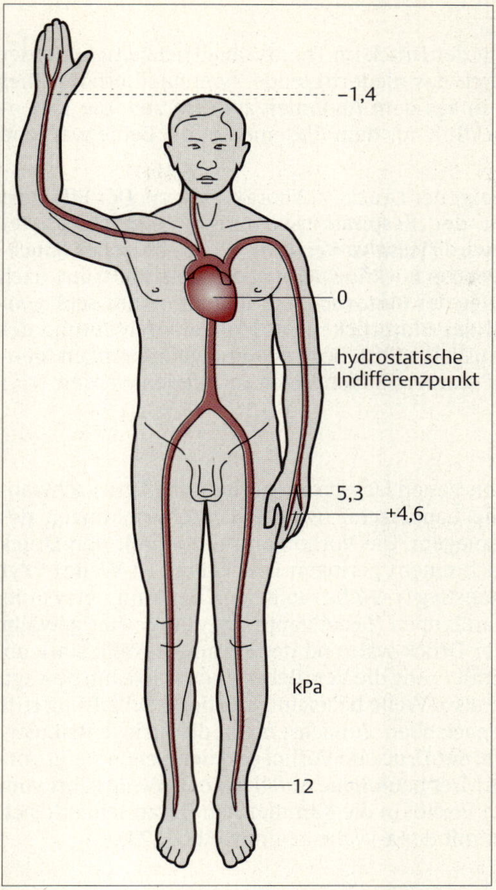

Abb. 1.**72** Der Venendruck in einzelnen Körperpartien beim aufrechtstehenden Menschen

Die Venenklappen haben noch eine weitere Funktion: Sie vermindern den Druck der Flüssigkeitssäule, die sich in den Venen befindet.

Sog vom Herzen

Während der Systole des Herzens bewegt sich die Ventilebene, d.h. die Trennungsfläche zwischen Vorhof und Kammer, nach unten und dehnt den Vorhof. Dessen Füllungsdruck fällt etwas ab, und aus den Venen kann vermehrt Blut in den Vorhof einströmen.

Einfluß der Atmung

Bei jeder Inspiration fällt der Druck im Thorax ab, gleichzeitig wird der Druck im Abdomen durch das niedertretende Zwerchfell erhöht. Dies erleichtert den Blutstrom aus dem Abdomen zum Herzen. Die Venenklappen fangen den Rückfluß aus dem Abdomen in die Beine während der Exspiration auf.

Bei tiefer Exspiration steigt der Druck im Thorax stark an. Der Effekt ist besonders groß, wenn der Exspirationsvorgang bei geschlossener Stimmritze ausgeführt wird *(Valsalva-Versuch)*, wie es bei jeder *Bauchpresse* der Fall ist. Der venöse Rückfluß wird gedrosselt. Das führt nach vorübergehendem Anstieg des Blutdrucks zur Reduktion des Schlagvolumens und zum Abfall des Blutdruckes mit Mangeldurchblutung des Gehirns und des Herzmuskels selbst. Bei herz- und gefäßkranken Menschen muß deshalb jede stärkere Bauchpresse vermieden werden.

Venenpuls

In den großen herznahen Venen lassen sich periodische Druckschwankungen nachweisen, die hauptsächlich die Druckschwankungen des rechten Vorhofs widerspiegeln. Die Vorhofkontraktion läßt den Druck ansteigen (a-Welle), nach einem geringen Druckabfall (b-Welle) folgt ein neuer, kurzer Druckanstieg (c-Welle) zu Beginn der Kammersystole, weil die Atrioventrikularklappen (Segelklappe) in den Vorhof gewölbt werden. Danach fällt der Druck während der Kammersystole stark ab, weil sich während der Entleerung die Ventilebene zur Spitze hin bewegt. Dieser Druckabfall wird als x-Welle bezeichnet. In der Erschlaffung tritt die Ventilebene wieder nach oben. Zunächst bleibt die Atrioventrikularklappe noch geschlossen, der Druck im Vorhof und den Venen steigt vorübergehend an (v-Welle). Der neuerliche Abfall in der y-Welle rührt vom Fluß des Blutes aus dem Vorhof in die Kammer her. Daran schließt sich ein neuer Zyklus an, der mit der a-Welle beginnt (Abb. 1.**73**).

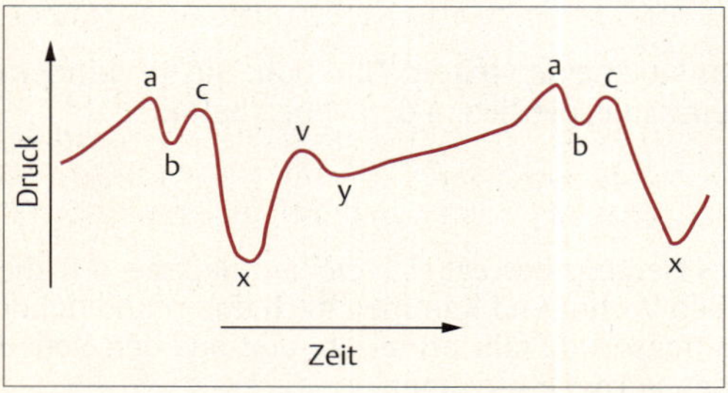

Abb. 1.**73** Der Puls in der V. jugularis externa des liegenden Menschen (nach Wetterer)

An einigen Stellen im Kreislauf sind Venen und Arterien eng aneinandergelagert. Die arteriellen Druckwellen übertragen sich dann auf die Venen und fördern ähnlich wie die Skelettmuskulatur im Verein mit den Venenklappen den venösen Rückstrom zum Herzen.

Arteriovenöse Anastomosen

In einigen Gefäßgebieten findet man direkte Übergänge zwischen kleinen Arterien und kleinen Venen unter Umgehung des Kapillargebietes. Die Wände dieser Anastomosen enthalten glatte Muskulatur, die die Weite dieser Gefäße verändern kann. In der Haut dienen diese Anastomosen der Thermoregulation. Bei ihrer Öffnung, hervorgerufen durch in den Schweißdrüsen gebildetes Bradykinin, wird die Haut erheblich besser durchblutet; es kann vermehrt Wärme abgegeben werden, ohne daß die Kapillaren verstärkt perfundiert werden müßten.

1.7.5 Kreislaufregulation

Bei einer Gesamtblutmenge von 5 – 6 l und einem Herzminutenvolumen in Ruhe von 5 – 6 l kann sich der Körper mit seinem zirkulierenden Blutvolumen keinen Luxus erlauben. Er muß die Durchblutung der einzelnen Organe an die Erfordernisse anpassen; er muß in der Lage sein, das Blutvolumen auf die einzelnen Organe bedarfsorientiert zu verteilen.

Die zu regelnde Größe (Regelgröße) bei der Kreislaufregulation ist der Blutdruck in den Arterien. Systolisch beträgt der Blutdruck in Ruhe 16 kPa, diastolisch fällt er auf 10,5 kPa ab (120/80 mmHg).

Im Aortenbogen und an der Teilungsstelle der A. carotis communis (Karotissinus) befinden sich *Pressorezeptoren,* die den Blutdruck messen. Über afferente Nervenfasern, die für den Karotissinus im N. glossopharyngeus und für die Aortenrezeptoren im N. vagus verlaufen, wird das *Kreislaufzentrum* in der Medulla oblongata vom augenblicklichen Wert des Blutdruckes informiert. Das Kreislaufzentrum gibt dann über Vermittlung von Nervenbahnen des vegetativen Nervensystems, besonders über den Sympathikus, Befehle an die Stellglieder des Regelkreises.

- *Herz:* Über das vegetative Nervensystem kann die Herzschlagzahl verändert werden. Wegen der positiv inotropen Wirkung des Sympathikus auf das Herz (s. S. 172) kann die Kraft der Herzmuskelkontraktion erhöht werden. Das Herz wirft dann in der Minute ein größeres Volumen aus.
- *Arteriolen:* Sie stehen unter der nervalen Kontrolle des Sympathikus, der den Gefäßtonus regelt.

- *Venen:* Die Wandmuskulatur der Venen kann sich kontrahieren, so daß ihre Dehnbarkeit etwas abnimmt. Damit verringert sich ihre Füllungskapazität, der Rückfluß zum Herzen wird verbessert.

Ein einfaches Beispiel soll den Regelmechanismus erläutern: Ein Mensch wird passiv aus dem Liegen aufgestellt. Das Blut folgt der Schwerkraft nach unten in den Bauchraum und in die unteren Extremitäten, weniger Blut kommt zum Herzen zurück. Das Herz muß jedoch beim stehenden Menschen das Blut höher hinaufpumpen als beim liegenden. Ohne Regeleinrichtung sänke in kurzer Zeit das Herzminutenvolumen und damit der Blutdruck auf Werte ab, die nicht mehr ausreichen, die Funktion des Gehirns aufrechtzuerhalten. Die Pressorezeptoren melden jedoch den Blutdruckabfall zum Kreislaufzentrum. Über sympathische Nerven wird von ihm der Tonus der Arteriolen erhöht. Der ansteigende Widerstand verhindert, daß das Volumen aus dem arteriellen System zu schnell abfließt. Gleichzeitig erhöht der Sympathikus die Herzfrequenz. Das Herz kann aber nur dann ein größeres Volumen auswerfen, wenn genügend Blut zu ihm zurückfließt. Für die ersten 5 – 10 Schläge nach der Umstellung kann es auf das zentrale Blutvolumen in der Lungenstrombahn zurückgreifen. Gelingt es nicht, den venösen Rückfluß zu verstärken, dann muß trotz steigender Herzfrequenz der Blutdruck abfallen: Ein anfangs gut vertragener Lagewechsel kann doch noch zum Kollaps führen. Durch Erhöhung des Tonus der Venenwandmuskulatur kann über den Sympathikus die Aufnahmefähigkeit der abschüssigen Venen verringert werden; der Rückfluß zum Herzen wird dadurch erleichtert.

Mittelfristig (im Minutenbereich) hilft die Niere mit, den venösen Rückfluß zu gewährleisten. Die Abnahme der Füllung der Venen wird von Volumenrezeptoren gemessen und dem Hypothalamus gemeldet. Der Hypothalamus steigert die Adiuretinproduktion. Das antidiuretische Hormon drosselt die Wasserausscheidung durch die Niere, so daß mehr Flüssigkeit für den Kreislauf zur Verfügung steht.

In der gleichen Richtung wirkt das Renin-Angiotensin-System. Volumenmangel in den Venen führt über die Aktivierung des Sympathikus zu einer Vasokonstriktion in den Nieren. Diese setzen Renin frei, das das im Blut vorhandene Angiotensinogen in Angiotensin I umwandelt. Angiotensin I wird durch ein Enzym aus den Endothelzellen der Lungenkapillaren (Angiotensin-converting-enzyme) in Angiotensin II überführt. Angiotensin II wirkt sehr stark vasokonstriktorisch, wodurch der Abfluß des Blutes aus den Arterien erschwert wird. Weiterhin stimuliert es die Nebennierenrinde zur Produktion des Aldosterons. Aldosteron veranlaßt die Niere, weniger Natriumionen auszuscheiden, was ebenfalls zur Wasserretention und damit zur Vergrößerung des venösen Angebotes für das Herz führt.

Bei Muskelarbeit fließen dem Kreislaufzentrum von höheren Zentren des Zentralnervensystems und von Mechano- und Chemorezeptoren der Peripherie Meldungen über den Arbeitsaufwand zu, so daß die Maßnahmen zur Steigerung des Herzminutenvolumens sofort eingeleitet werden können. Der Körper vermeidet auf diesem Wege einen Abfall des Blutdrucks, der aufgrund der durch lokale Faktoren bedingten Öffnung der Muskelgefäße ohne Gegenmaßnahmen unvermeidlich wäre.

1.8 Atmung

Durch die Atmung wird dem Körper der Sauerstoff zugeführt, der für die Energiegewinnung unerläßlich ist. Auch die Abgabe des dabei entstehenden Kohlendioxids und die Verwertung des Sauerstoffs in der Zelle gehören zur Atmung. Zum besseren Verständnis unterteilen wir die Atmung in

1. Ventilation: Sie umfaßt die Aufnahme der Außenluft in die Lunge und die Abgabe der Luft, die am Gasaustausch teilgenommen hat,
2. Gasaustausch in der Lunge,
3. Gastransport im Blut,
4. Gasaustausch im Gewebe,
5. Verwertung des Sauerstoffs in der Zelle,
6. Anpassung der Atmung an wechselnde Bedürfnisse (Atemregulation).

1 und 2 werden als äußere Atmung der inneren Atmung der inneren Atmung 4 und 5 entgegengestellt.

1.8.1 Ventilation

Luft bewegt sich immer vom Ort höheren zum Ort niedrigeren Drucks. Damit Luft aus dem Außenraum in die Lunge einströmen kann, muß in der Lunge der Druck erniedrigt werden *(Inspiration).* Dies geschieht durch Vergrößerung des Lungenvolumens. Das größere Volumen wird durch nachströmende Luft ausgefüllt, umgekehrt wird bei der Volumenabnahme die Luft unter etwas erhöhtem Druck ausströmen *(Exspiration)*; dabei kommt es jedesmal am Ende der Inspiration (Einatmung) bzw. am Ende der Exspiration (Ausatmung) zum Druckausgleich zwischen Lunge und Außenraum. Die treibenden Kräfte für die Volumenveränderungen der Lunge werden von der quergestreiften Thoraxmuskulatur und von elastischen Kräften der Lunge und des Thorax erzeugt.

Sauerstoff und Kohlendioxid gelangen aus den etwa 300 Millionen Alveolen der Lunge durch Diffusion ins Blut oder aus dem Blut heraus in die Luft. Ein dichtes Kapillarnetz umwindet die im Durchmesser etwa 0,2 – 0,3 mm großen Alveolen. Die gesamte Diffusionsfläche beträgt etwa 90 m^2.

Die Atemwege verbinden den Außenraum mit dem Alveolarraum. Sie beginnen mit dem Nasenraum – bei dessen Verstopfung oder bei starker Ventilation wird wegen des kleineren Widerstandes durch den Mund geatmet. Die Glottis trennt den Rachen von der Trachea. Diese teilt sich in der Bifurkation in die beiden Hauptbronchien auf, die jeweils am Hilus neben den Ästen der Lungenarterie und der Lungenvenen in die beiden Lungen eintreten. Dort teilen sie sich dichotom weiter auf. Jede Teilung wird als Generation bezeichnet. Die mit Alveolen dicht besetzten Alveolargänge machen die 20. bis 23. Generation aus.

Der Gesamtquerschnitt wächst von Generation zu Generation, so daß die Luft zu den Alveolen hin immer langsamer fließen kann.

Die Atemwege setzen dem Luftstrom einen Widerstand entgegen. Die einzelnen hintereinandergeschalteten Widerstände der Bronchialgenerationen, der Trachea und des Nasenraumes sind pro Streckeneinheit etwa gleich groß, so daß nach dem Ohm-Gesetz (S. 163) der Druck in den Atemwegen gleichmäßig abfällt. Im Gegensatz zum Kreislauf wechselt in den Atemwegen periodisch die Strömungsrichtung.

•••• Atemmuskulatur

Inspiration

Der wichtigste Inspirationsmuskel ist das *Zwerchfell.* Es spannt sich zwischen Bauch- und Brusthöhle aus. Kontrahiert es sich, tritt es tiefer in den Bauchraum und erweitert dadurch die Thoraxhöhle (Abb. 1.**74**). Bei ruhiger Atmung senkt es sich um etwa 1,5 cm, bei sehr tiefer Inspiration um bis zu 10 cm. Sehr starke Zwerchfellkontraktionen können die unteren Rippen nach innen ziehen, was die Volumenvergrößerung etwas einschränkt.

Weitere inspiratorisch wirkende Muskeln sind die *Mm. intercostales externi.* Diese Muskeln ziehen vom unteren Rippenrand schräg nach vorn

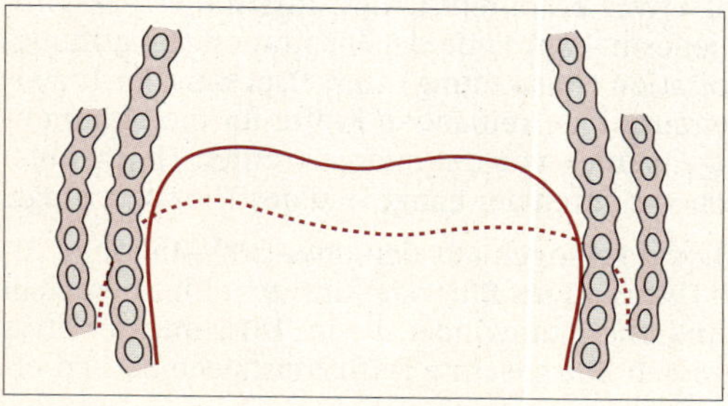

Abb. 1.**74** Änderung der unteren Thoraxöffnung bei tiefer Inspiration. Das kontrahierte Zwerchfell (Inspiration) ist gestrichelt gezeichnet (nach Lullies)

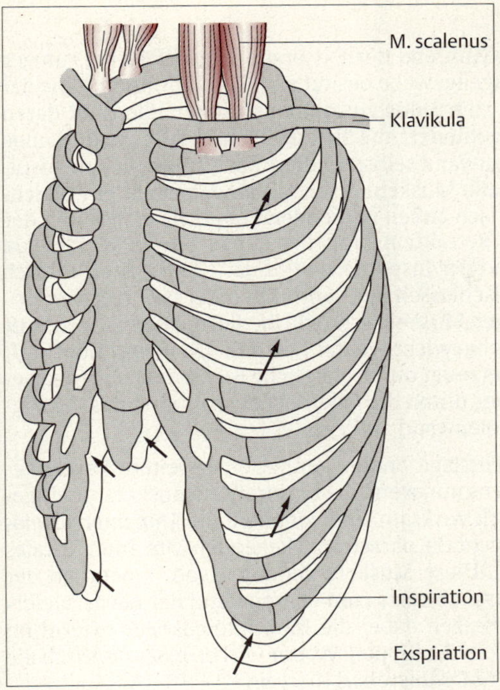

Abb. 1.**75** Tätigkeit der Inspirationsmuskulatur

unten zum oberen Rand der darunterliegenden Rippe. Sie heben die Rippen an, die in Ruhestellung um 45 Grad zur Transversalebene geneigt sind. Mit maximaler Anstrengung kann dieser Winkel für die oberen Rippen auf 20 – 25 Grad verkleinert werden, bei der 7. Rippe nur auf etwa 30 Grad. Gleichzeitig wird bei dieser Bewegung der untere Rand nach außen gedreht. Der Thorax wird durch die Rippenbewegung hauptsächlich im sagittalen Durchmesser erweitert, im kaudalen Bereich auch im frontalen Durchmesser. Auch die parasternal liegenden *Mm. intercostales interni intercartilaginei* leisten einen Beitrag zur inspiratorischen Erweiterung. Weitere Inspiratoren sind die *Mm. scaleni,* die die oberen Rippen fixieren und verhindern, daß sich der Thorax bei der Inspiration senkt, die *Mm. levatores costarum,* der *M. serratus posterior superior* und bei tiefer Inspiration der *M. sternocleidomastoideus* (Abb. 1.**75**).

Exspiration

Die Volumenreduktion während der Exspiration geschieht bei ruhiger Atmung *passiv.* Das Lungengewebe besitzt eine Retraktionskraft, die dazu tendiert, die Lunge zum Hilus zusammenzuziehen. Sie wird daran durch die Thoraxwand gehindert, die über die Pleurablätter an die Lunge gekoppelt ist. Die Thoraxwand selbst tendiert nach außen in eine Inspirationsstellung. Wenn alle Muskeln erschlafft sind, besteht ein Gleichgewicht zwischen der nach außen wirkenden Thoraxelastizität und der nach innen ziehenden Retraktionskraft der Lunge – man spircht von Atemruhelage. Während der Inspiration wird das Gleichgewicht durch Muskelkräfte gestört. Nachlassen der Kontraktion der thoraxerweiternden, inspiratorisch tätigen Muskeln ermöglicht, daß die Retraktionskraft der Lunge das alte Gleichgewicht wieder herstellt. Die Retraktionskraft der Lunge wird einmal erzeugt durch elastische Fasern im Lungengewebe, zum großen Teil aber durch die Oberflächenspannung des Flüssigkeitsfilms, der der Alveolenwand aufliegt.

Aus dieser Gleichgewichtslage heraus gelingt eine weitere Verkleinerung des Lungenvolumens nur, wenn die Exspirationsmuskulatur eingesetzt wird. Exspiratorisch wirksam sind vor allem die *Mm. intercostales interni interossei* (also nicht die parasternal liegenden Mm. intercostales interni intercartilaginei. Diese Muskeln verlaufen vom Innenrand der Rippen schräg nach dorsal abwärts zum oberen Rand der nächst tieferliegenden Rippe und kreuzen dabei die Mm. intercostales externi im rechten Winkel. Sie senken die Rippen. Weiter wirken exspiratorisch die *Mm. subcostales* und der *M. transversus thoracis.*

Die *oberflächlichen Bauchmuskeln,* besonders der M. transversus abdominis, verkleinern, wenn sie sich kontrahieren, die Bauchhöhle und steigern den abdominalen Druck. Dadurch wird das Zwerchfell nach oben geschoben und das Lungenvolumen verkleinert. Die Bauchmuskulatur beteiligt sich allerdings nur an der forcierten Atmung, wenn das Atemminutenvolumen über 40 l/min ansteigt. Sie unterstützt die schnelle Exspiration. Während Ruheatmung ist die Bauchmuskulatur inaktiv.

Zwischen der ruhigen Exspiration ohne Zuhilfenahme der Exspirationsmuskulatur und der forcierten Exspiration mit deren Beteiligung besteht ein grundsätzlicher Unterschied. Bei der passiven Exspiration sitzt der Generator des Druckes in den Alveolen (Oberflächenspannung des Flüssigkeitsfilmes, elastisches Material). Die Alveolen verkleinern sich, drücken die Luft in die Bronchien und ziehen die Thoraxwand nach innen und das Zwerchfell nach oben. Bei der forcierten Atmung baut die Atemmuskulatur über der Lunge ein Druckfeld auf, das auch auf die Bronchien wirkt und diese unter Umständen zusammendrücken kann.

Atemtyp

Man unterscheidet, je nachdem, welche Muskelgruppen den Hauptanteil an der Inspirationsbewegung haben, zwischen verschiedenen *Atembewegungstypen*. Bei der *kostosternalen Atembewegung* (Brustatmung) wird der Thorax gehoben und das Sternum nach vorn bewegt. Beim *kostodiaphragmalen Atemtyp* (Bauchatmung) wird der kaudale Thorax nach lateral bewegt, die Bauchdecken werden inspiratorisch mehr oder weniger stark nach vorn gedrückt. Welcher Atemtyp vorliegt, hängt beim Gesunden in erster Linie von der Körperlage ab. Beim aufrechten Stand und im Sitz dominiert die kostodiaphragmale Atmung, weil das Zwerchfell frei beweglich ist. In der flachen Bauchlage wirkt auf das Zwerchfell ein Druck, so daß Ausweichmöglichkeiten des Thorax nach ventral eingeschränkt sind.

•••• Pleura

Die Lunge ist mit der Thoraxwand nicht verwachsen. Zwischen beiden liegt die aus zwei Blättern bestehende Pleura. Das äußere Blatt der Pleura ist mit der Thoraxwand verbunden (Pleura parietalis). Es liegt dem Zwerchfell und dem Mediastinum an. Das innere Blatt (Pleura pulmonalis) ist mit der Lunge verbunden. Zwischen den beiden Blättern befindet sich ein kapillärer Spalt (Pleurahöhle) mit Flüssigkeit. Diese Flüssigkeit kann sich nicht ausdehnen und verhindert dadurch, daß die beiden Blätter auseinanderweichen können. Die Lunge muß den Bewegungen des Thorax folgen.

Besteht allerdings zwischen Außenraum und Pleuraspalt eine offene Verbindung, dann kann Luft in den Spalt eindringen, und das innere Pleurablatt wird von der elastischen Lunge hiluswärts mitgenommen. Die Lunge ist dann funktionsunfähig *(Pneumothorax)*.

Die Flüssigkeitskopplung zwischen den Pleurablättern gestattet es, daß sich die Lunge gegen den Thorax verschieben kann. Das ist besonders bei großen Atemexkursionen notwendig. Nach Entzündungen verwachsen die beiden Blätter an manchen Stellen miteinander, sie sind dann nicht mehr gegeneinander verschiebbar. Größere Atemexkursionen sind dann oft von Schmerzen begleitet.

•••• Druck

Auf die Pleura wirkt von außen der atmosphärische Druck, von innen der Lungeninnendruck und diesem entgegengesetzt der Retraktionszug der Lunge. Bei offenem Atemweg gleicht der Lungeninnendruck dem Druck im Außenraum. Der Retraktionszug in der Lunge steht dann im Gleichgewicht mit dem Druck im Pleuraspalt, der auf jeden Fall kleiner ist als der Lungeninnendruck. Es gilt

$$P_{pl} = P_L - \frac{K_e}{F}$$

(p_{pl} = Pleuradruck, p_L = Lungeninnendruck, K_e = elastische Rückstellkraft, F = Lungenfläche). Üblicherweise werden die Drücke in der Lunge und im Pleuraspalt auf den Außendruck bezogen, der Null gesetzt wird, z. B. betrage der Luftdruck 100 kPa = 1000 mbar. Bei offenen Atemwegen hat der Lungeninnendruck den gleichen Wert, der Pleuradruck sei entsprechend einem vorgegebenen elastischen Zug der Lunge 99,73 kPa oder 997,3 mbar. Man setzt nun als Pleuradruck (intrapleuraler Druck p_{ipl}) den Wert 997,3 – 1000 = –2,7 mbar an. Negative Drücke bedeuten also nur, daß sie kleiner als der jeweilige Außendruck sind. Durch die inspiratorische Erweiterung des Thorax sinkt der Lungeninnendruck ab (Abb. 1.**76**). Der Lungeninnendruck (bezogen auf den Außendruck; intrapulmonaler Druck p_{ip}) wird damit negativ. Die bei einem Atemzug maximal erreichten Werte schwanken je nach Geschwindigkeit der Inspirationsbewegung zwischen etwa – 1 mbar bei ganz ruhiger Atmung und etwa – 10 bis – 15 mbar (100 – 1500 Pa) bei forcierter Atmung. Am Ende der Inspiration steigt der Lungeninnendruck wieder auf Null an, die größere Ausdehnung der Lunge aber verstärkt den elastischen Zug, und damit erreicht der intrapleurale Druck größere negative Werte.

Während der Exspiration steigt der Druck in der Lunge über den Atmosphärendruck an. Die Spitzenwerte ähneln denen während der Inspiration, jedoch haben sie umgekehrtes Vorzeichen. Die Differenz zum Pleuradruck verkleinert sich wegen des abnehmenden elastischen Zuges. Bei ruhiger Atmung bleibt er meist negativ, steigt aber bei forcierter Atmung durchaus über den Atmosphärendruck. Dies ist besonders dann der Fall, wenn der Druck im Thorax, z. B. zum Hustenstoß, erhöht wird.

Bei *Fremdkörperreizung* in der Trachea wird reflektorisch die Stimmritze geschlossen. Die Exspirationsmuskeln kontrahieren sich maximal, der Druck in der Lunge kann auf 16 – 20 kPa ansteigen. Nach Öffnung der Stimmritze entweicht die Luft mit hoher Geschwindigkeit aus dem Thorax und reißt die Partikelchen mit. Aber niemals erreicht der Pleuradruck den Lungeninnendruck, es sei denn, der elastische Zug verschwindet bei der im Pneumothorax zusammengefallenen Lunge.

In der Abb. 1.**76** ist das Füllungsvolumen gegen den intrapleuralen Druck aufgetragen. Bei ganz langsamer Atmung besteht zwischen beiden Größen eine lineare Beziehung, d. h., mit größerer Ausdehnung nimmt der intrapleurale Druck ab. Der elastische Zug unterscheidet sich bei verschiedenen Menschen, beim Emphysematiker z. B. ist er verkleinert (Verlust an Retraktionskraft), bei der Lungenfibrose erhöht. Entspre-

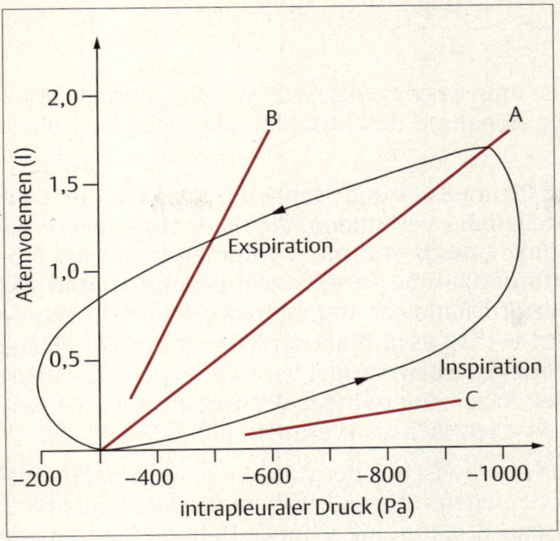

Abb. 1.**76** Das Druck-Volumen-Diagramm der Lunge. Die Kurve A stellt die statische Druck-Volumen-Beziehung beim gesunden Menschen dar. Bei Erweiterung des Thorax fällt der intrapleurale Druck – hier bezogen auf den Außendruck – ab. Die Gerade C wird bei Zunahme der Steifheit des Lungengewebes gefunden: Für kleine Atemexkursionen sind große Druckveränderungen erforderlich. Die Gerade B gibt die Verhältnisse bei Verlust an elastischem Gewebe wieder.
Je schneller der Atemzug ausgeführt wird, um so mehr weicht wegen der Trägheitskräfte die Druck-Volumen-Beziehung von der statischen Kurve ab (durchgezogene Linie). Eine bestimmte Volumenänderung erfordert größere Druckdifferenzen. Erst am Ende der Atemphase wird die statische Kurve erreicht. Bei forcierter Exspiration, wenn ein großes Atemvolumen rasch ausgeschieden werden soll, muß zusätzlich zu den elastischen Kräften noch Muskelarbeit geleistet werden: Der intrapleurale Druck steigt kurzfristig über den endexspiratorischen Wert an – er wird im Verhältnis zum Außendruck weniger negativ

chend verlaufen die Linien im Diagramm der Abb. 1.**76** unterschiedlich steil. Für den Emphysematiker gilt die mit B bezeichnete Kurve, die steiler ansteigt. Das bedeutet, daß für die Aufnahme eines bestimmten Volumens (y-Achse) eine geringere Druckdifferenz aufgebracht werden muß. Man sagt, die *Dehnbarkeit*, also das Verhältnis von Volumenänderung ΔV zu der dafür erforderlichen Druckänderung ΔP_{ipl}, ist erhöht; beim Lungenfibrotiker ist es umgekehrt.

$$\text{Dehnbarkeit (Compliance)} = -\frac{\Delta V}{\Delta p_{ipl}}$$

(Das negative Vorzeichen muß deswegen gesetzt werden, weil die Volumenzunahme mit einer Abnahme des intrapleuralen Drucks einhergeht.)

Bei rascher Atmung sind Pleuradruck und Atemvolumen nicht durch eine lineare Funktion miteinander verbunden. Vielmehr sind bei der Inspiration für die Aufnahme eines bestimmten Volumens zunächst größere negative Drücke erforderlich, die Kurve baucht sich nach unten und nach rechts aus. Erst beim Stillstand der Atembewegung wird die gerade Linie erreicht, umgekehrt verhält es sich bei der Exspiration. Die Fläche zwischen den Kurven wird als Arbeitsverlust bezeichnet (Druck × Volumen = Arbeit). Mit dieser Arbeit überwindet der Organismus die Reibungswiderstände, sie wird letztlich als Wärme frei.

Bei der Dehnbarkeit muß also zwischen der statischen und der dynamischen Dehnbarkeit unterschieden werden. Die dynamische Dehnbarkeit ist geringer als die statische, d. h. für eine schnelle Dehnung muß mehr Arbeit aufgewandt werden.

•••• Lungenvolumina und Kapazitäten, statische Größen (Abb. 1.77)

Totraum

Bei ruhigerer Atmung beträgt das ausgetauschte Volumen, das Atemzugvolumen 0,5 l. Von der eingeatmeten Frischluft gelangt aber nur ein Teil bis zu den Alveolen, in denen der Gasaustausch mit dem Blut stattfindet. Den Alveolen ist der Totraum vorgeschaltet, in dem kein Gas ausgetauscht wird. Er ist beim Erwachsenen 140 – 150 ml groß. Zu ihm zählt man die Nasenhöhle bzw. die Mundhöhle, den Rachenraum, die Luftröhre und die Bronchien mit ihren Aufzweigungen *(anatomischer Totraum)*. Unter Umständen treten aber auch noch Alveolen hinzu, in die bei den Atemexkursionen Luft hineingelangt, die aber nicht durchblutet werden *(effektiver Totraum)*. Etwa 3 – 12 % der Alveolen werden durchlüftet, aber nicht durchblutet. Im anatomischen Totraum wird die eingeatmete Luft angewärmt und angefeuchtet, außerdem wird sie von beigemischtem Staub gereinigt. Hier kommt besonders dem Nasenraum eine große Bedeutung zu; die Mundhöhle säubert die eingeatmete Luft wesentlich weniger. Das Flimmerepithel in der Luftröhre und in den Bronchien kann durch Bewegungen, die nasenwärts gerichtet sind, kleinere Partikel zurücktransportieren.

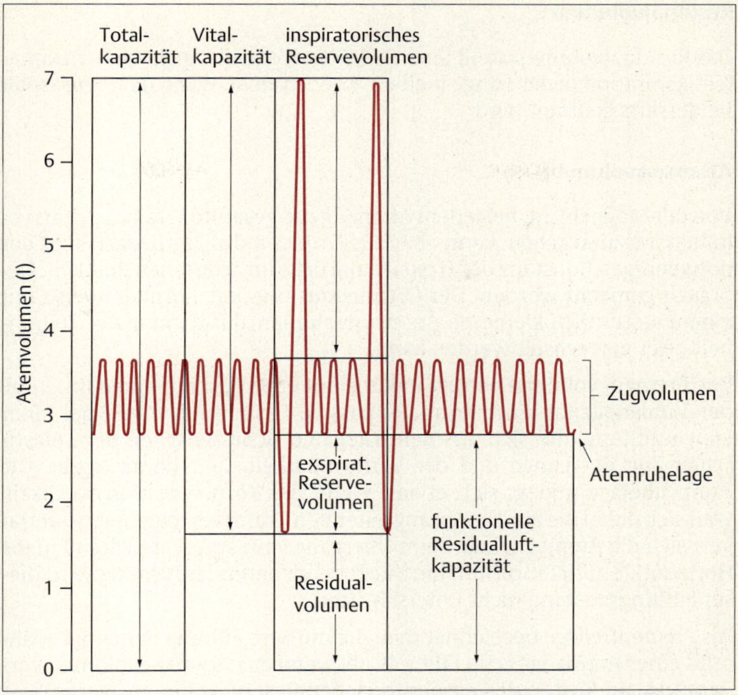

Abb. 1.**77** Die Unterteilung des Lungenvolumens (nach Giebel)

Totalkapazität

Die maximal mögliche Füllung der Lunge am Ende einer maximalen Inspiration wird als Totalkapazität bezeichnet. Sie beträgt zwischen 5 und 10 l. Bei Frauen ist sie im Mittel etwas kleiner als bei Männern. Die Totalkapazität hängt neben der Körpergröße auch vom Trainingszustand ab, besonders bei Ruderern ist sie sehr groß.

Vitalkapazität

Die Luftmenge, die im Anschluß an eine maximale Inspiration maximal ausgeatmet werden kann, wird als Vitalkapazität bezeichnet. Sie ist um das Residualvolumen kleiner als die Totalkapazität.

Residualvolumen

Das Residualvolumen stellt jene 1 – 1,5 l Luft dar, die auch nach maximaler Exspiration in der Lunge bleiben. Es entweicht, wenn der Pleuraspalt beiderseits geöffnet wird.

Atemzugvolumen

Von der Möglichkeit, bei jedem Atemzug das gesamte Vitalkapazitätsvolumen auszutauschen, kann aber aus Gründen des Zeitbedarfs und der notwendigen Konstanz der Gaspartialdrücke im arteriellen Blut kein Gebrauch gemacht werden. Der Organismus operiert normalerweise mit einem wesentlich kleineren Atemzugvolumen, das dann in der Zeiteinheit öfter gewechselt werden kann.

Das Atemzugvolumen beträgt in Ruhe mit etwa 0,5 l nur einen Bruchteil der Vitalkapazität. Eine normale, passive Exspiration endet bei einer Lungenfüllung, die sich aus dem Gleichgewicht zwischen dem elastischen Zug der Lunge und der Verformbarkeit des Thorax ergibt. Die Atemruhelage ändert sich etwas, wenn die Körperposition wechselt, weil sich dabei die am Thorax angreifenden Kräfte verschieben. So verlagert sich die Atemruhelage beim Übergang vom aufrechten Stand in die Horizontale zum Exspirium hin. Auch bei sistierender Atmung wird dieser Füllungszustand nicht unterschritten.

Als *Atemmittellage* bezeichnet man die mittlere Füllung der Lunge während eines Atemzuges. Sie fällt z. B. ab, wenn das Atemzugvolumen vorwiegend auf Kosten des exspiratorischen Reservevolumens vergrößert wird.

Reservevolumina

Das Volumen, das im Anschluß an eine Exspiration noch zusätzlich unter Zuhilfenahme der Exspirationsmuskeln ausgeatmet werden kann, wird als *exspiratorisches Reservevolumen* bezeichnet. Entsprechend heißt das Luftvolumen, das mit verstärktem Aufwand im Anschluß an eine Inspiration noch eingeatmet werden kann, *inspiratorisches Reservevolumen.* Die Summe aus inspiratorischem und exspiratorischem Reservevolumen und dem Atemzugvolumen ergibt die Vitalkapazität.

Die Größe der beiden Reservevolumina hängt stark von der Atemruhelage ab, also von dem Gleichgewicht zwischen Retraktionskraft der Lunge und Verformbarkeit des Thorax. Nachlassen der elastischen Kräfte schiebt die Atemruhelage zu größeren Füllungszuständen, z. B. beim Emphysem. Umgekehrt ist bei einem gut verformbaren Thorax das exspiratorische Reservevolumen kleiner als das inspiratorische Reservevolumen. Als mittlere Normalwerte kann man für das exspiratorische Reservevolumen 1 – 2 l und für das inspiratorische Reservevolumen 2 – 4 l angeben. Für den Organismus ist eine niedrige Atemruhelage, also ein kleineres exspiratorisches Reservevolumen im Verhältnis zum inspiratorischen Reservevolumen, besonders günstig, weil dabei bei einem bestimmten Atemzugvolumen die eingeatmete Frischluft weniger stark mit der nach einer Exspiration in der Lunge verbleibenden Luft vermischt wird.

Ventilationskoeffizient

Das Verhältnis der in die Alveolen aufgenommenen Luft (alveoläre Ventilation) zu der am Ende der Exspiration noch in der Lunge vorhandenen Luft (Residualvolumen + exspiratorisches Reservevolumen = *funktionelle Residualkapazität*) heißt:

$$\text{Ventilationskoeffizient} = \frac{\text{Atemzugvolumen} - \text{Totraumvolumen}}{\text{Residualvolumen} + \text{exspirat. Reservevol.}}$$

Beim gesunden Menschen beträgt er in Ruhe etwa $^1/_8$. Verschiebt sich die Atemmittellage zum Inspirium hin (Emphysem), dann wird der Ventilationskoeffizient kleiner.

Wandspannung (Oberflächenspannung)

Die Volumenschwankungen der Lunge sind die Summe der Volumenschwankungen der einzelnen etwa 300 Millionen Alveolen. Deren Volumen wird bei jeder Inspiration größer, bei jeder Exspiration kleiner. Zwischen der Oberflächenspannung, die die Alveole zusammenschnurren ließe, wenn die Pleura sie nicht daran hinderte, dem Druck, mit dem durch die elastische Spannung die Luft aus den Alveolen herausgetrieben wird, und dem Radius der Alveole besteht folgendes Verhältnis:

$$p = \frac{2\,T}{r}$$

(p = Druck, T = Oberflächenspannung, r = Radius).

Das bedeutet, daß die Alveole die Luft um so stärker herausdrückt, je kleiner sie ist. Sie tendiert also dazu, zusammenzufallen. Das wird von Phospholipiden (oberflächenaktive Substanz) verhindert, die in der Alveolarwand eingelagert sind. Sie vermindern die Oberflächenspannung (T) der Alveole, wenn sich die Lunge verkleinert. Anderenfalls könnte es nämlich geschehen, daß bei gleicher Oberflächenspannung die kleine Alveole ihre Luft in die größere Alveole statt in die Bronchien drückt. Für die günstige Wirkungsweise des Oberflächenfaktors muß in der Lunge optimale Feuchtigkeit herrschen. Bei künstlicher Beatmung oder bei der

Benutzung von Sauerstoffgeräten können in einigen Abschnitten der Lunge Feuchtigkeitsverluste auftreten. Das Lungengewebe fällt dort zusammen (Atelektasen).

•••• Dynamische Größen

Atemzug

(Abb. 1.**78**)

In Ruhe dauert ein Atemzug, bei dem etwa 0,5 l hin und her ventiliert werden, 4 s. Dabei ist die Exspirationszeit meist länger als die Inspirationszeit, sie verhalten sich etwa wie 1,5 : 1 zueinander. Häufig endet die Exspiration mit einer kurzen, von Mensch zu Mensch verschieden langen Periode, in der sich keine Atembewegung feststellen läßt *(endexspiratorische Atempause)*. Bei ruhiger Atmung treten nur kleine Druckschwankungen zwischen –0,35 kPa bei der Inspiration und +0,35 kPa bei der Exspiration, bezogen auf den Außendruck, auf. Auch beim gesun-

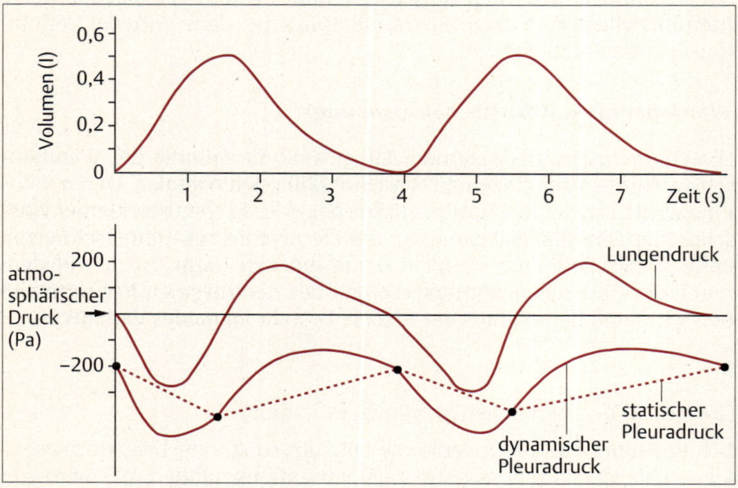

Abb. 1.**78** Zeitverlauf eines Atemzuges in Ruhe. Oben: Volumenänderung, Mitte: Lungendruck, unten: intrapleuraler Druck. Man beachte die verschiedene Dauer der Inspiration und der Exspiration. Während der Inspiration entstehen größere Druckschwankungen als während der Exspiration. In Ruhe schließt die Exspiration häufig mit einem kurzen Atemstillstand ab – die endexspiratorische Pause

den Menschen variieren die einzelnen Atemzüge in bezug auf Druckdifferenz, Dauer und Zuggröße (Tiefe).

Atemfrequenz, Atemvolumen

In Ruhe führt der Mensch ungefähr 15 Atemzüge in der Minute aus. Dies ist allerdings nur ein Mittelwert. Die *Ruhefrequenz* kann zwischen 12 und 20 Atemzügen/min schwanken. Das Produkt aus Frequenz und Atemzugvolumen ergibt das *Atemminutenvolumen,* d. h. die in einer Minute gewechselte Luft. Es beträgt beim ruhenden Menschen 7 – 8 l/min. Dabei werden etwa 0,25 l Sauerstoff (s. Stoffwechsel) aufgenommen. Das Verhältnis von Atemminutenvolumen zur Sauerstoffaufnahme in der Minute ergibt das *Atemäquivalent.* Es beträgt etwa 28, d. h., um 1 l Sauerstoff aufzunehmen, müssen 28 l Luft ventiliert werden. Je kleiner das Atemäquivalent ist, desto ökonomischer ist also die Ventilation.

Atemwiderstand

Die Atemmuskulatur muß zur Herstellung der Volumenänderung Arbeit gegen folgende Widerstände leisten:

Elastische Widerstände

Sie sind bei der Volumenvergrößerung der Lunge und des Thorax zu überwinden. Die Arbeit, die zur Inspiration geleistet werden muß, kann bei der Exspiration teilweise wieder zurückgewonnen werden. Die Dehnbarkeit der Lunge kann sich bei Krankheiten verändern. Bei einer Zunahme der Dehnbarkeit genügt ein kleinerer Druck, um ein bestimmtes Volumen in die Lunge zu bringen. Dafür aber steigt die Atemruhelage an, die Exspiration wird verlangsamt. Bei einer Abnahme der Dehnbarkeit muß für die Ventilation eines bestimmten Volumens ein wesentlich größerer Druckunterschied entwickelt werden.

Strömungswiderstände in den Luftwegen

Die Luftströmung in den Atemwegen gehorcht nur teilweise dem Hagen-Poiseuille-Gesetz, wonach der Widerstand von der Rohrlänge und der Zähigkeit der strömenden Substanz und umgekehrt von der vierten Potenz des Radius abhängig ist (vgl. Strömung des Bluts S. 164). Zusätzlich zu der diesem Gesetz folgenden laminaren Strömung treten in den Atemwegen Turbulenzen auf. Die Strömung ist dann nicht mehr gleichmäßig, sondern weist Wirbel auf, die den Widerstand erhöhen. Er wird abhängig von der Strömungsgeschwindigkeit. Je schneller die Luft durch die Atemwege bewegt wird, um so mehr steigen die Widerstände an. Die

Stromstärke ist der Druckdifferenz nicht mehr proportional. Um ein bestimmtes Luftvolumen in der Zeiteinheit zu fördern, muß unter diesen Umständen die Atemmuskulatur eine wesentlich größere Druckdifferenz aufbauen. Die Wirbel treten verstärkt an Verzweigungsstellen auf, sie werden mit steigender Strömungsgeschwindigkeit häufiger, sind aber auch schon bei ruhiger Atmung vorhanden. Bei einer umschriebenen Verengung (Stenose) eines Bronchus treten neben einer Widerstandserhöhung noch weitere Komplikationen auf. Nach der Kontinuitätsgleichung für strömende Flüssigkeiten, die auch auf strömende Gase anzuwenden ist, gilt, daß das Produkt aus Strömungsgeschwindigkeit und Querschnitt zweier aufeinanderfolgender Rohrstücke konstant ist:

$$v_1 \times Q_1 = Q_2 \times v_2$$

(v = Geschwindigkeit, Q = Querschnitt).

An der verengten Stelle ist der Querschnitt kleiner, entsprechend muß, wenn kein Teil des Luftvolumens, das den Bronchus passiert, anderswohin entweichen kann, die Luft durch die verengte Stelle schneller strömen. Nach der Bernoulli-Gleichung gilt, daß die Summe aus Staudruck und statischem Druck in einer durch ein Rohr fließenden Flüssigkeit konstant sein muß:

$$p_1 + \frac{\varrho \times v_1^2}{2} = p_o = p_2 + \frac{\varrho \times v_2^2}{2}$$

(p = statischer Druck, v = Geschwindigkeit, ϱ = Dichte des strömenden Mediums, $\frac{\varrho \times v_1^2}{2}$ = Staudruck, p_o = Gesamtdruck).

Der der strömenden Flüssigkeit oder dem strömenden Gas innewohnende Druck teilt sich in zwei Komponenten auf. Die eine Komponente zeigt in Richtung der Strömung: der Staudruck. Die andere Komponente wirkt senkrecht dazu auf die Wand: der statische Druck oder Wanddruck. In der Stenose wird v größer und damit selbstverständlich auch der Staudruck. Der Wanddruck nimmt also ab. Mit der größeren Geschwindigkeit strömt die Luft aus der Stenose auch in den nachgeschalteten Bronchusabschnitt ein.

Bei verformbaren Röhren, und als solche müssen die Bronchien trotz ihres Knorpelgehaltes angesehen werden, wird die Weite durch den transmuralen Druck beeinflußt. Der transmurale Druck ist die Differenz zwischen dem Wanddruck, der von innen drückt und das Gefäß offen hält, und dem Außendruck, der das Gefäß zusammenzudrücken versucht. Fällt der Wanddruck an einer Stenose und im nachgeschalteten Bronchusabschnitt wegen des rascheren Flusses ab, dann überwiegt der Außendruck. Die Weite des Gefäßes wird kleiner, es kann völlig verschlossen werden.

Die peripher von der Stenose gefangene Luft kann nicht mehr entleert werden. Nach Stillstand des Stromes öffnet sich die kollabierte Stelle wieder, und weitere Luft kann entweichen. Dieser Mechanismus verlangsamt die Ausatmung. Insbesondere die forcierte Exspiration verliert ihre Gleichmäßigkeit, sie wird treppenförmig.

Aber nicht nur unter den pathologischen Bedingungen einer Stenose spielt der transmurale Druck und damit die Änderung der Bronchienweite eine Rolle. Die Schwere des durch die Lunge fließenden Blutes drückt die Bronchien und Alveolen in den unteren Lungenabschnitten etwas zusammen, in den oberen Abschnitten der Lunge aber werden sie ausgedehnt. Umgekehrt werden die Blutkapillaren in den unteren Lungenabschnitten stärker gefüllt sein als oben. Diese schwerkraftabhängige Verteilungsstörung kann, wenn zusätzliche Erschwernisse der Atmung hinzutreten, zu einer mangelnden Sauerstoffsättigung des Blutes führen. Außerdem sind die Bronchialwiderstände in den oberen Lungenabschnitten kleiner als in den unteren.

Die Weite der Bronchien ist weiterhin von der Atemphase abhängig. Während der Inspiration wird der Sympathikus aktiviert, während der Exspiration der Parasympathikus. Dies führt zu einer inspiratorischen Weitstellung und einer exspiratorischen Engstellung. Dadurch ist der Widerstand inspiratorisch niedriger als exspiratorisch. Die exspiratorische Engstellung vermindert den Totraum. Die von den Atemphasen abhängigen Aktivitätsschwankungen des vegetativen Nervensystems stellt man leicht am Puls als respiratorische Arrhythmie fest. Während der Inspiration steigt, während der Exspiration fällt die Pulsfrequenz.

Während einer Exspiration muß der Druck kontinuierlich von der Alveole bis zum Mund abnehmen; erst dort aber ist er auf den Druck des umgebenden Gewebes abgefallen. Der transmurale Druck über die Bronchienwand wirkt von innen nach außen. Probleme mit dem transmuralen Druck treten bei einer forcierten Exspiration auf, bei der zusätzlich zur Retraktionskraft die exspiratorische Muskulatur eingesetzt wird. Dann wird die Thoraxwand nicht eingezogen, sondern sie drückt auf die Lunge. Der Druck im Lungengewebe, in der Umgebung der Bronchien, wird gleich bzw. größer als in den Bronchien. Möglicherweise dient die parasympathisch induzierte Kontraktion der Bronchialmuskulatur der Stabilisierung der Bronchialwand, so daß sie nicht zusammengepreßt wird und den Bronchus verschließt. Unter pathologischen Bedingungen kann aber gerade einer über Irritantrezeptoren hervorgerufene Kontraktion der Bronchialmuskulatur den Bronchus verschließen und die Exspiration erschweren. Sympathikomimetika erleichtern dann die Atmung.

Nichtelastische Verformungswiderstände

Bei der Atmung müssen die Knochen in den Gelenken des Thoraxbereichs gegeneinander bewegt werden, Bindegewebe und Muskeln werden verschoben. Beim gesunden Menschen mögen diese Widerstände nicht sehr ins Gesicht fallen, weil die Gewebe gut aufeinander gleiten. Liegen jedoch Gelenkversteifungen und Bindegewebsretraktionen vor, dann ist sehr viel Kraft erforderlich, um das Volumen in der Lunge zu ändern.

Trägheitswiderstände

Bei der Atembewegung müssen Luft und die Gewebe vom Ruhezustand in Bewegung versetzt werden, dazu ist Beschleunigungsarbeit erforderlich, die die Trägheitswiderstände überwindet. Im allgemeinen können sie vernachlässigt werden.

Einfluß der Schwerkraft

Besonders beim aufrechten Stehen muß der Thorax bei der Inspiration der Schwerkraft entgegen angehoben werden. Auch von dieser Energie kann, wie bei der Dehnung der Lunge während der Inspiration, die dabei erzeugte Energie z. T. für die Exspiration wieder genutzt werden.

Tiffeneau-Test

Einen Überblick über die Größe der Widerstände, besonders der Strömungswiderstände, gibt die *Sekundenkapazität,* die im Tiffeneau-Test gemessen wird. Dafür läßt man einen Patient maximal einatmen und fordert ihn auf, nach einer kurzen Pause so schnell und so stark er kann, in ein registrierendes Spirometer auszuatmen. Ein Gesunder stößt dann während der 1. Sekunde der Ausatmungszeit 70–80% seiner Vitalkapazität aus; dieser Wert wird als relative Sekundenkapazität bezeichnet. Eine Obstruktion der Atemwege verringert diesen Wert. Bei der Beurteilung der relativen Sekundenkapazität muß man aber bedenken, daß auch die Reduktion der elastischen Rückstellkräfte und eine Schwächung der Exspirationsmuskulatur die relative Sekundenkapazität vermindern.

1.8.2 Gasaustausch

•••• Außenluft

Die Außenluft besteht zu 21% aus Sauerstoff, 78% aus Stickstoff, 1% sind Edelgase und CO_2, wobei der Kohlendioxidgehalt je nach dem Raum variieren kann. Er wird an der See oder im Gebirge kleiner sein als in der Stadt. Die Prozentangaben beziehen sich auf getrocknete Luft. Sie sind abhängig von der geographischen Höhe über dem Meeresspiegel. Mit der Höhe ändert sich nämlich der Luftdruck und damit auch der *Partialdruck* der einzelnen Gase. Für die Diffusion in der Alveole ist der Partialdruck von Bedeutung. Bei der Berechnung der Partialdrücke muß auch der *Wasserdampf* berücksichtigt werden. Wasserdampf ist kein ideales Gas. Für jede Temperatur besteht eine bestimmte Aufnahmekapazität der Atmosphäre für Wassermoleküle. Der Sättigungswert wird in Druckeinheiten angegeben. Bei 37 °C, also in der Lunge, beträgt der Sättigungsdruck 6,38 kPa (etwa 48 mmHg), unabhängig vom Atmosphärendruck. Bei 20 °C beträgt der Sättigungsdruck der Luft für H_2O nur noch 2,4 kPa (18 mmHg). Selbst wenn wir wasserdampfgesättigte Luft von 20 °C einatmen, erleiden wir durch die Atmung einen Wasserverlust. Als relative Feuchte wird das Verhältnis von tatsächlichem Wasserdampfdruck zum Sättigungswert bei der entsprechenden Temperatur bezeichnet. 1,68 kPa H_2O-Dampfdruck entsprechen bei 20 °C einer relativen Feuchte von 70%, bei 37 °C nur noch von 26%. Bei einem Luftdruck von 1 bar = 100 kPa errechnen sich bei einer relativen Feuchte von etwa 70% und einer Temperatur von 20 °C folgende Partialdrücke: $O_2 = 21$ kPa (158 mmHg), $N_2 = 78$ kPa (585 mmHg), $CO_2 \approx 1$ kPa (7,5 mmHg).

•••• Alveolarluft

Ein Teil der bei der Inspiration in die Alveole strömenden Luft stammt aus dem der Alveole vorgeschaltetem Totraum. Sie hat am Gasaustausch schon teilgenommen. Außerdem wird nicht die gesamte Alveolarluft erneuert. Die Alveolarluft hat deswegen einen niedrigeren Sauerstoffgehalt und einen höheren CO_2-Gehalt als die Außenluft. Die getrocknete Alveolarluft besteht zu 14% aus Sauerstoff, 5,7% sind Kohlendioxid, 80,3% sind Stickstoff und Edelgase. Der Partialdruck für Sauerstoff beträgt dann etwa 13 kPa (100 mmHg), der für CO_2 5,3 kPa (40 mmHg).

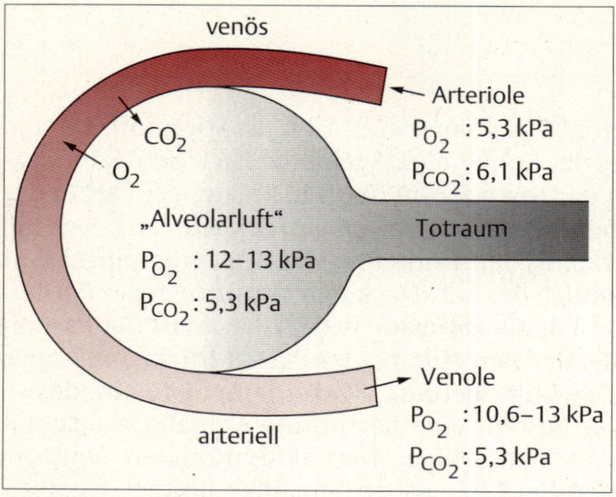

Abb. 1.**79** Der Gasaustausch in den Alveolen. Beachte, daß in der Arteriole „venöses Blut" zufließt, in der Venole „arterielles Blut" abfließt (nach Giebel)

•••• Gasaustausch zwischen Alveole und Blut (Abb. 1.**79**)

Die Alveole ist von einem Netz aus Kapillaren umsponnen, in denen Blut fließt, das einen Teil des Sauerstoffs im Körper abgegeben hat und beim Stoffwechsel entstandenes Kohlendioxid enthält. Die Gase sind im Plasma gelöst. Das Plasma kann um so mehr Sauerstoff und Kohlendioxid aufnehmen, je größer der Druck ist. Der Partialdruck beträgt im venösen Blut in Ruhe für Sauerstoff 5,3 kPa (40 mmHg), für Kohlendioxid 6,1 kPa (46 mmHg). Beide Werte hängen von der Muskelarbeit ab. Der Sauerstoffpartialdruck im venösen Blut der A. pulmonalis kann bei starker Arbeit auf 3,3 kPa (25 mmHg) abfallen, der CO_2-Partialdruck auf 8 kPa (60 mmHg) ansteigen. Aufgrund des Druckunterschiedes in der Alveole und im Blut diffundiert der Sauerstoff aus der Alveole durch die Alveolenwand, die interstitielle Flüssigkeit und die Kapillarwand ins Blutplasma und gelangt von dort in die Erythrozyten. Das Blut kann nur sehr wenig Sauerstoff in gelöster Form aufnehmen. Seine Transportkapazität für Sauerstoff wird durch das Hämoglobin im Erythrozyten bestimmt, das ihn in großen Mengen binden kann. Sauerstoff kann so lange ins Blut diffundieren, bis das Hämoglobin vollständig gesättigt ist. Dafür ist eine bestimmte Zeit erforderlich, die etwa 0,5 s beträgt. In Ruhe hat ein Erythrozyt ungefähr 1,2 s Kontakt mit der Alveole *(Kontaktzeit)*. Fließt das Blut bei Erhöhung des Herzminutenvolumens schneller durch die Kapillaren der Lunge, dann wird die Kontaktzeit kürzer. Bei sehr großem Herzminutenvolumen wird die Verkürzung der Kontaktzeit unter den kritischen Wert von 0,5 s dadurch verhindert, daß sich vermehrt Kapillaren öffnen. Das Blut kann dann in der einzelnen Kapillare langsamer fließen. Besondere Bedeutung erlangt die Kontaktzeit bei Diffusionsstörungen. In solchen Fällen ist die Passage des Sauerstoffs von der Alveole zum Blut erschwert, z. B. durch Absonderung entzündlicher Sekrete. Die Sauerstoffmoleküle benötigen dann längere Zeit, um durch die Trennwände von der Alveole zum Blut zu gelangen, das Hämoglobin wird nicht vollständig mit Sauerstoff bepackt. Die Erhöhung des O_2-Partialdruckes in der Alveole durch Atmung reinen Sauerstoffs vergrößert die Partialdruckdifferenz zwischen Alveole und Blut, beschleunigt dadurch die Diffusion und fördert die O_2-Aufnahme ins Blut.

Das Kohlendioxid läuft durch die Alveolarwand den umgekehrten Weg wie der Sauerstoff. Es diffundiert wesentlich leichter hindurch, so daß Diffusionshindernisse die CO_2-Abgabe nur wenig beeinflussen.

Die gesamte Diffusionsfläche in den Alveolen beträgt 90 m^2. Dies genügt, um die Gasaustauschvorgänge durch Diffusion ohne Annahme aktiver Transportmechanismen zu erklären. Auch die Hälfte der Fläche reicht noch aus, um dem Organismus bei mäßiger Belastung genügend Sauerstoff zuführen zu können. Größere Verluste an Diffusionsflächen haben eine mangelnde O_2-Sättigung des Blutes zur Folge.

Belüftungs-Durchblutungs-Verhältnis

Ein effektiver Gasaustausch in der Lunge erfordert, daß die durchlüfteten Alveolen auch durchblutet sind und nur solche Teile der Lunge durchblutet werden, die auch an der Ventilation teilnehmen. Sind diese Bedingungen erfüllt, dann beträgt das Belüftungs-Durchblutungs-Verhältnis 0,84 (alveoläre Ventilation/Herzminutenvolumen; alveoläre Ventilation = das Volumen, das in einer Minute in den Alveolen gewechselt wurde, das also wirklich am Gasaustausch teilgenommen hatte). Aber dieser Wert sagt nichts darüber aus, ob die Verteilung gleichmäßig ist. Es können z. B. *Verteilungsstörungen* vorliegen, bei denen das Blut an nichtbelüfteten Alveolen vorbeifließt bzw. nichtdurchblutete Lungenabschnitte durchlüftet werden (Abb. 1.**80**). Die letztere Störung stellt nur eine Vergrößerung des Totraumes dar, bei der ersten Störung wird venöses Blut dem arteriellen Blut beigemischt, der O_2-Partialdruck sinkt, der CO_2-Partialdruck steigt an. Die Durchblutung nichtdurchlüfteter Lungenabschnitte wird teilweise dadurch vermieden, daß der Abfall des Sauerstoffpartialdruckes in der Alveolarluft den Strömungswiderstand für das Blut in dem betreffenden Gebiet heraufsetzt (Euler-Liljestrand-Mechanismus). Eine Verteilungsstörung kann auch durch die Schwerkraft eintreten. Beim aufrechten Stand wird das Blut in die tieferen Regionen der Lunge absacken, die Luft nach oben gedrängt.

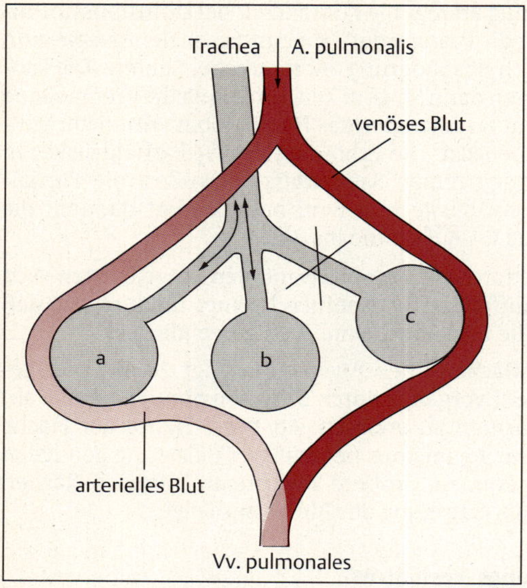

Abb. 1.**80** Schema der Verteilungsstörung. a = Gut durchlüfteter und durchbluteter Lungenabschnitt, in dem venöses Blut in arterielles Blut überführt wird. b = Durchlüfteter, aber nicht durchbluteter Lungenabschnitt. Er bedeutet eine Vergrößerung des Totraumes. c = Durchbluteter, aber nicht durchlüfteter Lungenabschnitt. Venöses Blut wird dem arteriellen Blut beigemischt, wodurch die Sauerstoffsättigung in den Vv. pulmonales sinkt

•••• Gastransport im Blut

Sauerstofftransport

Der Sauerstoff wird im Blut vom Hämoglobin gebunden. Die Menge Sauerstoff, die das Hämoglobin aufnehmen kann, hängt vom Sauerstoffpartialdruck ab. Die Beziehung ist durch die *Sauerstoffdissoziationskurve* des Hämoglobins (Abb. 1.**81**) gegeben. Bei sehr niedrigen Sauerstoffdrücken im Gewebe am Verbrauchsort kann das Hämoglobin den Sauerstoff nicht festhalten. Es muß ihn ins Plasma abgeben, von wo er ins Gewebe diffundieren kann. Auffällig ist, daß die Dissoziationskurve bei Drücken über 10 – 11 kPa (75 mmHg) sehr flach verläuft. Das bedeutet, daß in diesem Bereich Druckänderungen nur einen geringen Einfluß auf die vom Hämoglobin transportierte Sauerstoffmenge haben. Man kann darin einen gewissen Schutz sehen: Ein Abfall des alveolären Sauerstoff-

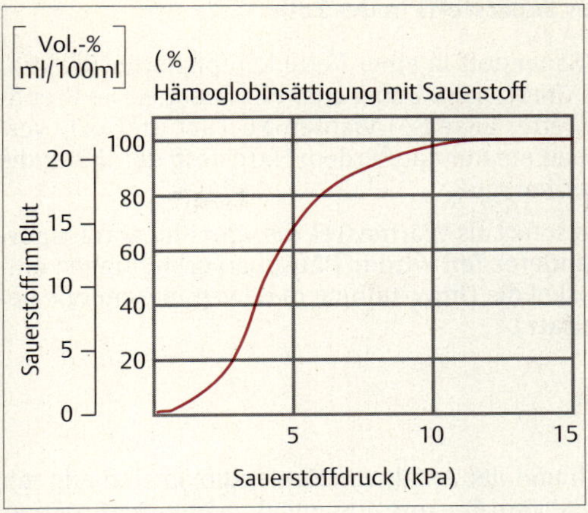

Abb. 1.**81** Die Sauerstoffdissoziationskurve des Hämoglobins. Beachte, daß bei einer Verminderung des Sauerstoffdruckes bis auf 9,3 kPa die Sättigung des Hämoglobins mit Sauerstoff nur unwesentlich absinkt

partialdruckes wird nicht sofort eine mangelhafte Sauerstoffversorgung der Gewebe nach sich ziehen. Ein alveolärer O_2-Partialdruck von 9,5 kPa ~ 70 mmHg) sättigt das Hämoglobin noch nahezu vollkommen. Menschen, die lange in großen Höhen leben müssen, in denen der Luftdruck und damit der Sauerstdoffpartialdruck sehr niedrig sind, bilden zur Kompensation mehr Erythrozyten und mehr Hämoglobin, so daß auch bei niedrigerer Sättigung des Hämoglobins genügend Sauerstoff transportiert wird.

Kohlendioxidtransport

Das Kohlendioxid wird auf verschiedene Weisen im Blut transportiert:

- Ein Teil wird im Plasma gelöst (3 ml/100 ml Blut).
- Der größte Teil (~ 80%) setzt sich mit H_2O zu H_2CO_3 um. Diese Reaktion geschieht im Erythrozyten. Sie wird durch ein Enzym, die Carboanhydrase, beschleunigt. Das entstandene H_2CO_3 dissoziiert in H^+- und CO_3^--Ionen. Die H^+-Ionen werden durch das Hämoglobin abgepuffert, dadurch wird verhindert, daß der pH-Wert im Blut vom Normalwert 7,4 abfällt. Auch die HCO_3^--Ionen haben eine Pufferkapazität. Sie können sich bei Bedarf mit H^+-Ionen, die das Blut ansäuern, zurück zu H_2CO_3 verbinden.
- Ein kleiner Teil des Kohlendioxids ist an Eiweiß gebunden, besonders an das Hämoglobin.

1.8.3 Verwertung des Sauerstoffs in der Zelle

In den Zellen wird der Sauerstoff in einer Kette komplizierter Reaktionen auf die Brennstoffe übertragen. Dabei entsteht Energie. Die Brennstoffe (Kohlenhydrate, Fette, Eiweiße) werden zu H_2O und CO_2 verbrannt. Beim Eiweißabbau entsteht außerdem Harnstoff, der durch die Niere ausgeschieden werden muß.

Ein Teil der Energie wird sofort als Wärme frei, die vom Blut abtransportiert werden muß. Ein anderer Teil wird in Phosphatverbindungen eingelagert, die z. B. im Muskel die Umwandlung in Bewegungsenergie gestatten (s. Abschnitt Umsatz).

1.8.4 Atemregulation

(Abb. 1.**82**)

Der Sauerstoffverbrauch und der Anfall von Kohlendioxid sind eng mit der Energie gekoppelt, die vom Organismus aufgebracht wird. Größerer Energiebedarf erfordert eine vermehrte Zufuhr von Sauerstoff. Gleichzeitig muß mehr CO_2 ausgeschieden werden. Behielte das Atemminutenvolumen bei körperlicher Arbeit seinen Ruhewert von etwa 7 l bei, dann wäre der Gasaustausch in der Lunge nicht vollständig, im arteriellen Blut fiele der Sauerstoffpartialdruck ab und der CO_2-Partialdruck stiege an.

•••• Regelgrößen

Die Regelgrößen für die Atemregulation sind der *Sauerstoffpartialdruck*, der *Kohlendioxidpartialdruck* und der *pH-Wert* im arteriellen Blut. Diese Größen müssen konstant gehalten werden. Der O_2-Druck wird im Aortenbogen und im Glomus caroticum gemessen, der pH-Wert und der CO_2-Druck von den Zellen des Atemzentrums in der Medulla oblongata. Die peripheren Rezeptoren im Glomus caroticum sind über den N. glossopharyngeus, die im Aortenbogen über den N. vagus mit dem Atemzentrum verbunden.

Die stärksten chemischen Antriebe für die Atmung sind der Partialdruck des Kohlendioxids und der Anstieg der H^+-Ionen-Konzentration (Abfall des pH-Wertes). Fällt im Stoffwechsel viel Kohlendioxid an, steigt das Atemminutenvolumen entsprechend an. Der CO_2-Partialdruck in den Alveolen kann auch erhöht werden, wenn der Atemluft vermehrt CO_2 beigemischt wird. Dies gelingt temporär mittels künstlicher Totraumvergrößerung. Der Körper muß mit größeren Atemzügen antworten, anderenfalls wird den Alveolen zuwenig Frischluft zugeführt. Der Sauerstoffdruckabfall wirkt in wesentlich schwächerem Maße auf die Atemregulation ein. Deswegen ist bei Diffusionsstörungen, bei denen die Sau-

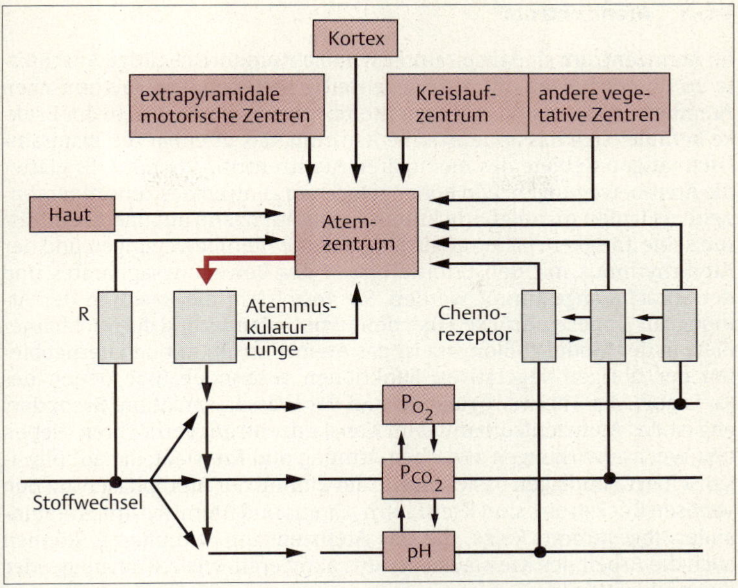

Abb. 1.**82** Schema der Atmungsregulation. Die Regelgrößen sind der Sauerstoffdruck, der Kohlendioxiddruck und der pH-Wert. Sie werden von den Chemorezeptoren im arteriellen Blut gemessen. Ihre Istwerte werden im Atemzentrum mit dem Sollwert verglichen. Bei Abweichungen werden den Stellgliedern Atemmuskulatur und Lunge entsprechende Befehle erteilt, durch deren Ausführung die Regelgrößen dem Sollwert angeglichen werden. Die Regelgrößen werden durch den Stoffwechsel gestört. Damit die Störung besser kompensiert werden kann, wird sie schon am Ort ihrer Entstehung im Muskel gemessen (R) und dem Atemzentrum mitgeteilt. Dehnungsrezeptoren in der Lunge (Hering-Breuer) und die Muskelspindeln der Atemmuskulatur geben Erregungen, die den Atemrhythmus modifizieren. Zusätzlich wirken noch Afferenzen von der Haut auf das Zentrum ein. Vom Kortex her nehmen Wille und Psyche Einfluß auf das Atemzentrum, das außerdem mit dem Kreislaufzentrum und Zentren des motorischen Systems verbunden ist

erstoffaufnahme in stärkerem Ausmaß beeinträchtigt ist als die Kohlendioxidabgabe in vielen Fällen trotz ausgesprochenen Sauerstoffmangels keine vermehrte Atmung festzustellen.

•••• Atemzentrum

Im Atemzentrum sind inspiratorisch und exspiratorisch tätige Abschnitte zu unterscheiden, die sich gegenseitig hemmen. Die rhythmischen Atembewegungen sind schon im Atemzentrum vorgeprägt. In der Brükke befindet sich das apneustische Zentrum, das offenbar die inspiratorisch tätigen Gebiete des medullären Atemzentrums hemmt. Es glättet die Atembewegungen. Von höher gelegenen Zentren des Zentralnervensystems laufen mannigfaltig Impulse zum Atemzentrum und beeinflussen seine Tätigkeit. Sie ermöglichen, daß die Atembewegungen und der Atemrhythmus mit den Erfordernissen des Bewegungsapparates und der Sprache abgestimmt werden. Sie vermitteln die Reaktion der Atmung auf Sinneseindrücke. Über den Hypothalamus und die Nachbargebiete in der Medula oblongata ist das Atemzentrum mit den Kerngebieten der übrigen vegetativen Funktionen verbunden, wie denen des Kreislaufs, der Thermoregulation und der Wasserregulation. Besonders eng ist das Atemzentrum mit dem Kreislaufzentrum verflochten. Neben den Wechselwirkungen zwischen Atmung und Kreislauf, die auf physikalischen Grundlagen basieren, wie der Einfluß der Atemphasen auf den venösen Rückstrom, sind Kreislaufrhythmus und Atemrhythmus aufeinander abgestimmt. Reize, die das Atemzentrum stimulieren, können auch die Arbeit des Kreislaufzentrums aktivieren, wie z. B. ansteigender Kohlendioxiddruck.

Periphere Antriebe des Atemzentrums

Außer den chemischen Reizen und den Impulsen aus dem Zentralnervensystem beeinflussen eine Reihe von Reizen aus der Peripherie die Aktion des Atemzentrums.

- In den Bronchien befinden sich Rezeptoren, die bei Dehnung über den Vagus Impulse zum Atemzentrum senden. Dort hemmen sie die Aktivität der inspiratorischen Anteile, womit die Inspiration zum Stillstand kommt. Eine starke Inspiration hemmt sich damit selbst. Nach seinen Entdeckern heißt dieser Reflexbogen *Hering-Breuer-Reflex.* Seine Aufgabe besteht in der Kontrolle des Atemrhythmus. Die Inspiration wird kürzer, die Atemzüge werden flacher, als sie vom Atemzentrum vorgegeben werden. Dadurch vermeidet der Organismus zu tiefe Inspirationen, für die ohne nennenswerten Volumengewinn viel Zeit benötigt wird. Der Hering-Breuer-Reflex verursacht wahrscheinlich auch die flache und frequente Atmung bei fibrotischen Veränderungen der Alveole. Unter diesen Umständen werden bei der Inspiration die Bronchien verhältnismäßig stark gedehnt, denn das Alveolargewebe kann sich infolge der Versteifung nur wenig ausdehnen. Die starke Weitung der Bronchien führt zu einer frühen

Hemmung der Inspirationsbewegung. Man darf sich den Hering-Breuer-Reflex allerdings nicht so vorstellen, daß bei einem bestimmten Füllungsvolumen der Lunge die Inspiration unter allen Umständen gehemmt wird. Dann wäre nämlich eine vertiefte Atmung nicht mehr möglich. Andere Einflüsse auf das Atemzentrum können den Hering-Breuer-Reflex jederzeit modifizieren.

- Weiterhin existieren Rezeptoren in den Bronchien, deren Dehnung eine vertiefte Atmung verursachen. Sie vermitteln den sog. *paradoxen Reflex nach Head.* Ein solcher verstärkter Atemzug (Seufzer) kommt allerdings sehr selten vor, etwa 1 auf 100 normale Atemzüge. Seine Funktion liegt in der Dehnung auch solcher Lungenbezirke, die an der Ruheatmung nur wenig beteiligt sind.
- Auch eine Erhöhung der Strömungswiderstände, z. B. durch Verengung der Atemwege oder durch zusätzliche Wirbelbildung bei schneller Atmung, vertieft die Atemzüge: es wird bei einem Atemzug ein größeres Volumen gewechselt. Hierfür spielen wahrscheinlich die Muskelspindeln der Atemmuskulatur eine Rolle. In der Praxis kann man sich diesen Mechanismus leicht zunutze machen, um bei einem Patienten tiefere Atemzüge zu erzielen. So werden z. B. bei einer manuellen Thoraxkompression die Muskelspindeln der inspiratorisch tätigen Muskeln gedehnt und aktiviert. Die Folge ist eine vertiefte Inspiration.
- Impulse von Hautrezeptoren können ebenfalls die Atemform verändern. Ein stärkerer Kältereiz führt zum Atemstillstand, häufig gefolgt von einem tieferen Atemzug. Auch durch Massage kann Einfluß auf die Atmung genommen werden.
- In den Luftwegen befinden sich Rezeptoren, die für chemische und mechanische Reize empfindlich sind (Irritantrezeptoren). Allgemein bekannt ist der vorübergehende Atemstillstand bei Reizung der Nase mit ätzenden Gasen. Bei Berührungsreizen in der Trachea und in der Nase wird reflektorisch nach einer tiefen Inspiration die Trachea verengt und unter Zuhilfenahme der exspiratorischen Muskulatur eine große Strömungsgeschwindigkeit während der Exspiration erzeugt, wodurch die Fremdkörper hinausgeblasen werden können.
- Unsere Atmung stellt sich bei einer Arbeit schon zu einem Zeitpunkt auf die neuen Erfordernisse ein, an dem der CO_2-Partialdruck und der pH-Wert im arteriellen Blut noch nicht meßbar verändert sind. Kunde von der Bewegung des Organismus bekommt das Atemzentrum durch Bewegungsrezeptoren in der Muskulatur und in den Gelenken. Über diese Rezeptoren ist es möglich, die Atmung mit passiven Bewegungen der Extremitäten zu beeinflussen.

❖ Die vermehrte Atmung zu Beginn einer Arbeit wird aber auch durch Erregungen hervorgerufen, die dem Atemzentrum von höheren Zentren des Zentralnervensystems zufließen. Besonders durch diese Einflüsse wird verhindert, daß die Regelgrößen bei Arbeit überhaupt vom Normwert absinken. Von diesen höheren Zentren übertragen sich auch psychische Alterationen auf die Atmung.

•••• Stellglieder

Das Atemzentrum gibt seine Befehle an die α-Motoneurone der Atemmuskulatur. Diese liegen für das Zwerchfell im 3. und 4. Halssegment, für die übrige Atemmuskulatur in den thorakalen und lumbalen Segmenten des Rückenmarks. Die Atemmuskulatur ist quergestreift, sie unterliegt auch dem freien Willen. Tatsächlich kann die Atemregulation für eine bestimmte Zeit willkürlich überspielt werden.

Auch die Lunge ist als Stellglied für die Atemregulation anzusprechen. Sie wird nur von Nerven des vegetativen Systems versorgt. Besonders wichtig ist die Innervation der glatten Bronchialmuskulatur. Sie erschlafft unter dem Einfluß des *Sympathikus*, wodurch die Strömungswiderstände herabgesetzt werden. Umgekehrt kann eine Überaktivität der Bronchialmuskulatur, besonders im Zusammenhang mit der Abgabe eines zähflüssigen Sekrets den Strömungswiderstand dermaßen erhöhen, daß eine echte Atemnot auftritt (Asthma bronchiale).

Das Atemminutenvolumen kann durch Erhöhung des Atemzugvolumens und durch Vergrößerung der Frequenz gesteigert werden. Für den Organismus ist es dabei wesentlich günstiger, wenn das Atemzugvolumen vergrößert wird, weil dann der Totraumanteil kleiner wird. Entscheidend für den Gasaustausch ist die Luftmenge, die in die Alveole gelangt. Bei tiefen Atemzügen kann die gleiche alveoläre Ventilation bei einem kleineren Atemminutenvolumen erreicht werden. Dies bedeutet, daß in der Zeiteinheit weniger Luft durch die Atemwege fließen muß und die Strömungsgeschwindigkeit verkleinert wird. Der Strömungswiderstand fällt ab, es muß weniger Atemarbeit geleistet werden.

Ob das Atemminutenvolumen im Einzelfall mehr durch Frequenzzunahme oder mehr durch Zunahme des Zugvolumens erreicht wird, hängt weitgehend von den Einflüssen ab, die dem Atemzentrum von den peripheren Rezeptoren zufließen, wie im einzelnen schon angedeutet wurde.

Das Atemminutenvolumen kann maximal auf 120 l/min gesteigert werden. Selbstverständlich ist auch das vom Trainingszustand abhängig. Solche hohen Werte des Atemminutenvolumens können jedoch nur im Experiment (Atemgrenzwert) erreicht werden. Sie treten nicht im täglichen Leben auf, auch nicht bei maximaler erschöpfender Arbeitsleistung. Beim gesunden Menschen ist die Atmung kein leistungslimitierender Faktor, es sei denn, es wird in sehr großen Höhen bei geringem Sauerstoffdruck gearbeitet. Dann reicht die in der Zeiteinheit durch die Alveolenwand diffundierende Sauerstoffmenge nicht mehr zur Deckung des Bedarfs aus.

Eine dem Bedarf angepaßte Atmung ohne Beeinträchtigung nennt man *Eupnoe*. Von *Dyspnoe* spricht man, wenn ein Gefühl des Lufthungers auftritt, wenn der Patient die Mehrarbeit für die Atmung empfindet. *Orthopnoe* ist eine Luftnot, die in horizontaler Lage auftritt und sich beim Aufsitzen bessert. Sie ist besonders typisch für eine Insuffizienz des linken Herzens. Im Liegen füllt die Vermehrung des Blutvolumens das Kapillarbett der Lunge übermäßig, so daß die Ventilationsbewegungen gestört sind. Beim aufrechten Sitzen kommt etwas weniger Blut zur Lunge zurück. In der Lunge sinkt das Blut in die unteren Lungenpartien ab und gibt darüberliegende Abschnitte für die Ventilation frei.

Eine gesteigerte Atemfrequenz bei erhöhtem Sauerstoffbedarf unter körperlicher Belastung oder bei Fieber wird als *Tachypnoe* bezeichnet.

Die Begriffe *Hypoventilation* und *Hyperventilation* beziehen sich auf die CO_2-Bilanz. Bei Hypoventilation wird weniger CO_2 in der Zeiteinheit abgegeben, als im Stoffwechsel entsteht. Der P_{CO_2} steigt an, der Patient kommt in eine Hyperkapnie. In der Hyperventilation wird mehr CO_2 abgegeben als im Stoffwechsel entsteht. Der P_{CO_2} sinkt ab, der Patient kommt in eine Hypokapnie.

1.9 Säure-Basen-Haushalt

•••• Henderson-Hasselbalch-Gleichung

Der pH-Wert des Blutes darf nur in einem kleinen Bereich schwanken (7,37 – 7,4 – 7,43). Besonders die Gehirnzellen reagieren empfindlich auf eine Störung im Säure-Basen-Haushalt, Abweichungen von der Norm beeinträchtigen das Bewußtsein. Im Stoffwechsel anfallende basische und alkalische Äquivalente werden vom Blut abgepuffert. Die wichtigsten *Puffersysteme* sind das Hämoglobin und das Bikarbonat. Die Pufferwirkung des Bikarbonats als Natriumsalz einer schwachen Säure besteht darin, daß H^+-Ionen nach der Gleichung $H^+ + NaHCO_3 \rightleftharpoons Na^+ + H_2CO_3$ abgebunden werden. Das Bikarbonat wird dabei verbraucht. Zwischen H^+, HCO_3^- und H_2CO_3 besteht nach dem Massenwirkungsgesetz folgende Beziehung:

$$K = \frac{[H^+] \times [HCO_3^-]}{[H_2CO_3]}$$

K ist die Gewichtskonstante.

Um aus der H^+-Ionenkonzentration den pH-Wert zu erhalten, muß die Gleichung nach H^+ aufgelöst und logarithmiert werden. Man erhält dann die für die Pufferung im Blut charakteristische Gleichung (Henderson-Hasselbalch-Gleichung):

$$pH = pK' + \log \frac{[HCO_3^-]}{[H_2CO_3]}$$

Für das Blut beträgt pK' – der negative Logarithmus der Gleichgewichtskonstanten – 6,1. H_2CO_3 steht im Gleichgewicht mit dem CO_2-Druck im Blut, der sich wesentlich leichter messen läßt. Es wird deshalb üblicherweise der P_{CO_2} in die Gleichung eingesetzt. Er muß dann mit dem Proportionalitätskoeffizienten α multipliziert werden:

$\alpha = 0{,}226$

Die Henderson-Hasselbalch-Gleichung lautet dann

$$pH = 6{,}1 + \log \frac{[HCO_3^-]}{0{,}226 \cdot P_{CO_2}}$$

Mit den Normwerten für HCO_3^- und P_{CO_2} ergibt sich

$$pH = 6{,}1 + \log \frac{24}{0{,}226 \times 5{,}3} = 6{,}1 + \log 20 = 6{,}1 + 1{,}3 = 7{,}4$$

Die Henderson-Hasselbalch-Gleichung gilt immer. Es ist deshalb möglich, wie das Beispiel zeigt, eine der drei Größen aus zwei gemessenen Werten auszurechnen. Diese beiden Werte können sich rein formal unabhängig voneinander ändern. Im gezeigten Beispiel wäre es möglich, daß die Bikarbonatkonzentration bei einer Erhöhung des P_{CO_2}, z. B. bei Hypoventilation, konstant bliebe. Dann schlüge sich die Änderung auf den pH-Wert nieder. Das andere Extrem bestünde darin, daß sich im gleichen Maße wie der P_{CO_2} auch die Bikarbonatkonzentration ändert. In diesem Fall bliebe der pH-Wert konstant. Wie sich nun eine Änderung einer der drei Größen auf die beiden anderen auswirkt, hängt vom Hämoglobingehalt des Blutes ab. Das Hämoglobin besitzt eine große Aufnahmekapazität für H^+-Ionen. Hohe Hämoglobinkonzentration bedeutet daher, daß eine Erhöhung des P_{CO_2} eine Erhöhung der HCO_3-Konzentration nach sich zieht; der pH-Wert ändert sich nur wenig. Umgekehrt liegt der Fall bei Hämoglobinmangel. Weiterhin beeinflußt der Sauerstoffgehalt des Hämoglobins die Pufferkapazität. O_2-gesättigtes Hämoglobin ist eine etwas stärkere Säure und bindet die H^+-Ionen schlechter als desoxygeniertes Hämoglobin. Im Gewebe fördert die Abgabe des O_2 die Aufnahme von H^+-Ionen und damit die Pufferwirkung. Der Erythrozyt spielt damit die wesentliche Rolle im Säure-Basen-Haushalt. Ihr wird er durch den Gehalt an Karboanhydrase gerecht, die das in die Erythrozyten diffundierende CO_2 mit H_2O sehr schnell innerhalb der kurzen Kapillarstrecke in H_2CO_3 umsetzt, das dann dissoziiert.

•••• Störungen des Säure-Basen-Haushaltes

Die drei in den Henderson-Hasselbalch-Gleichung miteinander verknüpften Größen pH, HCO_3^- und P_{CO_2} können durch metabolische und respiratorische Veränderungen aus dem Gleichgewicht gebracht werden. Geringe Störungen können jedoch ausgeglichen werden unter Rückgriff auf die Pufferkapazität. Dabei werden respiratorische Störungen durch metabolische Maßnahmen kompensiert. Erst wenn die Pufferkapazität erschöpft ist, ändert sich bei weiterer Belastung der pH-Wert – das System dekompensiert. Führen Störungen des Säure-Basen-Haushaltes zu einem Anstieg des pH-Wertes, dann spricht man von *Alkalosen,* im umgekehrten Fall von *Azidosen.* Eine *respiratorische Azidose* entsteht bei Hypoventilation, wenn weniger CO_2 abgeatmet werden kann, als der Stoffwechsel produziert. Die Niere kompensiert durch Zurückhalten von Bikarbonat und Ausscheidung von H^+-Ionen. Im kompensierten Zustand finden wir: P_{CO_2} angestiegen ↑, HCO_3^- ↑ (Basenüberschuß) und pH nur wenig erniedrigt.

Eine *respiratorische Alkalose* entsteht bei Hyperventilation, wenn in der Zeiteinheit mehr CO_2 abgeatmet wird, als der Stoffwechsel produziert. Der Abfall des P_{CO_2} wird durch erhöhte Abgabe von Bikarbonat durch die Niere kompensiert. Wir finden: P_{CO_2} ↓, HCO_3^- abgefallen ↓ (Basendefizit), pH nur gering angestiegen.

Eine *metabolische Azidose* entsteht, wenn vermehrt Säuren ins Blut abgegeben werden, z. B. beim Diabetes mellitus oder bei starker Muskelarbeit. Dann kompensiert die Lunge, es wird vermehrt CO_2 abgeatmet: P_{CO_2} ↓, HCO_3^- ↓, pH zunächst nur wenig erniedrigt.

Eine *metabolische Alkalose* entsteht z. B., wenn beim Erbrechen ein größerer Verlust an Salzsäure auftritt. Die Störung wird durch flacheres Atmen mit einem Anstieg des P_{CO_2} kompensiert: P_{CO2} ↑, HCO_3^- ↑, pH zunächst nur wenig oder gar nicht erhöht.

1.10 Stoffwechsel

Der Organismus muß sich ständig seiner Umwelt anpassen, er muß auf seine Umwelt einwirken, und er muß seine Körpertemperatur konstant halten. Dafür braucht er Energie. Diese gewinnt er durch den Abbau (Verbrennung) von energiehaltigen chemischen Verbindungen, den sog. Nährstoffen, mit Sauerstoff. Im Organismus sterben immer Zellen ab, die ersetzt werden müssen. Auch dazu sind Energie und Substanzen notwendig, die ihm zugeführt werden müssen.

Der Stoffwechsel läßt sich demnach in einen *Energiestoffwechsel* und in einen *Baustoffwechsel* einteilen. Der Energiestoffwechsel ist ein Bilanzproblem. Die vom Körper für Muskelarbeit und zur Aufrechterhaltung seiner Temperatur benötigte Energie muß er in Form der Nährstoffe aufnehmen, anderenfalls muß er, solange dies möglich ist, auf eigene Speichervorräte, z. B. Fett, zurückgreifen.

1.10.1 Nährstoffe

Energie gewinnt der menschliche Körper aus Fetten, Eiweißen und Kohlenhydraten.

Kohlenhydrate

Die Kohlenhydrate sind aus den Elementen Kohlenstoff (C), Wasserstoff (H) und Sauerstoff (O) aufgebaut. Die Kohlenstoffatome bilden ein Grundgerüst, an das Sauerstoffatome und Wasserstoffatome gebunden sind. Diese Grundgerüste werden als Monosaccharide bezeichnet. Die für unsere Ernährung wichtigsten *Monosaccharide* bestehen aus 6 C-Atomen. Man spricht von *Hexosen.* Je nach der Anordnung der Sauerstoff- und Wasserstoffatome kann man verschiedene Hexosen unterscheiden. Wichtig sind die *Glukose,* die *Galaktose* und die *Fruktose.* Alle besitzen die gleiche Anzahl von Atomen und haben die Summenformel $C_6H_{12}O_6$.

Zwei Monosaccharide verbinden sich über eine Sauerstoffbrücke zu einem *Disaccharid.* Glukose und Fruktose bilden die *Saccharose,* unseren Rüben- oder Rohrzucker. Zwei Glukosemoleküle vereinen sich zur *Maltose.* Der Milchzucker *Laktose* ist eine Verbindung zwischen Galaktose und Glukose.

Sind 3–8 Monosaccharide miteinander verbunden, dann spricht man von Oligosacchariden. *Polysaccharide* enthalten noch mehr Monosaccharide.

In den Pflanzen werden die Kohlenhydrate hauptsächlich als *Stärkemoleküle* gespeichert, die aus einer sehr großen Anzahl Glukosemoleküle aufgebaut sind. Die Polysaccharide im tierischen Organismus bezeichnet man als *Glykogen.* Der menschliche Körper besitzt davon etwa 400 g. Sie sind in der Leber und im Muskel gespeichert und können sehr rasch abgebaut und verbrannt werden.

Ein weiteres in der Pflanzenwelt sehr häufiges Polysaccharid ist die *Zellulose,* die ebenfalls aus Glukose aufgebaut ist. Sie hat für die Ernährung des Menschen allerdings keine Bedeutung, weil wir keine Enzyme besitzen, die die besondere Bindung zwischen den Glukosemolekülen aufspalten könnten. Pflanzenfresser beherbergen in ihrem Magen-Darm-Trakt Bakterien, die die Zellulose für sie in Glukose aufspalten.

Fette (Lipide)

Die Fette werden in *Lipoide* und *Neutralfette* eingeteilt. Die Lipoide sind sehr komplex gebaute Substanzen, die nur wenig für den Energiegewinn herangezogen werden, hauptsächlich dienen sie als Zellbausteine. Sie haben mit den Neutralfetten nur gemeinsam, daß sie in Wasser unlöslich sind. Wie die Kohlenhydrate bestehen die Neutralfette aus Kohlenstoff, Wasserstoff und Sauerstoff, enthalten aber im Verhältnis zu den Kohlenstoffatomen wesentlich weniger Sauerstoffatome. Die Neutralfette sind Verbindungen zwischen dem Alkohol *Glyzerin* und *Fettsäuren*. Sind alle drei OH-Gruppen des Glyzerins abgebunden, dann handelt es sich um ein Triglyzerid, andernfalls um Mono- oder Diglyzeride. Die gesättigten Fettsäuren sind langgestreckte Ketten aus CH_2-Gruppen, die an einem Ende eine CH_3-Gruppe und am anderen Ende die organische Säuregruppe COOH tragen. Am häufigsten kommen die *Palmitinsäure* mit 16 und die *Stearinsäure* mit 18 C-Atomen vor. Ungesättigte Fettsäuren enthalten zwischen einigen C-Atomen Doppelbindungen, z.B. die *Linol-* und die *Linolensäure*. Sie kommen besonders in pflanzlichen Ölen vor. Der menschliche Organismus braucht sie zum Aufbau einiger Enzymsysteme und Membranen, kann sie aber selbst nicht bilden und ist auf ihre Zufuhr angewiesen. Sie werden als essentielle Fettsäuren (manchmal auch Vitamin F) bezeichnet.

Eiweiße

Die Eiweiße oder Proteine bestehen aus Kohlenstoff, Wasserstoff, Sauerstoff und Stickstoff, einige enthalten auch Schwefel. Sie sind große, kompliziert aufgebaute Moleküle, deren Grundbausteine die *Aminosäuren* darstellen. Aminosäuren enthalten neben der organischen Säuregruppe COOH eine NH_2-Gruppe, die bei den 20 für den Aufbau des Organismus wichtigen Aminosäuren an das C-Atom angebunden sind, das der Säuregruppe benachbart ist (α-Aminosäuren). In den *Proteinen* sind die Aminosäuren über die NH_2- und die COOH-Gruppen miteinander verbunden. Sind an ein Proteinmolekül noch andere chemische Gruppen gebunden, dann spricht man von *Proteid*. Die Proteide und Proteine stellen die für die Lebensprozesse wesentlichen Strukturen dar. Ihr Aufbau ist bei den einzelnen Arten der Lebewesen verschieden. Einige Aminosäuren kann der Organismus selbst aufbauen, wenn er C, H, O und N in anderen Verbindungen zur Verfügung hat. 8 *essentielle Aminosäuren* müssen dem Organismus unbedingt mit der Nahrung zugeführt werden. Fehlen sie, so sind gewisse Aufbauvorgänge nicht mehr möglich, der Körper geht zugrunde. (Valin, Leucin, Isoleucin, Methionin, Threonin, Phenylalanin, Tryptophan, Lysin, die fakultativen Aminosäuren Arginin, Cystin, Prolin, Serin und Thyrosin können vom Körper nicht mit der nötigen Geschwindigkeit aufgebaut werden, wie sie für die Proteinsynthese des wachsenden Organismus erforderlich ist.) Nach dem Gehalt an solchen essentiellen Aminosäuren wird die *biologische Wertigkeit* eines Eiweißes bestimmt. Alle essentiellen Aminosäuren befinden sich in der Milch, auch Fleisch und Eier sind biologisch sehr hochwertig. Pflanzliche Eiweiße besitzen nicht alle essentiellen Aminosäuren, eine rein pflanzliche Kost muß deswegen mit großer Sorgfalt zusammengestellt werden.

Eiweiß kann vom Körper, im Gegensatz zu den Fetten, nicht gespeichert werden; es wird aber ständig, auch bei völlig eiweißfreier Ernährung, abgebaut. Die Nahrung muß deswegen immer Eiweiß enthalten, damit der Körper nicht an Substanz verliert. Bei gemischter Kost sollte pro Tag ungefähr 1 g Eiweiß pro kg Körpergewicht zugeführt werden.

1.10.2 Mineralien, Spurenelemente, Vitamine

Neben den Nährstoffen, die außer zum Energiegewinn teilweise auch als Strukturbausteine wichtig sind, muß der Körper Wasser und solche Substanzen aufnehmen, die er in geringen Mengen für lebenswichtige Funktionen braucht. Dazu gehören die Mineralsalze, besonders das NaCl, aber auch Kalzium-, Magnesium- und Kaliumsalze, die Spurenelemente und die Vitamine.

Mineralsalze

Das *Kochsalz (NaCl)* ist das mengenmäßig wichtigste Salz in der extrazellulären Flüssigkeit. Es ist für den osmotischen Druck verantwortlich und hat eine große Bedeutung bei den Erregungsvorgängen. Der Kochsalzgehalt des Körpers wird von den Nieren, dem Darm und den Schweißdrüsen reguliert.

Das *Kalium* liegt hauptsächlich intrazellulär vor und hat ebenfalls eine wichtige Funktion bei den Erregungsvorgängen. Bei einer Nahrung, die viel Fleisch enthält, sind Natrium- und Kaliumbedarf gedeckt. Bei überwiegend pflanzlicher Ernährung muß Kochsalz extra zugeführt werden.

Kalzium wird zum Aufbau der Knochen gebraucht. Es spielt bei der Blutgerinnung eine Rolle und verringert die Erregbarkeit der Nerven- und Muskelmembran. Fällt der Kalziumspiegel im Blut ab (Verlust der Epithelkörperchen, Hyperventilation), dann kommt es zur Übererregbarkeit (Tetanie). Der Kalziumbedarf ist besonders in der Schwangerschaft groß, weil der heranwachsende Fetus der Mutter Kalzium entzieht. Die Kalziumaufnahme durch den Darm ist häufig unvollkommen, weil andere Nahrungsbestandteile die Resorption erschweren. Vitamin D fördert die Aufnahme des Kalziums durch den Darm.

Magnesium ist für viele Enzymreaktionen in den Zellen unentbehrlich. *Phosphate* haben eine große Bedeutung für die Energiespeicherung und für die Energieumwandlung.

Spurenelemente

Spurenelemente müssen unserem Körper in sehr kleinen Mengen zugeführt werden. Besonders wichtig sind das *Eisen* für die Hämoglobinbildung und das *Jod* für die Synthese des Schilddrüsenhormons. Weiter sind Fluor, Kobalt, Mangan, Zink und Kupfer in Spuren für den Organismus lebensnotwendig. Eine ausgewogene Ernährung aus pflanzlichen und tierischen Bestandteilen enthält diese Spurenelemente in ausreichender Menge.

Vitamine

Vitamine sind organische Substanzen, die für den Ablauf der Stoffwechselprozesse unbedingt erforderlich sind. Sie können chemisch nicht zu einer Gruppe von Stoffen zusammengefaßt werden. Nach ihrem physikalischen Verhalten werden sie in *wasserlösliche* und *fettlösliche* Vitamine eingeteilt. Es hat sich eingebürgert, die Vitamine nicht mit ihrem chemischen Namen, sondern einfach mit großen Buchstaben und manchmal Indizes zu bezeichnen. Dies ergibt sich aus der Entdeckungsgeschichte. Vitamine wirken im Zellstoffwechsel katalytisch, meist werden sie in Enzymsysteme eingebaut. Ihr Fehlen *(Avitaminose)* oder ein zu geringes Angebot *(Hypovitaminose)* führen zu ganz typischen Mangelerscheinungen (Tab. 1.**3**), die durch die Zufuhr des Vitamins bzw. eines Provitamins (einer Vorstufe, die erst im Körper aktiviert wird) behoben werden können. Eines der bekanntesten Vitaminmangelsymptome ist die Rachitis. Sie kann nicht nur durch frühzeitige Verabreichung von Vitamin D verhindert werden, sondern auch durch Bestrahlung mit ultraviolettem Licht. Dadurch wird eine Vorstufe des Vitamins, die sich in der Haut befindet, aktiviert. Typische Vitaminmangelerscheinungen können auch durch Gabe von *Antivitaminen* erzeugt werden. Diese Stoffe sind den Vitaminen chemisch verwandt und verdrängen sie von ihrem Wirkort, ohne die biologische Wirkung der Vitamine zu entfalten. Einen Überblick über die wichtigsten Vitamine, ihr Vorkommen und die Mangelerscheinungen bei ihrem Fehlen mag Tab. 1.**3** vermitteln.

Neben Mangelerscheinungen kennt man aber auch *Hypervitaminosen*, besonders bei den Vitaminen A und D. Eine chronische Vitamin-A-Über-

Tabelle 1.3 Übersicht über die wichtigsten Vitamine

Vitamin	Name	Vorkommen	Mangelkrankheit
I. Wasserlösliche Vitamine			
B_1	Aneurin	Hefe, Getreide Eier, Fleisch	Beriberi Polyneuritis
B_2	Lactoflavin	Leber, Hefe, Eier Milch, Getreide	Wachstumsstörungen Keratitis
B_6	Pyridoxin	Hefe, Getreide Leber, Fleisch	Wachstumsstörungen Dermatitis
B_{12}	Cyanocobalamin	Leber	perniziöse Anämie
pp-Faktor	Nicotinsäure- amid	Hefe, Leber, Milch Fleisch, Kohl	Pellagra, zentral- nervöse Störungen
	Folsäure	Spinat, Leber Rindfleisch	Störung der Bildung der Erythrozyten und Leukozyten
C	Ascorbinsäure	Hagebutten Zitrone Kartoffeln	Skorbut, Gefäß- schäden
II. Fettlösliche Vitamine			
A	Axerophthol	Lebertran, Butter Karotten (Vor- stufe)	Nachtblindheit, Haut- Schleimhaut-Schäden
D	Calciferol	Lebertran, Butter Eidotter	Rachitis
K	Phyllochinon	Leber, Gemüse Darmbakterien	Störung der Blut- gerinnung (Prothrombin)

dosierung verursacht Wachstumsstörungen, die Knochen brechen häufiger. Eine Vitamin-D-Hypervitaminose äußert sich in Calciumablagerungen, z.B. in Blutgefäßen und Nieren.

1.10.3 Aufnahme der Stoffe

•••• Verdauung

Die Nährstoffe können nicht in der großmolekularen Form vom Körper aufgenommen werden. Die Fette müssen in einen wasserlöslichen Zustand gebracht werden. Im Magen-Darm-Trakt werden die Nährstoffe so verändert, daß sie in die Blutbahn gelangen können. Der Magen-Darm-

Trakt stellt einen langen Schlauch aus glatter Muskulatur (nur das obere Drittel des Ösophagus enthält quergestreifte Muskulatur) dar. Die Muskulatur hat die Aufgabe, den Speisebrei zu durchmischen und voranzutreiben. In den Magen-Darm-Trakt werden aus zahlreichen Verdauungsdrüsen Säfte abgesondert, deren Enzyme die Aufspaltung der hochmolekularen Nährstoffe beschleunigen. Die Spaltprodukte können dann durch die Darmwand in das Körperinnere aufgenommen werden.

Mundhöhle

Die Verdauung beginnt schon in der Mundhöhle. Durch die *Zähne* wird die Nahrung zerkleinert. Mit den Backenzähnen können Kräfte bis zu 900 N erzeugt werden. Das Kauen läuft reflektorisch ab. Der Reflex wird durch Berührungsreize in der Mundhöhle ausgelöst. Die Bewegungen des Unterkiefers gegen den Oberkiefer können in 3 Komponenten zerlegt werden: Öffnen und Schließen, Seitwärtsbewegung, Vor- und Rückwärtsbewegungen. Durch das Öffnen und Schließen werden Stücke von der Nahrung abgetrennt, die durch die übrigen Bewegungen zermahlen werden. In der Regel entstehen Teilchen von wenigen Kubikmillimetern Größe. Allerdings bestehen dabei große Unterschiede, je nach den Eßgewohnheiten. Auf die chemischen Verdauungsvorgänge und damit die Ausnutzung der Nahrung soll die Sorgfalt des Kauens keinen Einfluß haben. Zu große Stücke verursachen jedoch Oberbauchbeschwerden.

Der *Speichel* feuchtet die Nahrung an, so daß gut gleitende Bissen entstehen. Die Submandibular- und die Sublingualdrüse produzieren muzinhaltigen (schleimhaltigen) Speichel, der Speichel der Parotisdrüse ist serös. Die Drüsen sezernieren reflektorisch, einer der stärksten Speichellocker ist die Zitronensäure. Die Speichelflüsse betragen zwischen 0,5 – 1 ml/min in Ruhe und maximal 7,4 ml/min. Die die Speicheldrüsen aktivierenden parasympathischen Fasern erreichen die Speicheldrüsen über den N. glossopharyngeus, die Chorda tympani des N. facialis und den N. hypoglossus. Die Speichelflüssigkeit enthält neben Salzen auch ein Enzym für die Kohlenhydratverdauung, die α-Amylase. Diese spaltet die Stärke in kleinere Bruchstücke.

Schlucken

Berührt der Speisebrei die Uvula oder die Rachenwand, dann setzt automatisch der Schluckakt ein. An der Rachenwand und an der Uvula liegen Rezeptoren, die bei Berührungsreizen über den N. glossopharyngeus und den N. vagus Impulse zum Schluckzentrum in die Medulla oblongata senden. Von dort wird stets ein vollständiger, immer in gleicher Weise ablaufender Schluckakt ausgelöst, an dem 6 Hirnnervenkerne und zusätzlich spinale Motoneurone mit einer großen Anzahl Muskeln beteiligt sind. Der Reflex läuft in etwa 0,5 Sekunden ab. Das Schlucken beginnt damit, daß die Zunge einen 5–10 ml großen Bolus in den Rachen drückt. Der weiche Gaumen legt sich gegen die Rachenwand und schließt die Rachen- und die Mundhöhle gegen die Nasenhöhle ab, der Kehlkopf wird hochgezogen, wobei sich die Epiglottis über ihn legt und den Eingang der Trachea verschließt. Dadurch wird verhindert, daß Speisebrei in die Trachea gelangen kann (Gefahr der Aspirationspneumonie). Der Bolus wird in den Ösophagus gedrückt und in ihm durch eine peristaltische Welle zum Magen transportiert. Bei einer peristaltischen Welle kontrahiert sich die Muskulatur oral (mundwärts) vom Speisebrei und erschlafft distal von ihm. Solche peristaltische Wellen verlaufen über mehr oder weniger lange Abschnitte des gesamten Verdauungstraktes.

Magen

Im Magen wird der Speisebrei schichtweise abgelagert. Die Magenschleimhaut sondert aus den Hauptzellen das für die Eiweißverdauung wichtige Enzym *Pepsinogen* ab. Es wird im Magenlumen durch *Salzsäure*, die von den Belegzellen der Schleimhaut abgegeben wird, zu *Pepsin* aktiviert. Pepsin spaltet Eiweiße zu Polypeptiden. Das einmal entstandene Pepsin aktiviert selbst wieder Pepsinogen zu Pepsin. Die Salzsäure ist aber deswegen nicht überflüssig. Sie hält den pH-Wert des Magens niedrig. Bei pH 3 vermag das Pepsin die Eiweiße am besten zu zerlegen. Zusätzlich denaturiert die Salzsäure die Eiweiße und desinfiziert den Mageninhalt. Der von sog. Nebenzellen abgesonderte Schleim schützt die Magenschleimhaut davor, vom Pepsin angegriffen zu werden. Weiter gibt die Magenschleimhaut eine Lipase ab, die einige Fettsäuren vom Glycerin abspaltet.

Etwa alle 20 Sekunden zieht eine Kontraktionswelle vom Fundus zum Antrum. Sie durchmischt im Antrum den mit Speichel und Magensaft vermengten Nahrungsbrei (Chymus), trennt einen kleinen Teil davon ab und drückt ihn durch den Pylorus in das Duodenum. Das Duodenum steuert dabei selbst die Geschwindigkeit, mit der der Chymus durch den Pylorus eintritt. Bei fettreicher Nahrung wird über Nervenimpulse und über einen chemischen Stoff, das Enterogastron, die Magenaktivität gehemmt. Die Speisen verweilen dann sehr lange im Magen. Kohlenhydratreiche Nahrung verläßt den Magen am schnellsten. Eine gemischte Kost verweilt durchschnittlich 4 Stunden im Magen. Im Magen finden keine nennenswerten Resorptionsvorgänge statt.

Eine besondere Bedeutung hat die Magenschleimhaut für die Aufnahme des Vitamin B_{12}. Das Vitamin B_{12} ist ein sehr großes Molekül, das die

Darmwand nur passieren kann, wenn ein anderes von der Magenschleimhaut abgesondertes Molekül (innerer Faktor) mit ihm einen Komplex bildet. Bei totaler Entfernung des Magens ist mit einer hyperchromen Anämie zu rechnen, allerdings erst nach Jahren, weil die gesunde Leber große Mengen an Vitamin B_{12} gespeichert hat.

Dünndarm

Im Darm wird die Verdauung fortgesetzt, und die entstandenen Spaltprodukte werden resorbiert. Die in das Darmrohr gegebenen Verdauungssäfte sind alkalisch. Sie stammen aus Drüsen in der Darmschleimhaut selbst, aus der Bauchspeicheldrüse und aus der Leber.

Die *Kohlenhydrate* werden von einer Amylase aus der Bauchspeicheldrüse bis zu den Disacchariden gespalten, die weitere Auftrennung geschieht dann durch die in der Darmwand gebildete Maltase. Die bei der Kohlenhydratverdauung entstehende Glukose wird aktiv besonders im Jejunum aus dem Darmlumen ins Blut gepumpt.

Die wasserunlöslichen *Fette* werden durch die Gallensalze emulgiert, zusammen mit den Lipasen, die die Fettsäuren vom Glyzerin abtrennen, bilden sich feine Kügelchen (Mizellen), in denen die Lipasen die Fette besser angreifen können. Die Mizellen bestehen aus einem Gemisch von freien Fettsäuren, Mono-, Di- und einigen wenigen Triglyzeriden, Lipasen und Gallensalzen. Sie durchdringen die Lipoproteidmembran und wandern in die Schleimhautzelle. Hier werden sie umgewandelt in die Chylomikronen, Fetttropfen, die keine Gallensalze mehr enthalten. Die Chylomikronen werden durch die Lymphe abtransportiert. Die Gallensalze gelangen ins Blut und wieder zurück zur Leber. Dieser *enterohepatische Kreislauf* ermöglicht es, daß die Leber wesentlich mehr Gallensalze sezerniert, als sie produziert. Bei Pankreasinsuffizienz kommt es zur Steatorrhoe, d. h., im Stuhl werden Fette ausgeschieden, weil die Lipasen fehlen, bei Galleninsuffizienz, weil die Fette nicht emulgiert werden.

Die *Eiweißverdauung* wird im Darm durch ein Enzym der Bauchspeicheldrüse, das Trypsin, fortgesetzt. Das Trypsin wird als unwirksames Trypsinogen abgegeben und erst durch die in der Darmwand gebildete Enteropeptidase zu Trypsin aktiviert. Als weiteres eiweißspaltendes Enzym geben die Drüsen der Darmwand Erepsin ab, das die Spaltung der Eiweißbruchstücke zu den Aminosäuren besorgt. Die Aminosäuren werden aktiv durch die Wand des Jejunums aufgenommen.

Neben Nährstoffen resorbiert die Darmwand Wasser, die Mineralien, die Vitamine und die Spurenelemente. Für das Natrium- und für das Chloridion bestehen aktive Transportmechanismen. Kalzium wird besonders gut in eiweißreicher Nahrung aufgenommen, Vitamin D fördert die Kalziumaufnahme.

Die Drüsen, die die Enzyme in den Magen-Darm-Trakt geben, sondern am Tage 9–10 l Wasser ab, die bis auf einen kleinen Rest von etwa 200 ml wieder zurück in den Körper geholt werden müssen. Dies geschieht hauptsächlich im Dünndarm. Wieviel unverdaute Reste täglich aus dem Dünndarm in den Dickdarm eintreten, hängt von der Menge unverdaulicher Bestandteile der Nahrung ab. Pflanzliche Nahrung enthält viel Zellulose, die der Mensch nicht aufspalten kann, die Rückstände werden größer sein. Die sog. Ballaststoffe dehnen die Darmwand und fördern dadurch den Transport.

Dickdarm

Im Dickdarm findet noch eine gewisse Wasserresorption statt, außerdem laufen Fäulnis- und Gärungsprozesse ab, die von den im Dickdarm lebenden Bakterien unterhalten werden. Die Stoffwechselprodukte einiger Bakterien benötigt der menschliche Organismus als Vitamine. Zerstörung der Dickdarmflora, z. B. durch unsachgemäße Antibiotikatherapie kann Vitaminmangelerscheinungen, z. B. Riboflavin-, Folsäure- und Vitamin-K-Mangel hervorrufen.

•••• Bewegungen im Magen-Darm-Trakt

Bis auf den oberen Abschnitt des Ösophagus und den äußeren Schließmuskel des Anus, die aus quergestreifter Muskulatur aufgebaut sind, wird die Wand des Verdauungstraktes aus glatter Muskulatur gebildet. Es lassen sich mehrere Bewegungstypen unterscheiden.

- *Peristaltik:* Bei lokaler Dehnung eines kleinen Darmabschnittes durch einen Nahrungsbolus kontrahiert sich der oberhalb des Bolus befindliche Abschnitt, der unterhalb liegende Abschnitt erschlafft. Der Bolus wird dadurch vorwärtsgedrückt und dehnt nun erneut die Darmwand. Dies kann wieder eine peristaltische Kontraktion auslösen, die sich demnach wellenförmig über einen größeren Darmabschnitt ausbreiten kann. Man spricht deswegen auch von einer peristaltischen Welle. Über einen Darmabschnitt können in der Minute bis zu 10 peristaltische Wellen wandern. Die Peristaltik wird von den intramuralen Nervengeflechten gesteuert. Die Stärke der einzelnen Kontraktionen und die Länge des Darmabschnittes, über den eine peristaltische Welle läuft, variiert sehr mit der Aktivität des vegetativen Nervensystems. Die Peristaltik tritt in allen Abschnitten des Verdauungstraktes auf; es gibt allerdings keine peristaltischen Wellen, die vom Ösophagus bis zum Anus durchlaufen.
- Kontraktionen der Ringmuskulatur, die in bestimmten Abständen das Darmlumen völlig einschnüren, segmentieren den Darm. Die

Kontraktionsstellen wechseln, es entstehen neue Segmente. Durch diese Art der Kontraktion wird der Speisebrei weniger fort- als hin- und herbewegt. Der Speisebrei wird vermischt und der Zutritt für die Enzyme wird verbessert.
Die segmentalen Kontraktionen im Kolon rufen die für dieses Organ typischen Haustren hervor.

- Abschnittsweise periodische Kontraktionen der Längsmuskulatur werden als Pendelbewegung bezeichnet. Sie bringen den Speisebrei in besseren Kontakt mit der Darmwand.
- Unabhängig von der Aktivität der Ring- und Längsmuskulatur ändert die Schleimhautmuskulatur ständig das Zottenmuster, was ebenfalls den Kontakt zwischen Speisebrei und Schleimhaut fördert.
- Im Dickdarm treten sog. Massenbewegungen auf. Eine ein weites Stück des Dickdarms einbeziehende Kontraktion befördert einen größeren Teil der Fäzes aus dem Colon transversum bis zum Rektum, wo die Fäzes den Defäkationsreflex auslösen können.

•••• Defäkation

Die Dehnung des Rektums verursacht den Stuhldrang und löst den Defäkationsreflex aus. Der Defäkationsreflex besteht aus mehreren Komponenten. Der innere Sphinkter erschlafft, die schwache Dauerkontraktion des äußeren Sphinkters wird dagegen zunächst noch verstärkt. Zusätzlich kontrahiert sich die Rektumwand, wodurch der Druck weiter ansteigt. Bei einem bestimmten Druckwert erschlafft reflektorisch der äußere Sphinkter und die Kotmassen werden entleert. Die Reflexantwort ist um so stärker und die Entleerung um so schneller, je mehr das Rektum gefüllt ist. Vegetabile Kost mit viel Ballaststoffen erleichtert die Defäkation. Kleine Kotballen erfordern akzessorische Maßnahmen, wie Bauchpresse mit Luftanhalten (Valsalvascher-Preßversuch) und Vorbeugen des Oberkörpers. Das Reflexzentrum sitzt im Sakralmark. Es steht unter dem Einfluß eines zusätzlichen Defäkationszentrums in der Medulla oblongata, das besonders die akzessorischen Maßnahmen koordiniert. Kortikale Zentren hemmen den Defäkationsreflex und aktivieren den äußeren Sphinkter. Diese Zentren ermöglichen es uns, die Stuhlentleerung willkürlich zu verhindern. Unter diesen Umständen werden die Kotmassen zurück ins Sigmoid gedrückt, der Stuhldrang verschwindet. Häufiges willkürliches Unterdrücken der Defäkation kann Obstipation verursachen.

Man unterscheidet mehrere Arten der Verstopfung. Bei der rektalen Form bleiben die Kotmassen im überdehnten Rektum liegen. Bei der häufigen spastischen Form sind die segmentalen Kontraktionen im Kolon so stark, daß der Weitertransport der Fäzes erschwert ist. Bei der atonischen Form reichen die Kontraktionen der Darmmuskulatur nicht aus, um genügend Material zu transportieren. Obwohl bei obstipierten Personen keine Vergiftungen, z. B. durch Fäulnisprodukte, auftreten, beeinträchtigt die Obstipation doch das Wohlbefinden. Eine der wirkungsvollsten Therapiemöglichkeiten ist körperliche Bewegung.

•••• Funktion der Leber

Die Leber spielt eine zentrale Rolle im Stoffwechsel. Das venöse Blut aus dem Darm sammelt sich in der Pfortader, die es zur Leber leitet. So kontrolliert die Leber die resorbierten Stoffe und beginnt mit ihrer Verarbeitung. Außerdem hat sie wichtige Aufgaben im Zwischenstoffwechsel. Als Sekretionsorgan gibt sie die für die Fettresorption wichtigen Gallensalze in das Duodenum.

Galle: Bildung und Ausscheidung

Die Leber produziert täglich zwischen 0,24 und 1,1 l Galle. Die Gallensekretion wird über den N. vagus und durch Sekretin gesteigert. Die Galle enthält die Gallensalze, die in den Leberzellen aus Cholesterin synthetisiert werden. Es werden jedoch mehr Gallensäuren sezerniert als produziert, weil sie zum großen Teil vom Darm resorbiert und erneut ausgeschieden werden (enterohepatischer Kreislauf). Weiterhin befinden sich in der Gallenflüssigkeit Cholesterin, Fettsäuren und besonders die Gallenfarbstoffe. Die Gallenfarbstoffe sind Abbauprodukte des Hämoglobins, die die Gallenflüssigkeit goldgelb färben. Im Darm werden sie weiter umgebaut und verleihen dem Stuhl die charakterische Färbung. Die von der Leber sezernierte Galle läuft in die Gallenblase, wo sie konzentriert und gespeichert wird. Im Anschluß an eine Mahlzeit kontrahiert sich die Gallenblase, und die Galle wird ins Duodenum abgegeben. Die Kontraktionen werden nervös über den N. vagus (zephale Phase) und humoral vom Dünndarm (Cholezystokinin) ausgelöst. Fette und Eiweiße stimulieren die Gallenproduktion und die Gallenblase am stärksten.

Rolle der Leber im Eiweißstoffwechsel

Die Leber baut die resorbierten Aminosäuren um und synthetisiert die Plasmaproteine, mit Ausnahme der Immunglobuline. Bei Leberschäden sinkt der Plasmaproteingehalt; dies führt zu Ödemen. Da aber die Gerinnungsfaktoren ebenfalls in der Leber synthetisiert werden, treten auch Gerinnungsstörungen auf.

In der Leber werden einige Hormone abgebaut, andere an Eiweiß gebunden und damit ihre Funktion beeinflußt. Bei Leberschäden ist der Hormonhaushalt gestört.

Im Darm entstehen durch bakterielle Zersetzung der Proteine Substanzen, die für den Organismus toxisch sind. Sie werden von der Leber entgiftet. Pfortaderblut, das unter Umgehung der Leber in den Kreislauf gelangt (z.B. durch operativ angelegte portokavale Anastomosen bei portalem Hochdruck), schädigt das Gehirn.

Rolle der Leber im Kohlenhydratstoffwechsel

Aus den Monosacchariden wird u.a. Glykogen synthetisiert, das in der Leber gespeichert werden kann. Die Leber enthält etwa 100 – 150 g Glykogen. Glykogen kann auch im Muskel synthetisiert und gespeichert werden. Unter der Wirkung des Glukagons und der Glukokortikoide kann Glykogen rasch in Glukose umgewandelt und ins Blut abgegegeben werden. Der Gehalt an Glykogen entscheidet über die Leistungsfähigkeit bei Dauerarbeit. Die Glukokortikoide stimulieren auch die Glukoneogenese in der Leber: die Umwandlung von Aminosäuren in Glukose.

Vitaminhaushalt

In der Leber werden einige Vitamine gespeichert (A, D und B_{12}), andere Vitamine werden aus der inaktiven Form in die aktive Form überführt. Die Leber ist für die Bildung einiger Gerinnungsfaktoren auf Vitamin K angewiesen.

1.10.4 Steuerung der Aktivität des Intestinaltraktes

Der Intestinaltrakt zeigt weitgehende Eigenständigkeit. Die geschilderten Kontraktionen werden durch Dehnungsreize an Ort und Stelle ausgelöst. Die glatte Muskulatur antwortet auf eine Dehnung mit einer Kontraktion. Die intramuralen, an Ganglienzellen reichen Nervengeflechte koordinieren die Tätigkeit über einen weiten Abschnitt. Eine koordinierte Tätigkeit fällt aus, wenn das Nervengeflecht an einigen Stellen fehlt. Beim Megakolon (Hirschsprung-Krankheit) nimmt deswegen ein bestimmter Abschnitt nicht an den Bewegungen teil. Seine aboralwärts gerichtete Entleerung verzögert sich, die in ihm lagernden Kotmassen weiten ihn aus. Eine ähnliche Störung liegt bei der Ösophagusachalasie vor.

Das *vegetative Nervensystem* kontrolliert die Tätigkeit des Magen-Darm-Traktes. Der Parasympathikus wirkt fördernd auf die Verdauungsleistungen, der Sympathikus hemmt sie. Der Parasympathikus beeinflußt den Verdauungstrakt von der Mundhöhle bis etwa zur Flexura lienalis des Kolons über den N. vagus, distal davon über parasympathische Fasern aus dem Sakralmark. Der Sympathikus innerviert den Verdauungstrakt über die in den betreffenden Abschnitten liegenden sympathischen Ganglien, die mit dem Grenzstrang und dem Rückenmark verbunden sind.

Die Kontrolle geschieht einmal reflektorisch über Reize aus dem Verdauungstrakt selbst. Vermehrte Füllungen des Darmschlauches führen zur Durchblutungssteigerung, zur Zunahme der Motilität und der Sekretion. Über *Chemorezeptoren* im Darmepithel kann die Zusammensetzung der Drüsensekrete auf die Nahrungsbestandteile abgestimmt werden. Chemorezeptoren im Magen vermögen den Brechreflex auszulösen, wenn verdorbene Speisen oder gewisse Gifte die Magenschleimhaut berühren. Für diesen Schutzreflex existiert in der Medulla oblongata ein eigenes Reflexzentrum, das den oral gerichteten Transport des Mageninhaltes mit der dafür erforderlichen Bauchpresse, den Atembewegungen und dem Kontraktionszustand der Magen- und Ösophagusmuskulatur koordiniert.

Das vegetative Nervensystem überträgt aber auf den Verdauungstrakt auch Erregungen solcher Rezeptoren, die in anderen Regionen liegen. Diese Umschaltungen bilden die Grundlage der bedingten Reflexe. Der Anblick und der Geruch gut angerichteter Speisen aktivieren die Bewegungen und die Sekretion (z. B. vagale oder zephalische Phase der Magenaktivität). Optische und besonders unangenehme Geruchs- und Geschmacksreize vermögen den Brechreflex auszulösen. Eine Änderung der arteriovenösen Differenz der Glukose im Hypothalamus soll für die Hungerkontraktionen im Magen verantwortlich sein, die Ausdruck einer besonders starken Vagusaktivität sind.

Auch bei der Abstimmung der Tätigkeiten der einzelnen Abschnitte des Verdauungstraktes hilft das vegetative Nervensystem mit. Tätigkeit eines Abschnittes zieht die Aktivität eines anderen nach sich (gastroilealer Reflex, intestinointestinaler Reflex). Zu den lokalen und nervalen Prozessen tritt eine Reihe von Hormonen getragener Regulationsmechanismen hinzu, die für den geordneten Ablauf der Verdauung eine große Bedeutung haben. Die Antrumschleimhaut gibt bei Berührung mit bereits etwas zerkleinerten Eiweißmolekülen *Gastrin* ins Blut ab, das über den Umweg des Kreislaufs die Magenwand wieder erreicht und zu erhöhter Aktivität anhält (gastrische Phase der Magenaktivität). Gastrin gelangt selbstverständlich auch zum Kolon und wirkt an der Auslösung der Massenkontraktion mit. Dies ist der Grund, warum im Anschluß an eine Nahrungsaufnahme häufig Stuhldrang auftritt (gastrokolischer Reflex). Die Duodenalschleimhaut bildet, wenn das Milieu im Lumen durch den Magensaft sauer wird, *Sekretin*, das seinerseits die Produktion des alkalischen Pankreassekrets stimuliert. Es hat auch eine fördernde Wirkung auf die Magentätigkeit (intestinale Phase der Magenaktivität) und die Gallenproduktion. *Pankreozymin (Cholezystokinin)* aus der Dünndarmschleimhaut aktiviert die Enzymbildung im Pankreas und löst Kontraktionen der Gallenblase aus. Das Dünndarmepithel gibt auch Substanzen ins Blut ab, die andere Abschnitte hemmen. Den Reiz für die Enterogastronabgabe stellt fettreicher Chymus im Duodenum dar. Enterogastron hemmt die Magenaktivität.

1.10.5 Verbrennungsprozesse

Brennwert

Die Energie, die unser Körper für Bewegungen, Wärmebildung, Ersatz abgestorbener Zellen und aktiven Stofftransport benötigt, stammen aus dem oxidativen Abbau der Nährstoffe. Beim gesunden Menschen werden die Kohlenhydrate und Fette zu CO_2 und H_2O und die Eiweiße zu CO_2, H_2O und Harnstoff (NH_2-CO-NH_2) verbrannt. Die bei den Verbrennungsprozessen entstehende Energie wird auf 1 g eines Nährstoffs bezogen und als *Brennwert* bezeichnet. Man muß allerdings bei der Angabe des Brennwertes die Zufuhr berücksichtigen. Bei Substanzen, die sich schon im Körper befinden und abgebaut werden, muß der *physiologische Brennwert* eingesetzt werden. Bei der normalen oralen Aufnahme der Nahrung tritt immer ein gewisser Ausnutzungsverlust auf. Um dessen Betrag muß der Brennwert korrigiert werden (Tab. 1.**4**). In der Tab. 1.**5** sind die Zusammensetzung und der Energiegehalt einiger wichtiger Nahrungsstoffe aufgetragen. Bezüglich ihres Energiegehalts sind die Nährstoffe Kohlenhydrate, Fette und Eiweiße untereinander austauschbar, nicht aber hinsichtlich ihres Gehalts an essentiellen Aminosäuren bzw. Fettsäuren. Die Nahrung muß auch einen gewissen Anteil an Kohlenhydraten enthalten, anderenfalls versagen intrazelluläre Stoffwechselprozesse. Die Zusammensetzung der Nahrung unterscheidet sich

Tabelle 1.**4** Brennwerte der Nahrungsstoffe (aus Reichel H., A. Bleichert: Leitfaden der Physiologie des Menschen, 5. Aufl. Enke, Stuttgart 1970)

Stoff	Physiologischer Brennwert (kJ/g)	Ausnutzungsverlust %	Korrigierter Brennwert (kJ/g)
Fette	38,9	5	37,3
Eiweiße	18,0	8	16,7
Kohlenhydrate	17,1	2	16,7

Tabelle 1.5 Energiegehalt und Zusammensetzung einiger Nahrungsmittel (aus: Physiologie des Menschen, 24. Aufl. Springer, Berlin 1990)

Nahrungs-mittel	Energie kJ/100g	Eiweiß %	Fett %	KH %	Wasser %	Ballaststoffe %
Obst	190	0,7	0,3	10,5	86	2,3
Gemüse	85	1,6	0,2	3,0	93	2,0
Kartoffeln	330	2,1	0,1	16,8	79	2,0
Nüsse	2680	16,9	57,0	8,2	7	10,1
Fleisch	860	19,0	13,0	0	68	0
Brot	1020	7,3	1,4	47,0	40	4,3
Butter	3220	0,6	82,6	0,6	16	0
Käse	1340	23,7	22,3	2,8	51	0
Wurst	1500	12,9	30,4	1,1	55	0
Milch	256	3,3	3,1	4,7	89	0
Fruchtsäfte	186	0,3	0,1	10,9	89	0
Bier	200	0,5	0	4,8	95	0

Die Werte sind von der Deutschen Gesellschaft für Ernährung e. V. 1980 herausgegeben worden. Sie sind als Richtwerte zu verstehen, die sich auf Mittelwerte beziehen. Im Einzelfall können erhebliche Abweichungen auftreten, z. B. im Wassergehalt des Brotes und im Fettgehalt der Wurst und des Käses.

stark nach den Lebensgewohnheiten und dem Bedarf. Menschen mit einem großen Energieumsatz bevorzugen fettreiche Nahrung. Bei geringem Energieverbrauch ist eine Ernährung zu empfehlen, die mehr Eiweiß enthält. Die intrazelluläre Verarbeitung der Aminosäuren verbraucht viel Energie (spezifisch-dynamische Wirkung), die anderen energieverbrauchenden Prozessen verlorengeht. Die Größe des Energieumsatzes hängt davon ab, wieviel Energie unser Körper an die Umwelt abgibt. Die Energieabgabe kann in Form von Arbeit und Wärme erfolgen.

Grundumsatz

Als Grundumsatz bezeichnen wir die Energie, die der unbekleidete Organismus morgens bei vollkommener körperlicher Ruhe, in nüchternem Zustand (wegen der spezifisch-dynamischen Wirkung besonders der Eiweiße) und bei Indifferenztemperatur (die Temperatur, bei der keine zusätzliche Wärme für die Aufrechterhaltung der Körpertemperatur produziert werden muß: in Luft bei Windstille und mittlerer Feuchtigkeit etwa 25 °C) aufbringen muß. Mit dieser Energie hält der Körper die Funktionen des Gehirns, des Kreislaufs, der Atmung, der Nieren, der Leber aufrecht. Der Grundumsatz steigt mit der Körpergröße an und fällt mit dem Alter ab; bei Frauen ist er wegen des relativ größeren Fettanteils im Unterhautzellgewebe etwas kleiner als bei Männern gleicher Größe und Schwere sowie gleichen Alters. Im Durchschnitt beträgt er zwischen 6300 und 7100 kJ/Tag.

Leistungszuwachs des Umsatzes

Jede Arbeitsleistung und jede Temperaturänderung erhöhen den Umsatz. Die Umsatzzunahme, besonders bei Arbeitsleistung, wird als Leistungszuwachs bezeichnet. Er beträgt im Sitzen 5 – 10% des Grundumsatzes, beim stehenden Menschen 20 – 30%. Die höchsten gemessenen Werte für den Gesamtumsatz liegen bei 50 000 kJ/Tag. Bei solchen Umsätzen kann der Verbrauch nicht durch die Nahrungsaufnahme gedeckt werden; es wird körpereigenes Material verbraucht. Dies ist nur für kurze Zeit möglich. Unter den Bedingungen einer normalen Kost ist Arbeit über lange Zeit nur bis zu etwa 20 000 kJ/Tag möglich.

Wirkungsgrad

Nicht alle vom Körper gebildete Energie kann in äußere Arbeit umgewandelt werden. Ein großer Teil der Energie wird in Form von Wärme frei. Das Verhältnis der Energie, die nach außen als Arbeit abgegeben wird, zu der in der gleichen Zeit vom Körper gebildeten Energie heißt $\text{Wirkungsgrad} = \frac{\text{Leistung}}{\text{Umsatz}}$. Seine Größe hängt sehr von der Art der Tätigkeit ab. Verlangt diese viele isometrische Muskelkontraktionen (statisch), ist der Wirkungsgrad klein. Radfahren hat mit 25% einen sehr hohen Wirkungsgrad, für das Gewichtheben liegt er zwischen 5 und 10%.

Messung des Energieumsatzes

Bei geeigneter Versuchsanordnung läßt sich alle von einem Menschen aufgebrachte Energie in Wärme umwandeln. Diese Wärme kann in einem *Kalorimeter* direkt gemessen werden, was aber recht aufwendig ist. Ein anderer Weg zur Bestimmung des Energieumsatzes ist die *indirekte Kalorimetrie*. Sie basiert darauf, daß letztlich sämtliche Energie aus sauerstoffverbrauchenden Prozessen stammt. Aus den chemischen Gleichungen, die die Verbrennungsprozesse beschreiben, läßt sich eine Relation zwischen dem mit einem Spirometer leicht zu messenden Sauerstoffverbrauch und der entstehenden Energie aufstellen. Dies sei am Beispiel der Glukose gezeigt:

$$C_6H_{12}O_6 + 6\,O_2 \rightarrow 6\,CO_2 + 6\,H_2O + 2830\text{ kJ}$$

Solche Gleichungen beziehen sich immer auf Mol, d.h., 1 mol Glukose verbrennt mit 6 mol O_2 zu 6 mol CO_2 und 6 mol Wasser unter Bildung von 2830 kJ.
1 mol Glukose sind 180 g. (Der sich hier ergebende Brennwert für Glukose von $\frac{2830}{180} = 15{,}7\ \frac{kJ}{g}$ ist kleiner als in Tab.1.**4** für Kohlenhydrate. Dort ist ein mittlerer Wert angegeben. Der Brennwert ist bei Polysacchariden größer.) 6 mol Sauerstoff nehmen unter Normalbedingungen ein Volumen von 134,4 l ein (Normalbedingungen: 101,3 kPa [1013,25 mbar] Luftdruck und 0° C). Das *kalorische Aquivalent* ist definiert als die Energiemenge, die beim Verbrauch von 1 l Sauerstoff frei wird. Im Falle der Glukoseverbrennung ist dies

$$\frac{2830\ kJ}{134{,}4\ l} = 21{,}1\ \frac{kJ}{l\ O_2}$$

Nun reicht es allerdings nicht aus, das kalorische Äquivalent mit dem Sauerstoffverbrauch zu multiplizieren, um die Energiebildung zu ermitteln, denn wir gewinnen unsere Energie nicht nur aus Glukose, sondern auch aus Fetten und Eiweißen. Aufschluß über den Anteil der Eiweiße an den Verbrennungsprozessen kann man über die Stickstoffausscheidung im Urin bekommen, denn der beim Eiweißabbau anfallende Harnstoff wird nur über die Niere ausgeschieden. Über den Anteil der Fette und Kohlenhydrate gibt der *respiratorische Quotient* Auskunft. Der respiratorische Quotient ist das Verhältnis aus ausgeschiedenem CO_2 und aufgenommenem O_2. Wie aus der angegebenen Gleichung zu entnehmen ist, beträgt er bei reiner Kohlenhydratverbrennung 1. Das Fettmolekül enthält wesentlich weniger O-Atome relativ zu den C- und H-Atomen. Für den Abbau zu CO_2 und H_2O ist mehr Sauerstoff nötig. Der respiratorische Quotient für reine Fettverbrennung ist 0,7. Bei einer gemischten Ernährung liegt der respiratorische Quotient zwischen 0,7 und 1. Analog zur Berechnung des kalorischen Äquivalents des Sauerstoffs bei reiner Kohlenhydratverbrennung läßt sich auch das kalorische Äquivalent des Sauerstoffs bei reiner Fettverbrennung ausrechnen.

Es beträgt 19,6 $\frac{kJ}{l\ O_2}$. Die kalorischen Äquivalente zwischen diesen beiden Extrembedingungen der Ernährungen unterscheiden sich nicht wesentlich. Bei gemischter Kost genügt es deswegen für praktische Zwecke – z.B. für die Bestimmung des Energieumsatzes bei verschiedenen Sportarten oder Arbeiten –, wenn man sich darauf beschränkt, ein kalorisches Äquivalent von 20 $\frac{kJ}{l\ O_2}$ zu verwenden. Der Energieumsatz ergibt sich aus dem Produkt: Sauerstoffverbrauch pro Minute mal kalorischem Äquivalent.

Der Unterschied der kalorischen Äquivalente bei reiner Kohlenhydrat- oder reiner Fettverbrennung wird bei längerfristigen Höchstleistungen bedeutsam. Leistungslimitierend wirkt die mit dem Herzminutenvolumen zur arbeitenden Muskulatur herangebrachte Sauerstoffmenge. Die Kohlenhydratverbrennung ergibt beim Verbrauch von 1 l Sauerstoff mehr Energie als die Fettverbrennung, sie ist also ökonomischer. Sportler sorgen deswegen mit kohlenhydratreicher Kost am Tage vor dem Wettkampf für einen großen Glykogenvorrat.

Aber auch ein solcher Glykogenvorrat reicht nur für eine begrenzte Dauer, die man in einer einfachen Rechnung überschlagen kann: Ein Sportler hat einen Glykogenvorrat von 400 g, er verbraucht 3 l O_2/min. Der Brennwert des Glykogens beträgt 17 kJ/g. Aus den 400 g Glykogen können also 6800 kJ für den Umsatz gewonnen werden. Dafür sind 6800/21,1 = 322 l Sauerstoff erforderlich. Bei einem Sauerstoffverbrauch von 3 l/min sind die Glykogenvorräte also nach 107 Minuten erschöpft. Ein Marathonläufer hat in dieser Zeit das Ziel noch nicht erreicht. Er tut also gut daran, frühzeitig auch Fette zu verbrennen. Dafür müssen sie aus dem Fettgewebe freigesetzt werden. Diese Lipolyse ist ein hormonabhängiger Vorgang. Er wird durch Katecholamine (Adrenalin, Noradrenalin), adrenokortikotropes Hormon (ACTH), Wachstumshormon und Glukagon gefördert, durch Insulin hingegen gehemmt. Über die fördernden Hormone zu verfügen und die Insulinproduktion zu dämpfen, kann durch Training erreicht werden. Leistungen unter einer Stunde Dauer werden hauptsächlich vom Glykogen gedeckt, insbesondere dann, wenn vorher Glukose oder andere leicht verdauliche Kohlenhydrate aufgenommen wurden, die die Insulinproduktion stimulieren. Bei lang dauernden Leistungen wird der Zugriff auf die Fette durch vorangegangene gemischte Kost erleichtert, sofern der Organismus durch entsprechendes Training darauf vorbereitet wurde.

Anaerobe Energiegewinnung

Der Organismus kann einen kleinen Teil seiner Energie aus Prozessen gewinnen, bei denen kein Sauerstoff verbraucht wird. Im Muskel befindet sich *energiereiches Kreatinphosphat.* Die darin enthaltene Energie kann der Muskelkontraktion zur Verfügung gestellt werden. Außerdem kann die Glukose anaerob, ohne Sauerstoff, abgebaut werden *(anaerobe Glykolyse).* Sie tritt immer dann auf, wenn ein Muskel rasch Arbeit leisten muß und der Antransport des vermehrt erforderlichen Sauerstoffs durch die Blutgefäße noch nicht gewährleistet ist. Bei der anaeroben Glykolyse entsteht pro Gramm Glukose weniger Energie als bei der Verbrennung mit Sauerstoff. Außerdem fallen Stoffwechselprodukte, besonders Milchsäure, an, die vom Gewebe nur bis zu einer bestimmten Konzentration toleriert werden. Sie müssen schnell aus dem Gewebe entfernt werden, was vollkommen nur mit Hilfe des Sauerstoffs gelingt, anderenfalls ist kein Energiegewinn mehr möglich, die Arbeit muß abgebrochen werden. Der Sauerstoff, der durch die anaerobe Glykolyse zu Beginn der Arbeit eingespart wurde, muß am Ende der Arbeit zur Beseitigung der schädlichen Stoffwechselprodukte nachgeliefert werden, außerdem müssen die Kreatinphosphatspeicher wieder aufgefüllt werden. Der Körper geht also nur eine *Sauerstoffschuld* ein. Sie beträgt maximal 20 l. Um diese Schuld am Ende der Arbeit wieder abzutragen, bleiben Herztätigkeit und Atmung auch nach Abschluß der Arbeit erhöht, sie erreichen erst allmählich ihre Ruhewerte wieder.

1.11 Temperaturregulation

Für ein reibungsloses Funktionieren der Organfunktionen ist bei Warmblütern, zu denen der Mensch gehört, eine konstante Temperatur nötig. Sie beträgt beim Menschen 37 °C. Die Schwankungen der Umwelttemperatur dürfen sich nicht auf die lebenswichtigen Organe übertragen. Beim unbekleideten Menschen bleibt es nicht aus, daß sich die Temperatur oberflächlicher Teile des Organismus der Außentemperatur annähert. Diese Teile werden als *Körperschale* bezeichnet. Es muß nun dafür gesorgt werden, daß der *Körperkern* seine konstante Temperatur behält. Der Bereich, in dem die Kerntemperatur von 37 °C herrscht, ist nicht immer gleich. Befindet sich der Körper in kalter Umgebung, dann dehnt sich die Schale auf Kosten des Kerns aus, umgekehrt wird sich in warmer Umgebung der Kern auf Kosten der Schale ausdehnen (Abb. 1.**83 a** u. **b**). Wichtig ist, daß das Gehirn, die thorakalen und die abdominalen Organe die Temperatur von 37 °C aufrechterhalten.

Damit die Kerntemperatur konstant gehalten werden kann, muß im Körper Wärme produziert werden. Andererseits muß aber auch die Möglichkeit bestehen, zuviel gebildete Wärme nach außen abzugeben. Die im Körper herrschende Temperatur ist das Resultat von Wärmebildung und Wärmeabgabe. Die Kerntemperatur wird im Gehirn, wahrscheinlich im Hypothalamus, gemessen. Daneben stehen für die Regulation periphere Thermorezeptoren in der Haut zur Verfügung. Das Regulationszentrum befindet sich im Hypothalamus.

Wärmebildung

Wärme wird bei den Stoffwechselprozessen in den Zellen gebildet. Bei Wärmebedarf können die Stoffwechselvorgänge beschleunigt werden,

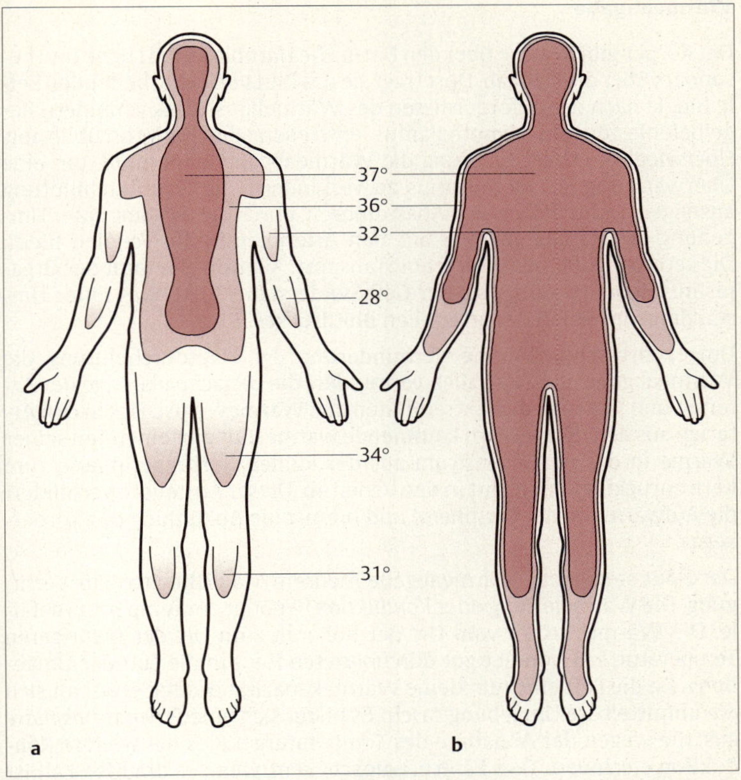

Abb. 1.**83 a** u. **b** Verteilung des Körperkerns und der Körperschale bei verschiedenen Außentemperaturen. Der Bereich mit der dunkleren Rotfärbung gibt die Körperregionen an, in denen eine Temperatur von 37 °C herrscht. **a** Niedrige Außentemperatur: Der Temperaturkern ist auf einen kleinen Bezirk zusammengeschrumpft. In den distalen Abschnitten des Armes ist die Temperatur unter 30°C abgesunken. **b** Hohe Außentemperatur: Der Temperaturkern dehnt sich sehr weit aus (nach Hensel).

z. B. über die Vermittlung von *Thyroxin.* Auch durch zusätzliche Muskelkontraktionen, die wir als Kältezittern wahrnehmen, kann Wärme produziert werden.

Wärmeabgabe

Der Körper gibt Wärme über den Darm, die Harnblase, die Lunge und besonders über die Haut ab. Dort trägt sie das Blut von der arbeitenden Zelle hin. Je nach den Erfordernissen des Wärmehaushaltes verändern Regelbefehle, die im Hypothalamus entstehen, die Hautdurchblutung. Überwiegt die Wärmebildung die Wärmeabgabe, dann muß, um eine Überwärmung des Organismus zu verhindern, die Hautdurchblutung ansteigen. Dafür öffnen sich Anastomosen, durch die das Blut unter Umgehung des Kapillargebietes aus den Arteriolen in die Venolen fließt. Dies ermöglicht einen effektiven Transport. Allerdings nimmt der Organismus dabei in Kauf, daß der Gefäßwiderstand sinkt, was unter Umständen zum Abfall des arteriellen Blutdruckes führt.

Umgekehrt schränkt eine Verminderung der Hautdurchblutung die Wärmeabgabe ein. Zusätzlich vermindert die benachbarte Lage der Arterien und Venen in den Extremitäten den Wärmeverlust. Das in den Arterien aus dem Körperkern kommende warme Blut gibt einen Teil seiner Wärme in das im Gegenstrom aus der kühlen Körperperipherie zum Kern zurückfließende Blut in den Venen ab. Dieser Austausch verhindert die Aufwärmung der Peripherie und bremst die Abkühlung des Körperkerns.

Der Haut stehen zur Wärmeabgabe mehrere Möglichkeiten zur Verfügung. Die Wärmeleitung oder *Konduktion* benötigt ein Temperaturgefälle. Die Wärme strömt vom Ort der höheren zum Ort der niedrigeren Temperatur, z. B. von der gut durchbluteten Haut in die Luft der Umgebung. Da die Luft eine nur kleine Wärmekapazität besitzt, erwärmt sich die unmittelbare Umgebung rasch: Es bildet sich eine *Privatatmosphäre* aus, die wegen der Abnahme des Temperaturgefälles die weitere Konduktion erschwert. Dies kann erwünscht sein, wenn es draußen kalt ist und Wärme eingespart werden soll. Felltragende Tiere verstärken den Effekt der Privatatmosphäre, indem sie die Haare aufstellen und damit das Luftpolster vergrößern. Beim Menschen führt die Kontraktion der Mm. arrectores pilorum nur noch zur Gänsehaut.

Soll jedoch vermehrt Wärme abgegeben werden, dann muß die Ausbildung einer Privatatmosphäre verhindert werden. Dies gelingt durch *Konvektion* der Wärme, wenn also die erwärmte Luftschicht durch Wind wegbewegt wird. Das Temperaturgefälle bleibt dadurch erhalten.

Weiterhin wird ein Teil der in die Haut transportierten Wärme in Form von *Strahlung* entfernt. Dafür ist es erforderlich, daß die umliegenden Gegenstände eine niedrigere Temperatur haben, anderenfalls nimmt der Körper durch Strahlung Wärme auf. Besonders durch die *Schweißdrüsen*, aber auch durch Diffusion durch die äußeren Hautschichten *(Perspiratio insensibilis)* gelangt Wasser auf die Körperoberfläche. Verdunstet es, entzieht es dem Körper viel Wärme, weil für den Übergang vom flüssigen zum gasförmigen Zustand Energie nötig ist. Die Wärmemenge, die durch die *Verdunstung* abgegeben werden kann, hängt von den äußeren Klimabedingungen ab. Je höher die Außentemperatur ist, um so mehr Wasserdampf kann die Atmosphäre aufnehmen. Bei hohen Außentemperaturen, wenn die Wärmeabgabe durch Konduktion, Konvektion und Strahlung versagen muß, kann gerade durch Verdunstung sehr viel Wärme eliminiert werden, vorausgesetzt, daß der Feuchtigkeitsgehalt der Außenluft kleiner als der in unmittelbarer Umgebung des Körpers ist. Schwitzen allein, also die Abgabe von Wasser, erhöht die Wärmeabgabe nicht. Der Schweiß muß verdunsten.

Das für den Wärme- und Flüssigkeitstransport erforderliche Blutvolumen geht der Versorgung der arbeitenden und sauerstoffverbrauchenden Gebiete verloren. Das Herzminutenvolumen muß stärker ansteigen, als es dem Sauerstoffverbrauch entspricht. Wenn das Herz das benötigte Volumen nicht mehr fördern kann, kommt es zum Blutdruckabfall und zur Bewußtlosigkeit: *Hitzekollaps.*

Bei Arbeit in warmer Umgebung kann die Wärmeabgabe mit der Wärmebildung nicht Schritt halten, die Kerntemperatur steigt an: *Arbeitshyperthermie.* Werte über 42 °C werden von den Gehirnzellen nicht mehr toleriert, sie stellen ihre Arbeit ein, es folgt Bewußtlosigkeit: *Hitzschlag.*

Fieber

Beim Fieber verstellen Toxine der Bakterien den Sollwert für die Thermoregulation. Steigt der Sollwert zu Anfang der Erkrankung an, dann reagiert der Organismus mit Maßnahmen, die die Wärmebildung fördern und die Abgabe reduzieren. Der Stoffwechsel wird erhöht, Muskelzittern tritt auf, die Haut wird nur noch gering durchblutet: *Schüttelfrost.* Kehrt der Sollwert wieder zur Norm zurück, muß der Körper die vermehrt angesammelte Wärme wieder entfernen. Er verbessert die Hautdurchblutung und eliminiert durch starkes Schwitzen Wärme.

Indifferenztemperatur

Sowohl bei niedriger Außentemperatur – Steigerung des Stoffwechsels, Muskelzittern – als auch bei hoher Außentemperatur – vermehrte Hautdurchblutung und Wasserabgabe – muß der Körper zusätzlich für den Wärmehaushalt Arbeit leisten. Bei der Indifferenztemperatur ist diese Arbeit Null. Sie liegt beim unbekleideten Menschen in der Luft bei 25 °C, im Wasser ist sie wegen der größeren Wärmeleitfähigkeit 35 °C, d. h., daß selbst in 30 °C warmem Wasser Energie für die Aufrechterhaltung der Körpertemperatur aufgebracht werden muß.

Periphere Antriebe

Antrieb für thermoregulatorische Maßnahmen ist nicht nur die Kerntemperatur, sondern auch Meldungen von Thermorezeptoren in der Haut werden als sog. Störgrößenaufschaltung mit verarbeitet. So stimuliert isolierte Abkühlung der Körperoberfläche den Energieumsatz, noch bevor die Kerntemperatur vom Sollwert abgewichen ist und reduziert die Hautdurchblutung. Das Ergebnis ist ein vorübergehender Anstieg der Kerntemperatur.

1.12 Wasserhaushalt und Niere

Der Organismus des erwachsenen Warmblüters besteht zu etwa 60% aus Wasser. Das Wasser ermöglicht überhaupt erst die Lebensvorgänge, wie Enzymreaktionen, Erregungsprozesse, Diffusion und Osmose. Damit die Konzentration der gelösten Teilchen konstant bleibt, muß der Körper dafür sorgen, daß sich sein Wassergehalt nur wenig ändert.

•••• Wasserverluste

Der Körper erleidet ständig Wasserverluste: Durch die Perspiratio insensibilis (Wasserdampfabgabe durch die Haut) und über die Schweißdrüsen wird Wasser für die Thermoregulation abgegeben. Auch enthält die Exspirationsluft gewöhnlich mehr Wasserdampf als die Inspirationsluft. Bei den Stoffwechselvorgängen entstehen Substanzen, die in größerer Konzentration den Organismus schädigen würden, wie z.B. Kreatin, Kreatinin, Harnsäure und Harnstoff. Diese Stoffe müssen in gelöster Form von der Niere ausgeschieden werden.

•••• Wasseraufnahme

Diesen Wasserverlusten entsprechend muß der Organismus Wasser aufnehmen. Die Aufnahme der Flüssigkeit wird durch das *Durstgefühl* geregelt. Es wird durch einen Wasserverlust einiger Zellen des Hypothalamus hervorgerufen. Die Aufnahme von Flüssigkeit führt zum Verschwinden des Durstgefühls, auch wenn die Flüssigkeit selbst noch gar nicht resorbiert ist. Neben psychischen Einflüssen spielt dabei auch die Benetzung der Mundhöhle eine Rolle. Der bei Arbeit durch Thermoregulation bedingte Flüssigkeitsverlust, der 4–5% des Körpergewichts betragen kann, wird häufig erst nach der Arbeit ausgeglichen; die körperliche Aktivität scheint das Durstgefühl zu unterdrücken.

Neben der Flüssigkeitsaufnahme beim Trinken gewinnt der Organismus Wasser aus den *Nahrungsstoffen*, die in den seltensten Fällen vollkommen trocken aufgenommen werden. Bei der Verbrennung der Nährstoffe entsteht außer CO_2 auch Wasser, das der Körper benutzen kann: *Oxidationswasser.*

•••• Flüssigkeitsräume

Die Flüssigkeit mit den in ihr gelösten Teilchen ist im Körper nicht gleichmäßig verteilt. Man unterscheidet drei Flüssigkeitsräume:

- *Intrazelluläres Wasser:* Es beträgt etwa 55% des gesamten Körperwassers. Als Kationen enthalten die Zellen hauptsächlich Kaliumionen, als Anionen Eiweiß, etwas Phosphat, Sulfat, Chloridionen.
- Die übrigen 45% des Körperwassers befinden sich extrazellulär. Das *extrazelluläre Wasser,* das vorwiegend Natrium-, Chlorid- und Bikarbonationen enthält, wird unterteilt in

  a) die extrazelluläre Flüssigkeit in den Blutgefäßen *(intravasal)* (es macht etwa 7% des Körperwassers aus);
  b) das *interstitielle Wasser* zwischen den Zellen, die Lymphe und das im festen Bindegewebe, wie Knochen und Knorpel, gebundene Wasser (etwa 38% des Körperwassers).

•••• Wasserausscheidung

Haut, Lunge, Darm und Niere scheiden Wasser aus. Während die Abgabe durch die Haut hauptsächlich im Dienst der Thermoregulation steht und die Wasserabgabe durch die Lunge sehr vom Atemminutenvolumen abhängt, reguliert die Niere den Wasserhaushalt.

Nephron

Das durch die Niere ausgeschiedene Wasser wird dem Blut entnommen. Dies geschieht im Nephron (Abb. 1.**84**), wovon jede Niere des Menschen etwa 1,2 Millionen besitzt. Es stellt die kleinste funktionelle Einheit der Niere dar und besteht aus dem Glomerulus mit dem sich daran anschließenden Tubulus, der in proximales Konvolut, Henle-Schleife und distales Konvolut eingeteilt wird. Die distalen Konvolute mehrerer Nephrone vereinen sich zu Sammelrohren, die ins Nierenbecken münden.

Filtration

In den Glomerulus, der durch die sog. Bowman-Kapsel vom übrigen Nierengewebe getrennt ist, tritt eine kleine Arteriole ein, die sich in viele Kapillaren aufteilt. Die Wand der Kapillaren ist für Wasser und kleine gelöste Teilchen wie Elektrolyte, Glukose, Harnstoff und Aminosäuren durchgängig, nicht aber für Blutzellen und die großmolekularen Eiwei-

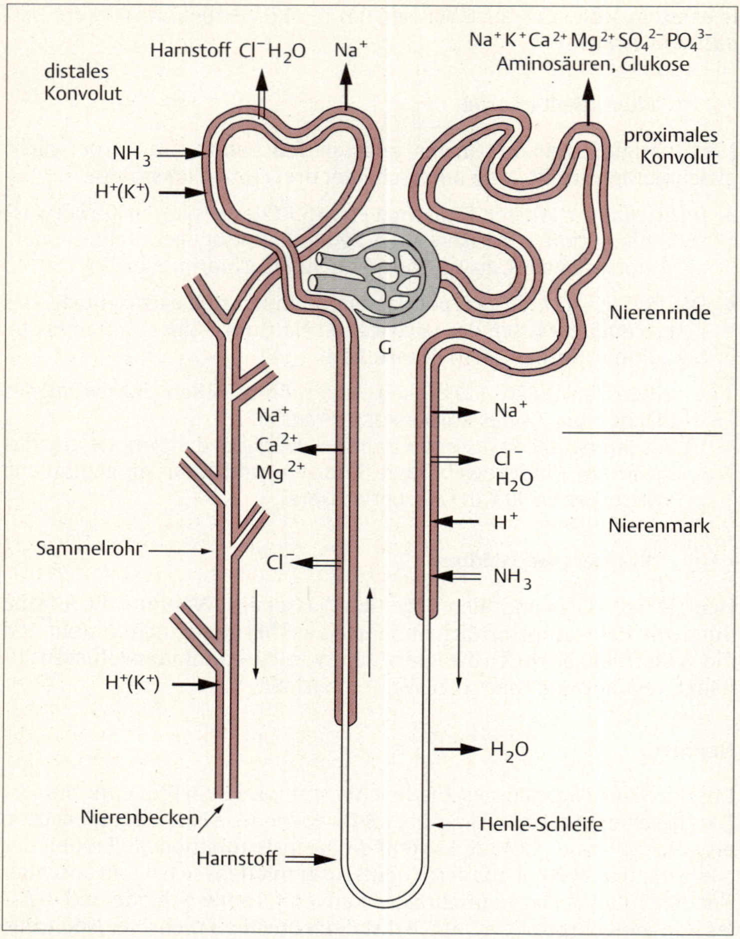

Abb. 1.**84** Schematische Darstellung des Nephrons. G = Glomerulus mit zu- und abführendem Blutgefäß. Die dünnen Pfeile geben die Flußrichtung des Harns an. Die ausgefüllten dicken Pfeile symbolisieren den aktiven Transport, die offenen Pfeile geben die Diffusionsrichtung an (nach Deetjen)

ße. Der Blutdruck in den Kapillaren (p_c ~10 kPa [~ 75 mmHg])* treibt die Flüssigkeit in die Bowman-Kapsel (p_{Bow} 2 kPa [15 mmHg]). Gegen die Filtration wirken der kolloidosmotische Druck (p_{koll} ~ 3,33 kPa [25 mmHg]) des Blutes und der Kapseldruck. Der effektive Filtrationsdruck $p_{eff} = p_c - (p_{Bow} + p_{koll})$ beträgt etwa 4,7 kPa (35 mmHg). Er muß ausreichen, die Tubulusflüssigkeit bis zum Nierenbecken zu bewegen. Das auf die Minute bezogene filtrierte Flüssigkeitsvolumen wird als *glomeruläre Filtrationsrate* bezeichnet. Sie beträgt beim Menschen 120 ml/min. Dies sind etwa 20% des Plasmastromes und etwas über 10–12% der Nierendurchblutung, die etwa 1l/min beträgt. Die Nierendurchblutung bleibt auch bei Blutdruckerhöhung und Erhöhung des Herzminutenvolumens konstant. Diese Autoregulation beruht auf einer druckabhängigen Aktivitätszunahme der Muskulatur der Nierenarteriolen. Fällt jedoch der Blutdruck unter 10–11 kPa (80 mmHg), dann wird die Nierendurchblutung verringert. Der Filtrationsdruck sinkt ab. Die Niere kann unter Umständen ihre Tätigkeit gänzlich einstellen.

Rückresorption und Sekretion

Im Tubulusapparat und im Sammelrohr wird der größte Teil dieses Ultrafiltrats und der gelösten Substanzen, die im Glomerulus abfiltriert werden, durch aktive Prozesse wieder zurück ins Blut resorbiert. Vor allem Natriumionen, Glukose und Aminosäuren werden zurückgepumpt. Das Wasser muß dem osmotischen Druck folgen: *obligatorischer Wassertransport* (etwa 80% des Ultrafiltrates). Der Sinn dieses recht aufwendigen Verfahrens liegt darin, daß sich die auszuscheidenden – harnpflichtigen – Stoffe (z. B. Kreatin, Kreatinin, Harnstoff, Harnsäure) in der Tubulusflüssigkeit anreichern. Einige Substanzen können zusätzlich aus dem Blut in den Tubulus sezerniert werden, so daß ihre Konzentration noch weiter ansteigt.

Konzentrierung

Die Konzentration des Harns wird in der *Henle-Schleife* eingestellt. Dort werden Na- und Cl-Ionen aus dem aufsteigenden Schenkel herausgepumpt. Das Wasser selbst verbleibt, weil die Membran des aufsteigenden Schenkels wasserundurchlässig ist. Die herausgenommenen Ionen diffundieren ins Interstitium, in den absteigenden Schenkel und in die Blutgefäße; dort wird die Konzentration, d. h. die Osmolarität, groß, im aufsteigenden Schenkel der Schleife dafür kleiner. Der Tubulus führt zu-

* Beachte, daß in den Kapillaren des Glomerulus der Druck wesentlich höher als in den übrigen Kapillaren ist.

rück in die Rinde und mündet ins Sammelrohr. Das Sammelrohr leitet die iso- oder hypotone Flüssigkeit an der Zone hohen osmotischen Drukkes vorbei. Je nach der Durchlässigkeit der Sammelrohrmembran tritt mehr oder weniger Wasser aus dem Sammelrohr ins Mark. Dort nehmen es die Blutgefäße auf und tragen es in die Rinde. Der hohe osmotische Druck im Mark bleibt damit erhalten. Gibt das Sammelrohr viel Wasser ab, wird ein konzentrierter Harn ausgeschieden.

Die Durchlässigkeit der Membranen und damit die Konzentration des Harns werden vom Organismus dem Bedarf angepaßt. Im Hypothalamus befinden sich *Osmorezeptoren* und in den Vorhöfen des Herzens und in den Venen *Volumenrezeptoren*, die das Gehirn über den Wasserhaushalt des Körpers informieren. Je nach der Abweichung des osmotischen Druckes und des Blutvolumens wird vom Hypothalamus die Abgabe des *Adiuretins* bemessen. Dieses Hormon erhöht die Permeabilität der distalen Tubuli und der Sammelrohre für Wasser. Steigt der osmotische Druck im Blut an oder nimmt das zirkulierende Blutvolumen ab, dann wird mehr Adiuretin ins Blut gegeben; in der Niere kann dadurch mehr Wasser aus den Harnkanälchen ins Blut zurückströmen (Antidiurese). Der ausgeschiedene Harn ist dann sehr stark mit harnpflichtigen Substanzen angereichert. Im umgekehrten Fall, z. B. bei sehr großer Flüssigkeitszufuhr, gibt der Hypothalamus über den Hypophysenhinterlappen nur wenig Adiuretin ab. Dies führt zur Ausscheidung großer Mengen eines wenig konzentrierten Harns (Wasserdiurese). Fehlt das Adiuretin vollständig (Diabetes insipidus), dann werden pro Tag ungefähr 20 l Wasser ausgeschieden. Als weiteres Hormon beeinflußt das Mineralokortikoid *Aldosteron* die Arbeit der Niere. Es fördert die Rückresorption von Natriumionen aus den Harnkanälchen in das Plasma.

Harnblase

Normalerweise gelangen täglich etwa 1,5 l Harn in das Nierenbecken, von wo er über den Ureter die Harnblase erreicht. Der Transport durch den *Ureter* geschieht durch peristaltische Wellen der glatten Muskulatur, die den Harn tropfenweise zur Blase befördern. Damit wird der Transport des Harns aus der Niere unabhängig vom Blasendruck.

Die Blase ist ein Hohlorgan, das mit glatter Muskulatur umgeben ist. Mit zunehmender Füllung steigt der Druck erst langsam, dann stärker an. In der Blasenwand befindliche Rezeptoren melden den Dehnungszustand über sensible Bahnen zum Sakral- und zum Lumbalmark. Von da aus gelangen über die Nn. pelvini parasympathische Impulse zur Blasenmuskulatur und zum Sphincter vesicae. Bei einem bestimmten Dehnungszustand wird über diesen Reflexbogen die Kontraktion der Blasenmuskulatur und die Erschlaffung des Sphinkters eingeleitet, so daß es zur

Entleerung der Blase, zur Miktion, kommt, wofür auch die quergestreifte Bauchmuskulatur mit herangezogen werden kann (Bauchpresse).

Zum Großhirn aufsteigende Bahnen im Rückenmark vermitteln das Gefühl des Harndrangs. Vom Gyrus praecentralis entspringende absteigende Bahnen beeinflussen die Umschaltstellen im Sakralmark. Diese Bahnen ermöglichen, daß die Miktion dem Willen unterstellt wird. Der bei einem bestimmten Füllungszustand der Blase auftretende Harndrang, der in das Gebiet der Symphyse projiziert wird, verschwindet, wenn die Miktion ausbleibt. Die Harnblase kann dann ein sehr großes Harnvolumen aufnehmen. Andererseits führen Angst, Freude oder andere Erregungszustände zu einem starken Harndrang, der kaum zu unterdrücken ist, auch wenn die Blase nur mäßig gefüllt ist.

•••• Die einzelnen Nierenleistungen

Glukoserückresorption

Bedingt durch die aktive Rückresorption der Glukose, die im Ultrafiltrat in der gleichen Konzentration vorliegt wie im Blut, entsteht eine Konzentrationsdifferenz zwischen Tubulus und Blut. Die Konzentrationsdifferenz kann maximal so groß sein wie die Konzentration im Blut, dann nämlich, wenn alle Glukose aus dem Tubulus herausgepumpt wurde und die Tubuluskonzentration 0 geworden ist. Der normale Glukosespiegel im Plasma beträgt 4,44 – 5,55 mmol/l (80 – 100 mg/100 ml). Dieser Unterschied kann von den Pumpen überwunden werden. Jedoch bewältigen die aktiven Transportmechanismen Konzentrationsunterschiede von über 10 mmol/l (180 mg/100 ml) nicht mehr vollständig. Die Niere scheidet dann Glukose aus. Solch hohe und noch höhere Blutkonzentrationen treten bei Insulinmangel (Diabetes mellitus), bei einer Überproduktion von Glukokortikoiden (Morbus Cushing) und im Anschluß an eine rasche Aufnahme größerer Mengen Zucker (alimentäre Glukosurie) auf.

Die Rolle der Niere im Säure-Basen-Haushalt

Die Niere wirkt auf den Säure-Basen-Haushalt über
- die Bikarbonatausscheidung oder -rückresorption und
- über eine an den Bedarf angepaßte Ausscheidung von H^+-Ionen.

Beide Mechanismen sind nicht ganz unabhängig voneinander. Das aus den Glomeruli in die Tubuli abgegebene Bikarbonat liegt als $Na^+HCO_3^-$ vor. Die Na^+-Ionen werden aktiv in die Tubuluszelle zurücktransportiert. Dafür gelangen H^+-Ionen aus der Zelle in den Tubulus. Mit den sezernierten H^+-Ionen entsteht aus HCO_3^- H_2CO_3, das in H_2O und CO_2 zerfällt.

Das CO_2 diffundiert in die Tubuluszelle, in der sich die Carboanhydrase befindet. Sie katalysiert die Umwandlung von $CO_2 + H_2O$ in H_2CO_3, das wieder in H^+ und HCO_3^- dissoziiert. Das H^+ kann gegen ein Na^+ ausgetauscht werden. Dieses Na^+-Ion gelangt mit dem HCO_3^- ins Blut. Fällt vermehrt CO_2 an, z. B. bei einer Hypoventilation, dann wird in der Zelle die Reaktion

$$CO_2 + H_2O \underset{\text{Carboanhydrase}}{\xrightarrow{\uparrow}} H_2CO_3 \rightarrow H^+ + HCO_3^-$$

nach rechts beschleunigt, mehr HCO_3^- gelangt in das Blut zurück. H^+-Ionen werden an *Ammoniak* gebunden ausgeschieden. Das Ammoniak wird in den Tubuluszellen aus Aminosäuren produziert. Die Richtung der Reaktion $NH_3 + H^+ \leftrightarrow NH_4^+$ wird von der H^+-Ionen-Konzentration im Tubulus beeinflußt. Ist sie groß, dann entsteht viel NH_4^+, das dann als Ammoniumsalz ausgeschieden wird.

Ein weiterer Weg der H^+-Ionen-Ausscheidung geht über das *Phosphat*. Phosphat stammt aus dem Protein- und Phospholipidstoffwechsel. In alkalischer Umgebung ($pH > 7$) liegt es als sekundäres Na_2HPO_4 vor. Fällt der pH, dann nimmt es H^+-Ionen auf und verwandelt sich in das primäre NaH_2PO_4. Diese Reaktion setzt gleichzeitig Na^+-Ionen frei, die rückresorbiert werden.

Der pH-Wert des Urins sinkt nicht tiefer als 4,5.

Clearance

Die Funktionstüchtigkeit der Niere kann mit der Clearance-Methode bestimmt werden. Unter Clearance eines Stoffes versteht man das Plasmavolumen, das in der Minute von dem betreffenden Stoff gereinigt – geklärt – wird. Je nachdem, wie die Niere einen Stoff behandelt, wird sein Clearance-Wert anders sein. *Insulin* z. B. erscheint im Ultrafiltrat in der gleichen Konzentration wie im Blut, im Tubulussystem wird es weder rückresorbiert noch sezerniert. Das von Insulin in der Minute geklärte Plasmavolumen ist also gleich der glomerulären Filtrationsrate. *Paraaminohippursäure* wird bei einer Nierenpassage nahezu vollständig durch zusätzliche Sezernierung ausgeschieden. Sie eignet sich deswegen zur Messung der Nierendurchblutung, denn ihre Clearance entspricht dem Plasmastrom durch die Niere. Die Glukose wird vollständig rückresorbiert, ihr Clearance-Wert ist 0.

1.13 Hormone

Neben dem vegetativen Nervensystem haben die Hormone eine wichtige Aufgabe bei der Regulation des inneren Milieus. Sie sind spezifische organische Stoffe, die in den inkretorischen Drüsen gebildet werden. Von dort werden sie ans Blut abgegeben. Ihrem chemischen Aufbau nach kann man die Hormone in drei große Gruppen unterteilen:

- die Eiweißhormone, dazu gehören die Hormone der Hypophyse, der Nebenschilddrüse, des Pankreas und der Plazenta;
- die Aminosäureabkömmlinge, das sind die Hormone der Schilddrüse und des Nebennierenmarks;
- die Abkömmlinge des Kohlenwasserstoffes Steran, die als Steroidhormone bezeichnet werden: die Nebennierenrindenhormone und die Hormone der Keimdrüsen.

Der chemische Aufbau bestimmt die Applikationsform bei einer Substitutionstherapie. Eiweißhormon z.B. wird man wegen der Verdauung nicht oral zuführen.

Ihre Wirkung können die Hormone an den verschiedensten Orten des Körpers entfalten. Sie werden im Körper vor allem in der Leber abgebaut und verlieren so ihre Wirksamkeit. Sind die Hormondrüsen nicht in der Lage, den Abbau der Hormone auszugleichen, dann treten ganz charakteristische Mangelsymptome auf, die durch entsprechende therapeutische Zufuhr der fehlenden Hormone beseitigt werden können. Im Gegensatz dazu können die Hormondrüsen, besonders wenn sie tumorös verändert sind, zuviel ihrer Hormone produzieren. Auch dann ist die Regulation des inneren Milieus gestört, was sich in entsprechenden Krankheitssymptomen äußert.

Die Hormondrüsen beeinflussen nicht nur ganz bestimmte Funktionsabläufe des Körpers, sondern sie wirken auch aufeinander ein. Man kennt die Wechselwirkungen zwischen Hypophyse und Nebennierenrinde, zwischen Hypophyse und Schilddrüse und zwischen Hypophyse und Keimdrüsen. Nach ihrer Wirkungsweise unterscheidet man *effektorische Hormone*, die auf Funktionskreise außerhalb des inkretorischen Systems wirken, und solche, die überwiegend die Arbeitsweise anderer Hormondrüsen beeinflussen. Die zuletzt genannten werden als *glandotrope Hormone* bezeichnet und ausschließlich vom Hypophysenvorderlappen abgegeben. Darüber hinaus wird die Aktivität der Hormondrüsen vom vegetativen Nervensystem gesteuert. Dies geschieht besonders in der Hypophyse, aber auch im Nebennierenmark.

1.13.1 Hypophyse

•••• Glandotrope Hormone

Die glandotropen Hormone werden im Vorderlappen auf Veranlassung des Hypothalamus gebildet, der zum vegetativen System gehört. Er produziert Substanzen (sog. Releasing factors), die zur Hypophyse gelangen und dort die Hormonproduktion anregen.

- Das *a*drenocorticotrope *H*ormon (ACTH) befähigt die Nebennierenrinde zur Bildung ihrer Hormone. Ein Mangel an ACTH ruft damit zwangsläufig einen Mangel an Nebennierenrindenhormonen hervor. Ebenso wird eine Überproduktion an ACTH eine vermehrte Bildung von Nebennierenrindenhormonen veranlassen. Die Nebennierenrindenhormone ihrerseits hemmen über die Reduktion der Abgabe des Releasing factor aus dem Hypothalamus die ACTH-Produktion, so daß sie dann selbst wieder in geringerem Maße gebildet werden (Abb. 1.**85**).
- Das *t*hyreostimulierende *H*ormon (TSH) fördert die Bildung des Schilddrüsenhormons. Auch hier besteht eine negative Rückkoppelung wie bei den Nebennierenrindenhormonen.
- Die Gonadotropine kontrollieren die Tätigkeit der Keimdrüsen. Die Hypophyse produziert drei Gonadotropine, die alle verschiedene Aufgaben haben.
  - Das *f*ollikel*s*timulierende *H*ormon (FSH) regt bei der Frau das Wachstum und die Reifung des Follikels im Ovar an und wirkt auf die Östrogenbildung ein. Beim Mann fördert es die Bildung der Spermien.
  - Das *L*uteinisierungs*h*ormon (LH) unterstützt bei der Frau die Reifung des Eis und fördert mit FSH zusammen die Östrogenbildung. Es löst den Follikelsprung aus und steuert die Bildung des Gelbkörpers. Beim Mann heißt es interstitielle Zellen stimulierendes Hormon (ICSH) und stimuliert die Testosteronbildung.

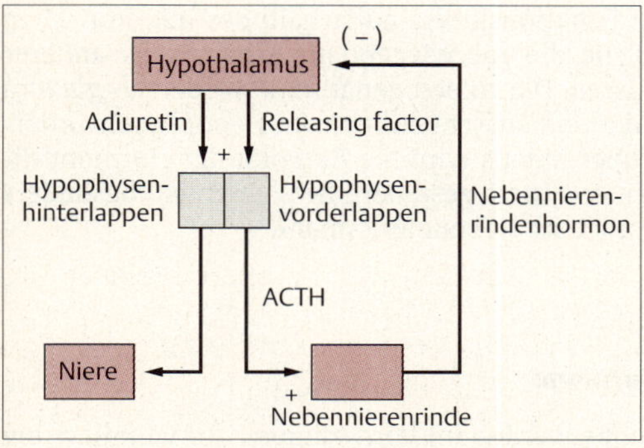

Abb. 1.**85** Schema der Hypophysenfunktion, dargestellt an der ACTH- und an der Adiuretinproduktion. Während Adiuretin in der Hypophyse nur gespeichert wird, wird ACTH im Vorderlappen auf Veranlassung des Hypothalamus gebildet

- Das *l*uteo*t*rope *H*ormon (LTH) – auch Prolaktin genannt – hält zusammen mit LH die Progesteronbildung im Gelbkörper aufrecht und bereitet die Brüste zur Milchbildung vor.
  Auch die Plazenta bildet in den ersten Schwangerschaftsmonaten ein Gonadotropin, das Choriogonadotropin, das ähnlich wie LH und LTH wirkt und während der Schwangerschaft die Progesteronbildung unterhält.

•••• Effektorische Hormone

Hypophysenvorderlappen

Als effektorisches Hormon bildet der Hypophysenvorderlappen das Wachstumshormon (Somatotropin, STH). Es fördert das Körperwachstum. Fehlt es in der Jugend, dann bleibt der Mensch klein; wird es vermehrt gebildet, kommt es zum Riesenwuchs. Beim erwachsenen Menschen verursacht eine Überproduktion die Akromegalie, bei der z. B. die Finger, die Nase und das Kinn unproportional vergrößert sind. Somatotropin vermehrt den Glykogenabbau in der Leber und erhöht so den Blutzuckerspiegel. Es wirkt damit diabetogen.

Hypophysenhinterlappen

Vom Hypophysenhinterlappen werden Adiuretin und Oxytocin, die im Hypothalamus produziert werden, ins Blut abgegeben. *Adiuretin* wird vermehrt ins Blut ausgeschüttet, wenn der osmotische Druck im Blut ansteigt oder wenn das Blutvolumen abnimmt. Es fördert die Rückresorption des Wassers aus den Harnkanälchen der Niere. Bei reduzierter Abgabe wird vermehrt Wasser durch die Nieren ausgeschieden (Diabetes insipidus).

Das *Oxytocin* regt am Ende der Schwangerschaft den Uterus zu Kontraktionen an und bringt zusammen mit anderen Mechanismen die Geburt in Gang.

1.13.2 Schilddrüse

Die Schilddrüse bildet das *Thyroxin;* dies ist ein Abkömmling einer Aminosäure und enthält in seinem Molekül *Jod.* Reicht das Jodangebot in der Nahrung nicht aus, dann produziert die Schilddrüse weniger oder gar kein Thyroxin. Dadurch wird die Bildung von thyreostimulierendem Hormon in der Hypophyse nicht mehr gehemmt, das nun in verstärktem Maße das Schilddrüsenwachstum anregt. Es kommt zum *Jodmangelkropf,* der besonders in jodarmen Gebirgsgegenden angetroffen wird.

Das Thyroxin greift in den Stoffwechsel ein, es beschleunigt die Verbrennung der Nährstoffe. Bei einer Überfunktion der Schilddrüse, der *Hyperthyreose*, findet man einen stark erhöhten Grundumsatz, gepaart mit Tachykardie und leichtem Temperaturanstieg, der zur vermehrten Hautdurchblutung und Schweißsekretion führt. Häufig beobachtet man auch eine gesteigerte psychische Erregbarkeit. In manchen Fällen treten die Augäpfel etwas aus den Augenhöhlen hervor (Exophthalmus). Mangelhafte Thyroxinbildung ruft je nach Lebensalter verschiedene Symptome hervor. Beim Erwachsenen sinkt der Grundumsatz ab, die Herzfrequenz ist niedrig. Die Patienten sind geistig wenig regsam. Auffällig ist die ödematös teigig-trockene Hautveränderung, die der Krankheit den Namen *Myxödem* gibt. Fällt die Thyroxinbildung schon in der Fetalentwicklung oder in frühester Kindheit aus, dann treten starke Störungen im Wachstum auf; besonders die Entwicklung des Gehirns ist so verlangsamt, daß die Kinder vollkommen idiotisch werden. Dieser Kretinismus kann nur gelindert oder behoben werden, wenn das fehlende Hormon frühzeitig zugeführt wird, anderenfalls bleibt das Gehirn irreversibel geschädigt.

Ein weiteres Hormon der Schilddrüse ist das Thyreocalcitonin. Es wirkt als Antagonist des Parathormons auf den Kalzium- und Phosphathaushalt ein.

1.13.3 Nebennieren

Die Nebennieren sind in Rinde und Mark unterteilt.

•••• Nebennierenrinde

Die Nebennierenrinde produziert Steroidhormone. Nach ihrer Wirkungsweise und auch nach ihrem Entstehungsort innerhalb der Nebennierenrinde lassen sich diese Hormone in drei Gruppen einteilen.

- Die 1. Gruppe bilden die *Mineralokortikoide* (= Hormone der Nebennieren*rinde* [= Kortex], die auf den Mineralhaushalt einwirken). Ihr Hauptvertreter ist das *Aldosteron.* Aldosteron fördert die *Natriumrückresorption* in den Tubuli der Niere; bei seinem Fehlen sinkt der Natriumgehalt im Blut ab, der Kaliumspiegel steigt an. Diese Elektrolytverschiebungen gehen mit Störungen des Wasserhaushaltes einher. Es kommt zum Blutdruckabfall, der lebensbedrohlich sein kann. Aldosteronüberproduktion, wie sie bei Tumoren vorliegen kann, erhöht den Natriumgehalt im Körper und führt zur Wassereinlagerung im Gewebe. Die Kaliumkonzentration im Serum fällt ab, es kommt zur Muskelschwäche.
- Die 2. Gruppe wird von den *Glukokortikoiden* mit Kortisol als Hauptvertreter gebildet. Sie sorgen für einen ausreichenden *Glukosespiegel*

im Blut und stellen damit der Muskulatur Brennstoff zur Verfügung. Sie fördern die Bildung von Glykogen und Glukose aus Aminosäuren. Bei Belastung des Organismus, z.B. bei körperlicher Arbeit oder geistiger Anstrengung, werden durch Vermittlung des ACTH von der Nebennierenrinde vermehrt Glukokortikoide abgegeben. Sie befähigen den Körper, mit einer Streßsituation fertig zu werden. Die Glukokortikoide regen das Nebennierenmark zur Adrenalinproduktion an. Sie unterdrücken in starkem Maße mesenchymale Gewebsreaktionen, so z.B. Entzündungsprozesse, hemmen die Leukozytenaktivität und vermindern die Antikörperbildung. Dies kann erwünscht sein, wenn der Körper auf den Kontakt mit körperfremden Stoffen mit überschießender Antikörperbildung reagiert, wie wir das bei Allergien kennen, oder wenn der Körper gar gegen körpereigenes Eiweiß Antikörper bildet, wie bei den sog. Autoaggressionskrankheiten. In solchen Fällen werden Glukokortikoide zur Therapie verwandt. Da sie aber auch die natürliche Infektabwehr und die Heilungsprozesse unterdrücken, kann eine solche Therapie, wenn sie kritiklos durchgeführt wird, zu schweren Folgen führen.

- Die Hormone der 3. Gruppe gehören zu den Sexualhormonen, besonders Androgene werden gebildet. Das sind solche Hormone, die die Ausbildung der sekundären männlichen Geschlechtsmerkmale fördern.

Bei einer Überproduktion der Nebennierenrindenhormone, die z.B. durch einen Tumor der Hypophyse mit vermehrter ACTH-Bildung hervorgerufen wird, kann es zu einer Osteoporose besonders der Wirbel kommen, weil der Aufbau des Knochengerüstes und der Einbau des Kalziums gestört sind.

Nebennierenmark

Im Nebennierenmark werden *Adrenalin* und *Noradrenalin* gebildet. Noradrenalin kommt auch in den postganglionären sympathischen Synapsen vor; dementsprechend gleicht die Wirkung von Adrenalin und Noradrenalin einer Sympathikusreizung, zumal der Sympathikus die Ausschüttung der beiden Hormone fördert. Sie bringen den Organismus in eine ergotrope Reaktionslage mit erhöhter Herzfrequenz, Vasokonstriktion, vergrößertem zirkulierendem Blutvolumen durch Entleerung der Blutspeicher in Leber und Milz und drosseln die Darmwandaktivität. Der Blutzuckerspiegel wird erhöht. Besonders Adrenalin erregt das Zentralnervensystem und beschleunigt die Gehirnfunktionen. Daneben stimulieren sich Nebennierenrinde und Nebennierenmark gegenseitig und ermöglichen damit eine optimale Einstellung des Organismus auf Streßsituationen.

1.13.4 Keimdrüsen

In den Keimdrüsen werden die Sexualhormone gebildet. Sie bestimmen die Ausbildung der sekundären Geschlechtsmerkmale und regeln zum Teil das psychische und das sexuelle Verhalten. Die wichtigsten weiblichen Sexualhormone sind das *Östrogen* und das *Progesteron.* Beide werden vom Ovarium ins Blut abgegeben. Die gebildete Menge und der Zeitverlauf der Produktion und Abgabe sind eng mit der Aktivität der Hypophyse verknüpft.

In den Eierstöcken reifen die angelegten Primärfollikel unter dem Einfluß der Gonadotropine heran. Bei Mädchen beginnt die Pubertätsentwicklung mit der Östrogenproduktion. Unter dem Einfluß des Östrogens entwickelt sich die Schleimhaut des Uterus so, daß sie die befruchtete Eizelle aufnehmen kann. Das Östrogen hemmt die Abgabe des follikelstimulierenden Hormons (FSH) aus der Hypophyse, gleichzeitig wird von dort vermehrt Luteinisierungshormon (LH) abgegeben, unter dessen Wirkung der Follikel platzt; das Ei beginnt seine Wanderung durch die Eileiter zum Uterus. LH veranlaßt die Umwandlung des Follikels in den Gelbkörper, der Progesteron absondert. Progesteron stimuliert im Uterus die Umbildung der sog. Proliferationsschleimhaut in die Sekretionsschleimhaut, die befähigt ist, das Ei zu ernähren. Gleichzeitig hemmt Progesteron die LH- und LTH-Bildung in der Hypophyse, womit auch der Stimulus für die Progesteronbildung wegfällt. Etwa 14 Tage nach dem Eisprung wird die Schleimhaut wegen Progesteronmangels abgestoßen, es kommt zur Menstruationsblutung. Auf sie folgt ein erneuter Anstieg des FSH, und der Zyklus (Abb. 1.**86**) beginnt von neuem mit dem Heranreifen eines neuen Follikels. Wird das Ei nach dem Eisprung durch Spermien befruchtet, kann es sich teilen und in der vorbereiteten Schleimhaut einnisten. Aus den Verbindungsstellen zwischen Ei und Schleimhaut entwickelt sich die Plazenta, die schon frühzeitig Choriogonadotropin herstellt, das den Gelbkörper weiter zur Progesteronbildung anregt. In der fortgeschrittenen Schwangerschaft produziert die Plazenta Östrogen und Progesteron, wodurch verhindert wird, daß die Schleimhaut abgestoßen wird.

Beim Mann bilden die Keimdrüsen, angeregt durch die Gonadotropine, hauptsächlich Testosteron, das die Entwicklung der sekundären männlichen Geschlechtsmerkmale unterstützt.

1.13.5 Nebenschilddrüsen

In den Nebenschilddrüsen wird das Parathormon gebildet, ein Eiweißhormon, das in den Kalzium- und Phosphathaushalt eingreift, indem es im Knochen die Osteoklasten aktiviert. Fehlt es, dann nimmt der Kno-

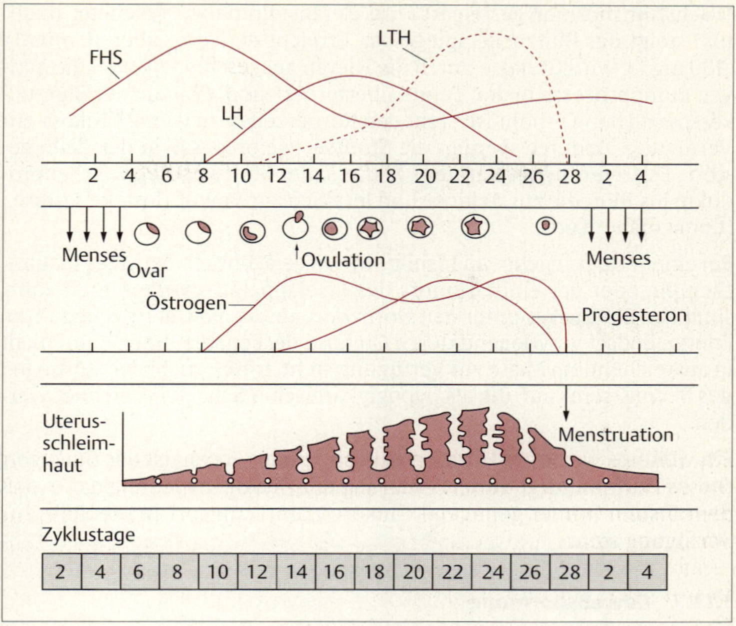

Abb. 1.**86** Die Regulation des Menstruationszyklus (nach Weisbecker)

chen zuviel Kalzium und Phosphat aus dem Blut auf, damit sinkt dort die Kalziumkonzentration ab. Dies führt zur Übererregbarkeit der Nerven. Es treten schwere Krämpfe auf (Tetanie), die tödlich sein können, wenn nicht rasch Kalzium gegeben wird. Bei tumorbedingtem Parathormonüberschuß steigt der Serumkalziumspiegel auf Kosten des Kalziums in den Knochen ab. Dadurch verlieren die Knochen ihre Festigkeit, und es treten gehäuft Knochenbrüche auf. In der Niere können Kalziumsalze ausfallen, wodurch Nierensteine entstehen.

1.13.6 Langerhans-Inseln des Pankreas

In den Langerhans-Inseln wird das *Insulin* synthetisiert. Das Eiweißhormon Insulin sorgt dafür, daß die Glukose aus dem Blut in die Zelle gelangt. Seine Aufgabe besteht also darin, den arbeitenden Zellen Brennstoff zur Verfügung zu stellen. Damit senkt das Insulin den Blutzuckerspiegel (Normwert 4,44 – 5,55 mmol/l Glukose [80– 100 mg in 100 mg Blut = 80 – 100 mg%]), der von den Hormonen der Nebenniere und dem

Wachstumshormon gesteigert wird. Bei Insulinmangel (Diabetes mellitus) steigt der Blutzuckerspiegel an. Erreicht er Werte über 10 mmol/l (180 mg%), wird Glukose durch die Nieren ausgeschieden, weil die aktiven Pumpprozesse in den Tubuli überfordert sind. Obwohl der Blutzuckerspiegel dann erhöht ist, steht den Körperzellen zu wenig Glukose zur Verfügung. Dadurch werden die Stoffwechselprozesse in der Zelle gestört. Es treten in verstärktem Maße saure Stoffwechselzwischenprodukte ins Blut, die zur Azidose und letztlich zur Bewußtlosigkeit führen (Coma diabeticum).

Bei einem Überangebot an Insulin, wie es gelegentlich bei einer Insulintherapie oder der eines Tumors des Inselapparates vorkommen kann, sinkt der Blutzucker unter den Normwert ab. Da die Gehirnzellen ihren Energiebedarf vorwiegend durch Glukose decken, die ihnen dann nicht in ausreichendem Maße zur Verfügung steht, treten auch hier Störungen des Bewußtseins auf, die als hypoglykämischer Schock bezeichnet werden.

Ein weiteres wichtiges Hormon der Langerhans-Inseln ist das *Glukagon*. Dieses Hormon sorgt durch Förderung der Glykogenspaltung dafür, daß dem Insulin immer genügend Glukose zum Transport in die Zelle zur Verfügung steht.

1.13.7 Gewebshormone

Neben diesen Hormonen, die in ganz spezifischen Drüsen gebildet werden, kennt man noch eine ganze Reihe von Stoffen, die von den verschiedensten Zellen und Zellgruppen ins Blut abgegeben werden. Man bezeichnet sie als Gewebshormone. Dazu gehören Gastrin, Sekretin und Cholezystokinin, die im Magen bzw. im Dünndarm gebildet werden und die Tätigkeit des Magen-Darm-Traktes teilweise steuern. Histamin spielt eine Rolle bei der Schmerzempfindung und bei allergischen Reaktionen. Serotonin wird beim Zerfall der Thrombozyten frei und führt zur Kontraktion der Gefäßmuskulatur. Bradykinin entsteht durch die Wirkung von Trypsin aus einem α_2-Globulin. Es wirkt sehr stark vasodilatatorisch und hat wahrscheinlich Bedeutung für die lokale Durchblutungsregelung. Weitere Gewebshormone sind die Prostaglandine, das Erythropoetin und das Heparin. Den Prostaglandinen wird eine Rolle bei der Regulation des Tonus der glatten Muskulatur in Bronchien, Blutgefäßen und im Darm zugesprochen. Erythropoetin wird vorwiegend in der Niere und der Leber gebildet. Es fördert die Bildung der Erythrozyten. Das Antikoagulans Heparin kommt in den Mastzellen und den Granulozyten vor.

1.14 Leistungsphysiologie

Unter Leistung versteht man im allgemeinen Sprachgebrauch die Fähigkeit, sich mit der Umwelt auseinanderzusetzen. Dabei spielen psychische Komponenten eine Rolle, wie die Motivation einer Tätigkeit und der Erfolgswille; wesentlich ist auch das Reaktionsvermögen. Physikalisch betrachtet ist Leistung Arbeit/Zeiteinheit, die der Körper nach außen abgibt, oder der Energieumsatz/Zeiteinheit.

•••• Wirkungsgrad

Die beiden Größen sind durch den Wirkungsgrad miteinander verbunden. Bei körperlicher Arbeit hängt aber der Anteil an der im Körper gebildeten Energie, der wirklich nach außen abgegeben wird, sehr von der Art der Tätigkeit ab. Im physikalischen Sinne ist Arbeit das Produkt aus Kraft · Weg. Wenn eine Muskelkontraktion nicht zu einer Bewegung führt – isometrische oder auch statische Kontraktion –, dann wird im physikalischen Sinn keine Arbeit geleistet, obwohl durchaus der Stoffwechsel aktiviert wird. Der Wirkungsgrad bei einer bestimmten Tätigkeit wird also um so niedriger sein, je größer der statische Anteil ist. Das Extrem stellen reine Haltearbeiten dar. Umgekehrt kann der Energiebedarf gesenkt werden, wenn wir lernen, den statischen Anteil an einem Bewegungsablauf herabzusetzen. Auch Mitbewegung von Muskelgruppen, die für eine bestimmte Arbeitsleistung gar nicht erforderlich sind, erniedrigen den Wirkungsgrad, z. B. wenn man beim Fahrradfahren den Oberkörper hin- und herwirft. Um hohe Leistungen zu erzielen, muß demnach der Wirkungsgrad so optimal wie möglich sein. Auch für Patienten ist es wesentlich, daß sie eine Tätigkeit ökonomisch durchführen, damit sie ihren Kreislauf und ihre Atmung nicht unnötig belasten. Durch Übungen, bei denen gelernt wird, Mitbewegungen zu vermeiden und isometrische Kontraktionen einzusparen, kann in vielen Fällen eine große Leistungssteigerung erreicht werden, ohne daß der Stoffwechsel entsprechend gesteigert werden muß.

•••• Leistungsdauer

Bei einem optimalen Wirkungsgrad ist die maximale Leistung, also die maximale Energieabgabe/Zeiteinheit, eine Funktion der Leistungsdauer. Ein 100-m-Läufer erreicht eine größere Geschwindigkeit als ein 1000-m-Läufer. Die Leistung sinkt weiter ab, wenn sie über längere Zeit aufrechterhalten werden soll. Die Ursache für den Abfall der maximal möglichen Leistung mit der Zeit ist in den Prozessen zu suchen, die die Energie für die Muskelkontraktion liefern. Bei kurzen Arbeiten stehen dem Muskel intrazelluläre Speicher an energiereichen Phosphaten zur Verfügung, außerdem kann er Energie durch die anaerobe Glykolyse gewinnen. Beide Vorgänge laufen anaerob, also ohne Sauerstoff, ab, der Energiegewinn daraus ist aber begrenzt. Die intrazellulären Speicher an energiereichen Phosphaten erschöpfen sich rasch. Bei der anaeroben Glykolyse entsteht Milchsäure, die den pH-Wert senkt und damit die anaerobe Glykolyse hemmt. Außerdem wird dabei aus einer bestimmten Menge Glukose nur ein Bruchteil ($^1/_{19}$) der Energie gewonnen, die bei oxidativem Abbau freigesetzt werden könnte. Im ganzen kann durch den anaeroben Stoffwechsel eine Sauerstoffschuld von 15–20 l eingegangen werden. Damit kommt der Körper bei maximaler Leistung etwa eine $^1/_2$ Minute aus. Bleibt dann die Sauerstoffzufuhr aus, kommt es zur Erschöpfung der Energiespeicher und zur Anhäufung von Milchsäure. Die Kontraktionskraft des Muskels wird kleiner, die Muskelzuckung verlängert sich, der Muskel erschlafft schließlich nicht mehr vollständig und wird unerregbar. Dabei treten Schmerzen auf, die Arbeit muß abgebrochen werden.

Die Größe einer Dauerleistung wird daher von der Sauerstoffzufuhr zum Muskel begrenzt.

Die Sauerstoffzufuhr zum Muskel wird durch das Blutvolumen begrenzt, das das Herz in der Zeiteinheit fördern kann. Das Herzminutenvolumen kann von seinem Ruhewert von 5–6 l/min durch Zunahme der Herzfrequenz und des Schlagvolumens auf 15–20 l/min gesteigert werden. Diese Steigerung geschieht unter dem Einfluß der vermehrten Aktivität des Sympathikus und durch die Abgabe von Adrenalin und Noradrenalin aus dem Nebennierenmark. Da mit zunehmender Herzfrequenz besonders die Diastole verkürzt ist, sind Herzfrequenzerhöhung und Schlagvolumenerhöhung nicht unabhängig voneinander. Das maximale Schlagvolumen wird etwa bei 110 Schlägen/min erreicht. Eine Steigerung der Frequenz über diesen Wert hinaus führt zwar immer noch zu einer Zunahme des Herzminutenvolumens, aber das Schlagvolumen nimmt gering ab. Bei Herzfrequenzen von 170–180/min kann die Abnahme des Schlagvolumens nicht mehr kompensiert werden, und das Herzminutenvolumen sinkt ab.

Die Abhängigkeit der geleisteten Arbeit von der Sauerstoffzufuhr und vom Herzminutenvolumen, das durch einen Frequenzanstieg erhöht wird, läßt die Pulsfrequenz als gutes Maß für die Arbeitsbelastung erscheinen.

Wegen der Möglichkeit der Sauerstoffschuld nimmt die Pulsfrequenz zu Beginn einer Arbeit allmählich zu und erreicht erst nach 2–3 Minuten einen konstanten Wert, der dem Sauerstoffverbrauch entspricht. Nach der Arbeit sinkt die Herzfrequenz nicht sofort auf den Ruhewert ab, weil die sauren Stoffwechselprodukte, z. B. die Milchsäure, die zu Beginn und zum Teil auch im weiteren Verlauf der Arbeit entstanden sind, mit Sauerstoff verbrannt werden müssen. Die Anzahl der Herzschläge, die im Anschluß an eine Arbeit über der Ruhepulsfrequenz liegen, werden als Erholungspulssumme bezeichnet. Sie ist ein Maß für den Trainingszustand eines Menschen.

Der Anstieg der Herzfrequenz wird nicht nur von kreislaufregulatorischen Prozessen bedingt, sondern auch die lokalen Vorgänge in der Muskulatur spielen dabei eine Rolle. Dort finden sich Rezeptoren, die wahrscheinlich gegen die Stoffwechselprodukte empfindlich sind und bei deren Anhäufung eine Steigerung der Herzfrequenz veranlassen. Insofern kann auch die Arbeit einer kleinen Muskelgruppe, deren Sauerstoffbedarf vom Herzen ohne weiteres gedeckt werden könnte, zur Erschöpfung führen, denn bei der Kontraktion stoppt der Muskel seine Blutzufuhr. Eine längerandauernde Kontraktion ohne Pause wird sich demnach selbst begrenzen.

Die Erholungsvorgänge sind zu Beginn der Pause besonders intensiv. Für den Erfolg der Erholung ist nicht so sehr die Pausenlänge maßgebend, sondern die Anzahl der Pausen, die dann sehr kurz sein können. Daraus ergibt sich, daß der Muskel dann am effektivsten arbeitet, wenn kurze Kontraktionsphasen mit kurzen Pausen abwechseln.

Die Steigerung des Herzminutenvolumens kann nur dann eine Erhöhung der Leistung bringen, wenn das vermehrt fließende Blut und der vermehrt antransportierte Sauerstoff auch wirklich zum arbeitenden Muskel gelangen. Hier spielt die Verteilung des Blutes beim Durchstrom durch den Körper eine Rolle. Bei körperlicher Arbeit muß die Durchblutung der Eingeweide durch den Sympathikus stark gedrosselt werden, das langsam durch die Leber und die Milz fließende Blut muß von dort rasch zum Herzen zurückgebracht werden. Aber ein bestimmter Teil des Blutvolumens wird immer zum Abtransport der Wärme benötigt, die bei der Energieerzeugung entsteht. Hohe Außentemperaturen und große Leistungen erfordern, daß das Blut vermehrt durch die Haut zirkuliert, damit die Wärme in die Umgebung abgegeben werden kann. Dieses Blut geht der Muskulatur verloren; außerdem verliert der Körper bei der Schweißsekretion Wasser. Dieser Verlust kann nur für gewisse Zeit dadurch ausgeglichen werden, daß interstitielles Wasser in die Gefäßbahn einströmt. Bei großen Leistungen mit starker Wärmebildung kann es schon bei mäßigen Außentemperaturen zur Überwärmung kommen, die zum Abbruch der Arbeit zwingt.

Arbeiten, die über viele Stunden andauern, werden letztlich dadurch begrenzt, daß der Körper an Brennmaterial verarmt, das schnell zur Verfügung steht, wie Glykogen und Glukose.

Der mangelhafte Wiederaufbau des Glykogens von einem Tag zum anderen kann der limitierende Faktor für Leistungsanforderungen sein, die sich über mehrere Tage hinziehen, wie z. B. Etappenrennen der Fahrradfahrer oder Fußballturniere. Der Ersatz des Glykogens wird durch kohlenhydratreiche Ernährung gefördert. Überdies unterstützen die Glukokortikoide die Glukoneogenese aus Aminosäuren.

•••• Zentrale Einflüsse

Der Abfall der Leistungsgrenze bei langdauernden Tätigkeiten wird weiterhin durch eine zentrale Ermüdung bedingt. Das Reaktions- und Konzentrationsvermögen läßt nach, und Müdigkeitsgefühle stellen sich ein. Die Muskelbewegungen werden weniger koordiniert ausgeführt. Andererseits kann die Leistungsfähigkeit durch starke Willensanstrengung gesteigert werden. Durch Pharmaka, die dem Adrenalin verwandt sind, können zusätzlich durch zentralnervöse Vorgänge, die die Müdigkeit und die Konzentrationsschwäche beseitigen, Leistungen mobilisiert werden. Dabei ist aber zu bedenken, daß der Körper auf die Dauer auch bei stärkster Willensanstrengung niemals mehr als seine vorhandenen Reserven an Energie ausgeben kann. An eine zentral stimulierte Leistung, die über die üblichen Grenzen hinausgeht, muß sich immer eine entsprechend intensive Erholung anschließen. Im übrigen bergen diese Medikamente die Gefahr der Gewöhnung und Sucht in sich und sollten deswegen nicht zur Leistungssteigerung gebraucht werden.

Die Leistungsfähigkeit schwankt mit der Tageszeit. Am leistungsfähigsten ist man im allgemeinen zwischen 6 und 12 Uhr am Morgen. Gegen 15 Uhr tritt ein Minimum auf, um 20 Uhr wird ein neues Maximum erreicht. Die niedrigste Leistungsfähigkeit ist in der Nacht zwischen 24 und 4 Uhr zu erwarten.

Literatur

1. Physiologie

Ganong, W. F.: Lehrbuch der Medizinischen Physiologie, 4. Aufl. Springer, Berlin 1979

Kandel, E., J. H. Schwartz, T. M. Jessel: Principles of Neural Science. 3. Aufl. Elsevier Science Publishers, New York 1991

Keidel, W. D.: Kurzgefaßtes Lehrbuch der Physiologie, 6. Aufl. Thieme, Stuttgart 1985

Reichel, H., A. Bleichert: Medizinische Physiologie. Schattauer, Stuttgart 1980

Schmidt, R. F., G. Thews: Physiologie des Menschen, 24. Aufl. Springer, Berlin 1990

Silbernagl, S., A. Despopoulos: Taschenatlas der Physiologie, 4. Aufl. Thieme, Stuttgart 1991

Stoboy, H.: Muskelhärte und Muskelschmerz. In Sport: Leistung und Gesundheit. Kongreßbd. Deutscher Sportärztekongreß, Köln 1982

2 Trainingslehre

K. Zimmermann

In diesem Kapitel sollen die für die Physiotherapie relevanten Aspekte der Trainingslehre zusammengefaßt werden. Dabei wird u. a. auf folgende Fragen eingegangen:

- Was ist Training?
- Welche Bedeutung hat die Trainingslehre für die Physiotherapie und Rehabilitation?
- Wie weit sind trainingswissenschaftliche Erkenntnisse auf den therapeutischen Bereich übertragbar?
- Welche theoretischen Grundlagen sind für das Verständnis von Trainingsprozessen notwendig?
- Mit welchen Methoden können spezifische Trainingsziele erreicht werden und welche grundlegenden Prinzipien sind dabei zu berücksichtigen?

In dem zur Verfügung stehenden Rahmen können nur die wesentlichen theoretischen Zusammenhänge und praktischen Richtlinien vermittelt werden. Grundlagenwissen wird meist vorausgesetzt bzw. es wird auf entsprechende Bände der Lehrbuchreihe verwiesen.

2.1 Training und Trainingslehre

Allgemein werden unter dem Begriff „Training" alle gezielten Maßnahmen verstanden, die zum Erhalt oder zur Steigerung der Leistungsfähigkeit führen (Letzelter 1982). Unter Umständen dient Training auch dem gezielten Abbau der körperlichen Leistungsfähigkeit z. B. beim Abtrainieren nach Beendigung des Hochleistungssports. Spezifischer läßt sich Training als „systematische Wiederholung gezielter überschwelliger Muskelanspannungen mit morphologischen und funktionellen Anpassungserscheinungen zum Zwecke der Leistungssteigerung" definieren (Hollmann u. Mitarb. 1990).

Die *Trainingslehre* (Trainingswissenschaft) erfaßt systematisch die Gesetzmäßigkeiten, die den Trainingsprozessen zugrunde liegen bzw. sie stellt Regeln auf, deren Berücksichtigung die Trainingseffektivität erhöht.

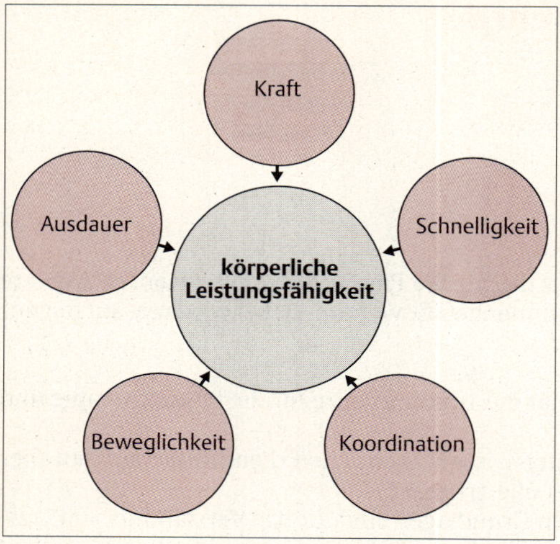

Abb. 2.**1** Motorische Grundeigenschaften die die körperliche Leistungsfähigkeit bestimmen

Die körperliche Leistungsfähigkeit (im allgemeinen Sprachgebrauch als „Kondition" bezeichnet) wird durch die motorischen Grundeigenschaften Ausdauer, Kraft, Schnelligkeit, Koordination und Beweglichkeit bestimmt. *Kondition* ist aber mehr als die Summe aller motorischen Grundeigenschaften (vgl. Abb. 2.**1**).

Neben diesen Komponenten spielen auch psychische Faktoren, wie Motivation und Willenskraft, und äußere Rahmenbedingungen wie Tageszeit und Umgebungstemperatur für die körperliche Leistungsfähigkeit eine Rolle.

Die einzelnen konditionellen Faktoren sind nicht eindeutig voneinander abgrenzbar, sie bedingen sich gegenseitig: Beweglichkeit muß durch Kraft genutzt, Kraft muß oft längere Zeit aufrechterhalten oder mit hoher Geschwindigkeit umgesetzt werden. Beweglichkeit, Kraft und Schnelligkeit müssen mit Hilfe der Koordination effektiv eingesetzt werden können. Die Qualität der Koordination ist wiederum abhängig von der Ausprägung der anderen motorischen Grundeigenschaften (Weineck 1994, Letzelter 1982).

Je nach Beschwerdebild steht in der Therapie der eine oder der andere konditionelle Faktor im Vordergrund; allgemein nimmt aber die Koordination einen zentralen Stellenwert ein. Koordination macht alle anderen motorischen Grundeigenschaften erst funktionell nutzbar. Dies gilt insbesondere in der Rehabilitation bei Überlastungszuständen und Verletzungen des Bewegungssystems (Einsingbach u. Mitarb. 1992).

2.2 Bedeutung der Trainingslehre für die Physiotherapie

Die Physiotherapie nutzt Bewegung jeglicher Form „... zur Entwicklung, zum Erhalt und zur Wiederherstellung aller Funktionen im somatischen und psychischen Bereich oder (...) zur Schulung von Ersatzfunktionen bei nicht rückbildungsfähigen Störungen" (Häusermann und Ehrenberg 1985).

Damit deckt sich ihre Zielsetzung weitgehend mit den oben definierten Inhalten des Trainings bzw. der Trainingslehre. So trifft man in der physiotherapeutischen Praxis häufig auf trainingsrelevante Problemstellungen, z. B. bei der Frage, wie die Leistungsfähigkeit des Herz-Kreislauf-Systems nach Ruhigstellung oder internistischer Erkrankung wieder hergestellt, wie atrophierte Muskulatur wieder aufgebaut werden kann, welche verschiedenen Kraftqualitäten dabei zu berücksichtigen sind und wie diese gezielt erhöht werden können, wie die Koordinationsfähigkeit verbessert werden kann etc.

Die Nutzung trainingswissenschaftlicher Erkenntnisse kann dazu beitragen, die Effektivität physiotherapeutischer Maßnahmen wesentlich zu erhöhen. Dies gilt insbesondere auch für das Zusammenwirken von Physiotherapie im engeren Sinne und rehabilitativem Training (= „Sporttherapie", „Medizinisches Muskelaufbautraining") im Sinne einer *Komplextherapie.* Im Vergleich zur Nutzung des Widerstandes des Therapeuten bzw. des Körpergewichtes des Patienten und einfacher Hilfsmittel in der Physiotherapie wie Therabänder, freien Gewichten oder auch einfachen Zuggeräten können die umfassenderen und vielseitigeren Belastungsmöglichkeiten im rehabilitativen Training die notwendige Intensität, den Umfang und die Spezifität von Trainingsreizen effektiver gewährleisten. Die Komplextherapie vereint die Vorzüge einzeltherapeutischer Betreuung und eines intensiven eigenständigen Trainings. Sie ist auch von den Kostenträgern in Form der Erweiterten Ambulanten Physiotherapie (EAP) und der Ambulanten Rehabilitation (AR) vorgesehen. (Nähere Informationen dazu und speziell zur sportmedizinischen Rehabilitation finden sich in Band 13 dieser Lehrbuchreihe „Sportmedizin".)

Der Begriff *„Rehabilitation"* umfaßt neben physiotherapeutischen Inhalten im engeren Sinne alle weiteren Maßnahmen, die zur möglichst weitgehenden Wiederherstellung der Leistungsfähigkeit des Organismus führen bzw. Überlastungen und Verletzungen vorbeugen *(Sekundärprävention).*

2.3 Übertragbarkeit der Trainingslehre auf therapeutische Verhältnisse

In der Regel basieren die Erkenntnisse der Trainingslehre auf Erfahrungen im Leistungssport. Sie gelten daher prinzipiell zunächst nur für den gesunden Organismus. Ist dieser in seiner Funktion durch Erkrankung oder Verletzung beeinträchtigt, muß dies bei der Übertragung der Regeln der Trainingslehre auf den physiotherapeutischen und rehabilitativen Bereich berücksichtigt werden und zwar in folgender Hinsicht (Froböse u. Mitarb. 1991; Freiwald u. Mitarb. 1993, 1996; Grimby 1994; Spring u. Mitarb. 1990):

- Die Belastungs- und Funktionsfähigkeit des Organismus ist i.d.R. eingeschränkt. Es versteht sich von selbst, daß in der Therapie je nach Erkrankung, Verletzung, operativem Eingriff und aktuellem Stand des Heilungsprozesses die spezifischen Belastungsrichtlinien beachtet werden müssen.
- Untrainierte bzw. atrophierte Muskulatur reagiert anders auf Trainingsreize als leistungsfähige Muskulatur.
- Die neurophysiologischen Prozesse sind im Sinne von reflektorischen Schutzmechanismen verändert. So findet sich bei intraartikulären Schwellungen oder Schmerzzuständen des Bewegungssystems eine Hemmung der Muskelkraft bzw. ein reaktiver Hypertonus. Das verändert Kraftentwicklung, Elastizität, Koordinationsfähigkeit, Stoffwechsel und Adaptationsfähigkeit an Belastungsreize der betreffenden Muskulatur (s. Abb. 2.**2**).
- Allgemein werden bei intraartikulärem Erguß und artikulären Entzündungs- und Schmerzzuständen die Streckermotoneurone gehemmt (verminderte Kraftentwicklung). Bei Entzündung und Schmerz tritt zusätzlich eine Förderung der Beugermotoneurone ein. Bei muskulären Schmerzen ist mit einer Erhöhung des Ruhetonus und mit einer Verminderung der Kontraktionskraft zu rechnen.
- Aufgrund der Hemmung der Kraftentwicklung kann das vorhandene Kraftpotential nicht vollständig genutzt werden. Dies kann bei der Bestimmung der aktuellen Maximalkraft als Basis der Belastungssteuerung im Krafttraining (vgl. Kap. 2.7.2) zu einer Ableitung von zu geringen Belastungsintensitäten und damit zu einer verminderten Trainingseffektivität führen. Aus diesem Grund ist anzunehmen, daß in der Rehabilitation eher zu gering als zu hoch belastet wird. Es erscheint deshalb sinnvoll, unter genauer Berücksichtigung der aktuellen Belastbarkeit hier mit möglichst hohen Intensitäten zu trainieren. Allgemein besteht noch weitgehend Unklarheit darüber, wie Anpassungsprozesse unter rehabilitativen Bedingungen ablaufen.

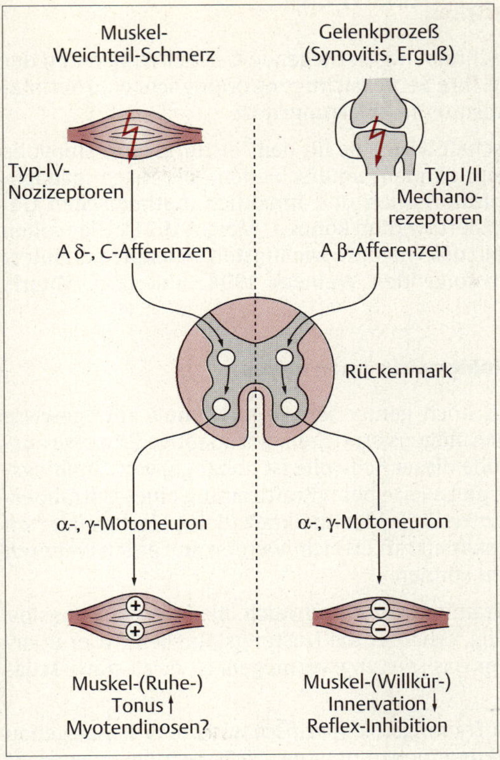

Abb. 2.2 Schematische Darstellung der unterschiedlichen Reaktionsweise der Muskelinnervation auf Schmerzstimuli im Weichteil-Muskel-Bereich (links) und auf arthrogene Reize (rechts) (aus Spring u. Mitarb.)

Grundsätzlich muß sich also das Training in der Therapie den dort geltenden besonderen Bedingungen anpassen. Das bedeutet, daß in der Regel mit relativ geringen Belastungen begonnen wird, um sich dann den Belastungsvorgaben der Trainingslehre immer mehr anzunähern.

Bei therapeutischen Vorgehen ist es sinnvoll, schwerpunktmäßig zunächst den Abbau der reflektorischen Schutzmechanismen zu unterstützen bzw. diese nicht durch Überlastungen in der Therapie und im Alltag immer wieder in Gang zu setzen oder zu verstärken. Begleitend kann zunehmend ein auf die aktuelle Belastungsfähigkeit abgestimmtes Training durchgeführt werden, um die Leistungsfähigkeit möglichst schnell wieder zu steigern.

Grundlegend für die Effektivität eines Trainings ist die Berücksichtigung der im folgenden beschriebenen Trainingsprinzipien.

2.4 Trainingsprinzipien

Trainingsprinzipien beschreiben grundlegende Gesetzmäßigkeiten der biologischen Anpassung. Ihre Berücksichtigung ermöglicht eine optimale Anpassung des Organismus an Belastungsreize.

In der Trainingswissenschaft wird eine für den Leistungssport sinnvolle Vielzahl von Trainingsprinzipien unterschieden, die nach pädagogischen, trainingsorganisatorischen und inhaltlich-methodischen Gesichtspunkten systematisiert werden können (Martin 1991). Hier sollen nur die für das Training in der Therapie wichtigsten Prinzipien erläutert werden (vgl. hierzu im folgenden Weineck 1994; Ehlenz u. Mitarb. 1995).

2.4.1 Prinzip des trainingswirksamen Reizes

Ein Belastungsreiz muß hoch genug sein, d.h. er muß eine gewisse Schwelle des Leistungsvermögens erreichen, um adaptive Prozesse auslösen zu können. Die Höhe dieser Schwelle ist abhängig vom *Trainingszustand*. Sie beträgt beispielsweise beim Krafttraining eines Untrainierten etwa 30% der isometrischen Maximalkraft. Beim Hochtrainierten müssen evtl. 70% der Maximalkraft erreicht werden, um einen weiteren Kraftzuwachs erzielen zu können.

Allgemein gilt: Ist ein Trainingsreiz zu schwach, bleibt er wirkungslos. Ist er leicht überschwellig, erhält er die Leistungsfähigkeit. Ist er überschwellig stark, erhöht er das Leistungsvermögen. Ist er zu stark, schädigt er *(Reizstufenregel)*.

Darüber hinaus muß ein Trainingsreiz *spezifisch* wirken. Will man genau definierte Trainingseffekte erzielen, müssen die Belastungsreize exakt auf das gewünschte Trainingsziel abgestimmt werden. Beispielsweise erfordert der Aufbau von Muskelmasse andere Belastungen als die Förderung der Kraftausdauer oder der Schnellkraft.

Die Wirksamkeit von Belastungsreizen wird durch die folgenden *Belastungsparameter* bestimmt:

- Reizintensität (= Stärke des einzelnen Reizes, abhängig von der Höhe eines zu überwindenden Widerstands)
- Reizdauer (= Einwirkungsdauer eines Reizes, bestimmt z.B. durch die Bewegungsgeschwindigkeit)
- Reizdichte (= Verhältnis von Belastungs- und Erholungszeiten)
- Reizumfang (= Wiederholungs- und Serienzahl innerhalb einer Trainingseinheit)
- Trainingshäufigkeit (= Anzahl der Trainingseinheiten pro Woche)

Die Bedeutung der einzelnen Parameter wird bei der Behandlung des Trainings der motorischen Grundeigenschaften weiter verdeutlicht werden.

Das Prinzip des trainingswirksamen Reizes stellt das grundlegende Trainingsprinzip dar.

2.4.2 Prinzip der progressiven Belastung

Im Verlauf eines Trainings muß die Belastungsintensität permanent an die Steigerung des Leistungsniveaus angepaßt werden, damit die relative Belastungshöhe und damit die Trainingseffektivität konstant bleibt. Dies setzt eine regelmäßige Bestimmung der aktuellen Leistungsfähigkeit voraus.

2.4.3 Prinzip der optimalen Relation von Belastung und Erholung

Einer Belastung muß sich eine Phase der Erholung anschließen, in welcher sich der Organismus ausreichend regenerieren kann. Dieser hat das Bestreben, sich erhöhten Belastungen mit einer Erhöhung seiner Leistungsfähigkeit anzupassen (Aufrechterhaltung der Homöostase). Aus diesem Grund kommt es bei ausreichend hohen Belastungen nicht nur zu einer Wiederherstellung des ursprünglichen Leistungsniveaus *(= Kompensation)*, sondern darüber hinaus zu einer Erhöhung der Leistungsfähigkeit *(= überschießende Kompensation)*. Dieser Vorgang wird als *Superkompensation* bezeichnet.

Die erhöhte Leistungsfähigkeit geht wieder verloren, wenn nicht innerhalb eines gewissen Zeitraums eine neue Belastung erfolgt. Eine optimale Leistungssteigerung erfolgt dann, wenn dies im Höhepunkt der aufeinanderfolgenden Superkompensationsphasen geschieht (s. Abb. 2.3).

Eine erneute Belastung darf aber auch nicht zu früh erfolgen, damit es nicht zu einer Ermüdungsaufstockung und einer entsprechenden Leistungsminderung kommt und die Superkompensationsphase sich nicht oder in nicht genügendem Maße ausbilden kann. Die Belastungspause darf aber auch nicht zu lange andauern, damit die Summierung der Superkompensationsphasen ermöglicht wird. Gezielte Erholung ist für den Trainingserfolg also genauso wichtig wie gezielte Belastung. Der Begriff der Superkompensation wird für alle Formen der Trainingsanpassung verwendet. Dabei ist zu bemerken, daß die Superkompensation wissenschaftlich nur hinsichtlich von Veränderungen des Energiestoffwechsels (vor allem Kreatinphosphat und Glykogenspeicher) belegt ist. Für andere Anpassungsvorgänge besitzt er lediglich Modellcharakter (Weineck 1994, Martin u. Mitarb. 1991).

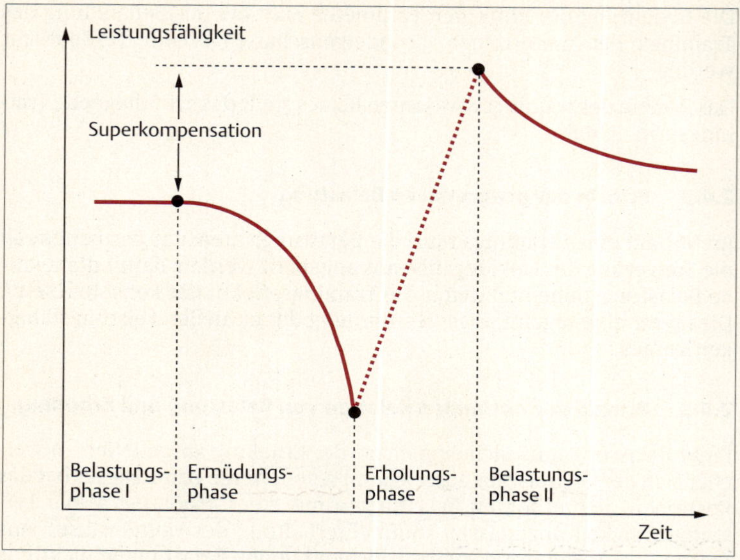

Abb. 2.3 Erhöhung der Leistungsfähigkeit durch aufeinanderfolgende Superkompensationsphasen

Je nach Art der Belastung bzw. der Art der Energiebereitstellung sind spezifische Erholungszeiten zu berücksichtigen (vgl. Kap. 2.5.1). Einfluß auf die Erholungsfähigkeit und das Ausmaß der Trainingsanpassungen hat auch der Trainingszustand: Je geringer das Leistungsniveau, desto schneller steigt das Leistungsvermögen an und desto länger ist die Erholungszeit. Ein guter Trainingszustand zeichnet sich also durch kurze Erholungszeiten aus. Eine Leistungssteigerung ist nur mit einem relativ hohem Trainingsaufwand zu erreichen.

2.4.4 Prinzip der kontinuierlichen Belastung

Ein Training muß über einen angemessenen Zeitraum erfolgen, um vollständige und stabile funktionelle und strukturelle Anpassungsvorgänge zu ermöglichen. Je länger die Zeit des Leistungsaufbaus ist, desto langsamer bilden sich Trainingsanpassungen in belastungsarmen Phasen zurück.

2.4.5 Prinzip der Individualität und der Altersgemäßheit

Ein Training muß auf die individuellen Belastungs- und Leistungsmöglichkeiten abgestimmt werden. Dabei ist auch das Alter zu berücksichtigen. Individuelle Akzeptanz und Motivation spielen hier ebenfalls eine Rolle.

2.4.6 Prinzip der richtigen Belastungsfolge

Werden mehrere Trainingsziele innerhalb einer Trainingseinheit realisiert, stehen diejenigen Belastungen am Anfang, für die ein ermüdungsfreier Zustand hinsichtlich der Trainingseffektivität am bedeutsamsten ist. Daraus ergibt sich bei der Strukturierung einer Trainingseinheit folgende Reihenfolge:

(Aufwärmen, Dehnen), Koordinationstraining, Reaktivkraft- und Schnellkrafttraining, Maximal- bzw. Hypertrophietraining, Kraftausdauertraining (Abwärmen, Dehnen).

2.5 Spezielle theoretische Grundlagen

Folgendes Grundwissen ist für das Verständnis von Trainingsprozessen von besonderer Bedeutung: Physiologie der Muskulatur und des Herz-Kreislauf-Systems, Energiestoffwechsel, Biomechanik, neuromotorische Regelungsprozesse und altersspezifische Belastbarkeit. Eine ausführliche Darstellung dieser Themenbereiche findet sich in den Kapiteln „Physiologie" in diesem Band und „Sportmedizin" (Band 13) sowie in den Kapiteln „Grundlagen der Physiotherapie" in Band 4 dieser Lehrbuchreihe.

Auf wichtige trainingsrelevante Aspekte wird in diesem Kapitel und bei der Behandlung des Trainings der verschiedenen motorischen Grundeigenschaften ergänzend eingegangen.

2.5.1 Energiebereitstellung

Für eine effektive Trainingssteuerung ist das Verständnis grundlegender Vorgänge bei der Energiebereitstellung notwendig. Die Dauer der Belastungs- und Pausenzeiten sowie der Abstand der Trainingseinheiten beim Training der motorischen Grundeigenschaften wird wesentlich durch die Art der Energiebereitstellung bestimmt.

Die Verringerung von Energiereserven trägt wesentlich zu der Ermüdung bei, die bei körperlicher Arbeit auftritt. Weitere wichtige Ermüdungsursachen sind die zentrale Ermüdung (Nachlassen der Leistungsfähigkeit der Steuerungsprozesse im ZNS u. a. durch Transmitterermüdung), Anhäufung von Stoffwechselzwischen- und Endprodukten

(„Übersäuerung") und damit Hemmung der energieliefernden Prozesse, Veränderungen im Elektrolythaushalt (Hemmung der Erregungsfortleitung an der Zellmembran), Transmitterermüdung an den motorischen Endplatten und Verarmung von Hormonen bei ständiger intensiver Beanspruchung (letzteres kann u. a. einen Mangel an Transmittersubstanzen und eine Stoffwechselreduktion bewirken). Im folgenden werden diesbezüglich die wesentlichen trainingsspezifischen Zusammenhänge der Energiebereitstellung erläutert (vgl. im folgenden Markworth 1983; Zintl 1994; Ehlenz 1995).

Bewegung wird erst durch die Umwandlung von chemischer in mechanische Energie möglich. Die einzige energiereiche Verbindung, die der Muskel für eine Kontraktion unmittelbar nutzen kann, ist das Adenosin-Triphosphat (ATP), dessen Spaltung in Adenosin-Diphosphat (ADP) und Phosphor die dafür notwendige Energie erzeugt. Alle anderen energieliefernden Prozesse dienen dazu, das ATP wieder zu resynthetisieren. Der Vorrat an ATP reicht für eine Arbeitsdauer von 1 bis 2 Sekunden oder von 3 bis 4 maximalen Kontraktionen.

Die sofortige Resynthese des ATPs wird durch die Spaltung des Kreatinphosphats gewährleistet. Dies ermöglicht bis zu 10 Sekunden intensive Muskelarbeit (bei submaximalen Belastungen bis 20 Sekunden) oder ca. 20 maximale Muskelkontraktionen.

Der Abbau von ATP und Kreatinphosphat erfolgt ohne Beteiligung von Sauerstoff und ohne Bildung von Laktat (= anaerob alaktazide Energiebereitstellung). Kann die Energie durch das Kreatinphosphat nicht mehr bereitgestellt werden, erfolgt die Energiebereitstellung durch die aerobe und anaerobe Zerlegung von Nährstoffen.

Die *aerobe* Verwertung von Glukose und Fettsäuren (Zitronensäurezyklus, β-Oxydation, Atmungskette) ist dabei so lange möglich, solange dafür genügend Sauerstoff zur Verfügung steht. Ist dies nicht gewährleistet, wird Glukose unter Entstehung von Milchsäure (Laktat) *anaerob* (= anaerob, laktazid) zerlegt. Dies ist immer bei Beginn einer körperlichen Arbeit notwendig, wenn das kardio-pulmonale System aufgrund von Umstellungsprozessen (Erhöhung des Herzminutenvolumens, beschleunigte und vertiefte Atmung, Mehrdurchblutung und Stoffwechselaktivierung in der arbeitenden Muskulatur) eine gewisse Anlaufphase benötigt, bis es genügend Sauerstoff zur Verfügung stellen kann. Dieser Zeitraum beträgt in Abhängigkeit vom Trainingszustand und von der Belastungshöhe ca. 2 – 6 Minuten. Das initiale Sauerstoffdefizit hat einen Anstieg des Laktatspiegels zur Folge, der mit dem Anlaufen ausreichender oxydativer Energieprozesse wieder auf den Ruhewert (ca. 1 mmol/l) zurückkehrt. Abb. 2.**4** zeigt das Zusammenspiel der verschiedenen energieliefernden Prozesse am Beispiel intensiver körperlicher Belastung.

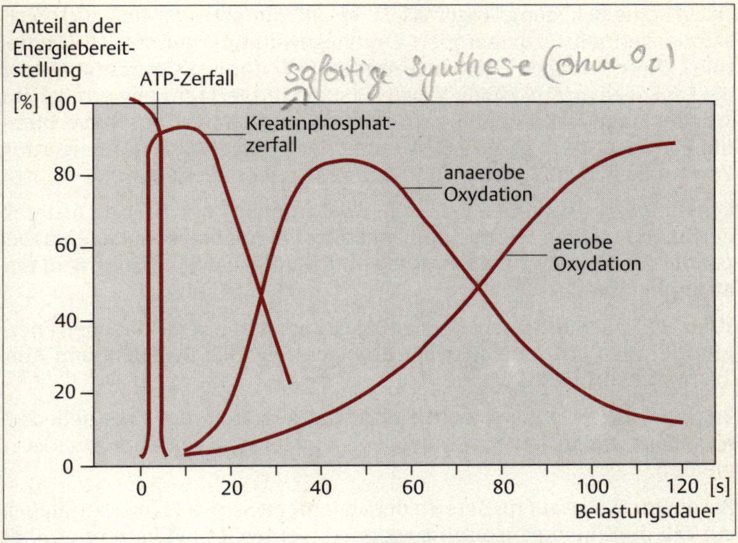

Abb. 2.4 Zusammenspiel der verschiedenen energieliefernden Prozesse am Beispiel intensiver körperlicher Belastung (aus Markworth)

Die aerobe Nutzung der Glukose ist 18mal effektiver als die anaerobe, d.h. es kann dadurch eine entsprechend größere Menge ATP produziert werden. Der Vorteil der anaeroben Energiegewinnung ist, daß sie wesentlich schneller abläuft als die aerobe und hohe Energiemengen in kurzer Zeit bereitstellen kann. Sie ermöglicht damit eine schnelle Resynthese des Kreatinphosphats auch zu Beginn einer Belastung. Andererseits bremst das anfallende Laktat die Stoffwechselprozesse und führt bei entsprechender Konzentration zur schnellen Ermüdung (maximale Arbeitsdauer der anaeroben Glykolyse: 40–90 Sekunden). Wenn der Laktatwert eine gewisse Höhe nicht überschreitet, kann die Belastung relativ lange ohne Leistungsverlust (ca. 30–40 Minuten) weitergeführt werden. Die Energiebereitstellung befindet sich dann im *anaeroben Steady-state.* Dieser Grenzwert der Laktatkonzentration beträgt ca. 4 mmol/l (abhängig vom Trainingszustand) und wird auch als *anaerobe Schwelle* bezeichnet. Wesentlich länger kann der Organismus im *aeroben Steady-state* an der *aeroben Schwelle* (2 mmol/l Laktat) arbeiten. Hier ist der leistungsbegrenzende Faktor die Größe der Glykogenspeicher (maximale Arbeitsdauer 60–90 Minuten).

Dauert eine Belastung länger als ca. 30 – 45 Minuten, werden auch Fettsäuren vermehrt zur aeroben Energiegewinnung genutzt (β-Oxydation). Diese erlauben eine längerfristige Belastung, als es nur aufgrund der Glykogenvorräte möglich wäre. Erst die Fettverbrennung ermöglicht stundenlange Belastungen z. B. beim Marathonlauf. Die Fettverbrennung erreicht nach ca. 45 – 60 Minuten ihre volle Intensität (Steigerung von anfänglich 20 % auf bis zu 90 % der Energiebereitstellung).

Oberhalb der anaeroben Schwelle muß immer mehr Energie anaerob gewonnen werden. Aerobe und anaerobe Energieprozesse laufen dabei parallel ab. Je größer die Belastungsintensität ist, desto höher wird der anaerobe Anteil sein.

Wie sich Dauer und Intensität der Belastung auf die verschiedenen energieliefernden Prozesse auswirken, zeigen folgende Beispiele und Abb. 2.**5** (Markworth 1983):

Bei einer Belastung wie dem *Spazierengehen* kann der Energiebedarf nach der anfänglichen Erhöhung des Laktatspiegels völlig aerob gedeckt werden.

Bei einem *Dauerlauf* im Bereich der anaeroben Schwelle muß zusätzlich ein Teil der Energie anaerob gewonnen werden. Dabei kommt es aber noch zu keiner Laktat-Akkumulation, da das anfallende Laktat kompensiert werden kann (anaerobes Steady-state).

Bei einem *Mittelstreckenlauf* (z. B. 1500 m) ist der Anteil der anaeroben Energiebereitstellung deutlich höher. Das entstehende Laktat kann nicht mehr ausreichend kompensiert werden. Dadurch kommt es zu einer Anhäufung und einer daraus folgenden Übersäuerung, die die Stoffwechselprozesse immer mehr behindert und zur Ermüdung führt.

Belastungen, deren Energiebedarf aufgrund der kurzen Belastungszeit vorwiegend durch das Kreatinphosphat gedeckt wird, sind beispielsweise Tennis, Sprints unter 50 m und Krafttraining mit hoher Intensität und wenig Wiederholungen. Hier können die energiereichen Phosphate in den Belastungspausen im ausreichendem Maße resynthetisiert werden, um die Energie für die nächste Belastungsphase bereitstellen zu können.

Bei gutem Trainingszustand sind bei Intensivbelastungen nach einer Minute ca. 90 % und nach drei Minuten 100 % des verbrauchten Kreatinphosphats resynthetisiert. Beim Untrainierten verlängert sich dieser Zeitraum auf ca. zwei bis fünf Minuten.

Die Erholungszeit nach intensiver aerober Belastung mit Glykogenspeicherentleerung ist abhängig vom Trainingszustand und vom Glykogenverbrauch und beträgt 12 bis 24 Stunden, zur vollständigen Erholung nach maximaler Belastung bis zu 48 Stunden (Ehlenz 1995).

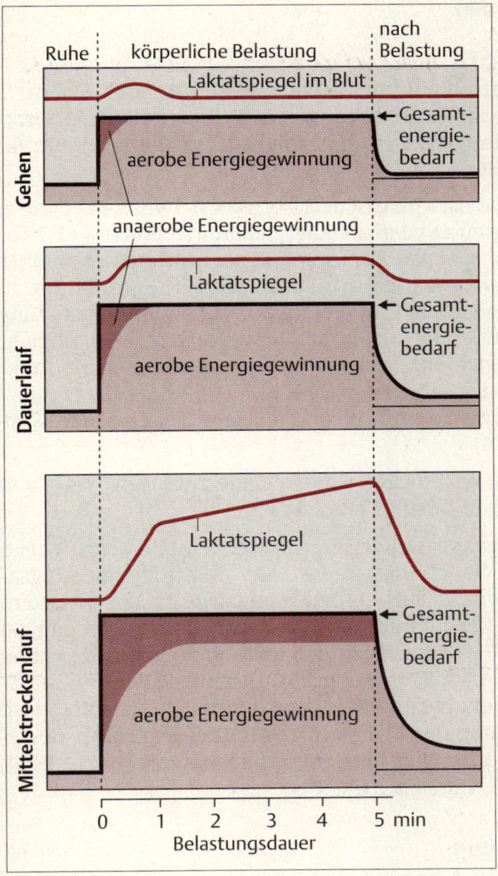

Abb. 2.5 Auswirkung von Dauer und Intensität der Belastung auf die verschiedenen energieliefernden Prozesse (aus Markworth)

Die Erholungszeit nach anaeroben Belastungen wird durch die Dauer des Laktatabbaus bestimmt. Nach größeren anaeroben Belastungen beträgt sie, abhängig von der Laktatkonzentration und dem Trainingszustand, 1 bis 3 Stunden.

2.5.2 Muskelfasertypen

Man unterscheidet:

Typ I-Fasern = rote Fasern = tonische Fasern = slow-twitch-(ST)Fasern
Aktivierung bei langsamen Bewegungen mit geringer Kraftentwicklung, hohe Ermüdungswiderstandsfähigkeit, langsame Kontraktionsgeschwindigkeit.

Typ II-Fasern = weiße Fasern = phasische Fasern = fast-twitch-(FT)Fasern
II a: noch hoher Anteil oxydativer Energiebereitstellung (= FTO-Fasern), langsame und schnelle Bewegungen bei mittlerer und hoher Kraftentwicklung, relativ schnell ermüdbar, schnelle Kontraktion.
II b: hoher Anteil anaerober, glykolytischer Energiebereitstellung (= FTG-Fasern), Aktivierung bei hoher Bewegungsgeschwindigkeit und hoher Kraftentwicklung, schnelle Ermüdung und hohe Kontraktionsgeschwindigkeit.
II c: Intermediärtyp, zwischen Typ I und II liegend (nur geringes Vorkommen, ca. 1 bis 2%)

Eine Übersicht über die wichtigsten Unterschiede zwischen Typ I- und II-Fasern gibt die folgende Tabelle (Tab. 2.**1**).

Daraus läßt sich das folgende Aktivierungsmuster der unterschiedlichen Muskelfasern ableiten: Bei geringer muskulärer Belastung und langsamer Bewegungsgeschwindigkeit werden hauptsächlich die ST-Fasern aktiviert. Bei höherem Krafteinsatz und/oder schnelleren Bewegungen werden zusätzlich die FTO-Fasern genutzt. Bei hohen Belastungen und insbesondere bei explosiver Bewegungsausführung arbeiten die FTG-Fasern. Sie sind besonders wichtig für Schnellkraftleistungen im Sport. Eine selektive Aktivierung der FT-Fasern erfolgt bei explosiver Bewegungsausführung bei leichten bis mittleren Widerständen (North 1994; Zintl 1994; Ehlenz 1995, vgl. Abb. 2.**6**).

•••• Atrophieverhalten

Auch hier zeigen sich faserspezifische Unterschiede. Bei Ruhigstellung dominiert die Atrophie der Typ I-Fasern. Typ II-Fasern atrophieren vorwiegend dann, wenn aufgrund von Bewegungsmangel Belastungsreize mit höherer Intensität fehlen (Grimby 1994).

•••• Trainingsspezifische Aspekte

Im rehabilitativen Training sollten nach Möglichkeit alle Muskelfasertypen adäquat berücksichtigt werden. Dies gilt besonders für die schnellen Muskelfasern, die für sportliche Belastungen eine große Bedeutung haben. Die dafür notwendigen hohen Widerstände und Bewegungsge-

Tabelle 2.1 Merkmale der Muskelfasertypen (nach Spring u. Mitarb.)

	Fasertyp I	Fasertyp II
Energiebereitstellung	mehrheitlich aerob, aus Glykogen und Fett, kleine Laktatproduktion	mehrheitlich anerob, aus Glykogen. große Laktatproduktion
Blutversorgung	durchschnittlich 4,8 Kapillaren pro Faser	durchschnittlich 2,9 Kapillaren pro Faser
Ermüdung	spät	früh
Kontraktionsgeschwindigkeit	langsam, maximale isometrische Kontraktion nach 80–100 ms	schnell, maximale isometrische Kontraktion nach 40 ms
Myosin-ATPase	wenig	viel

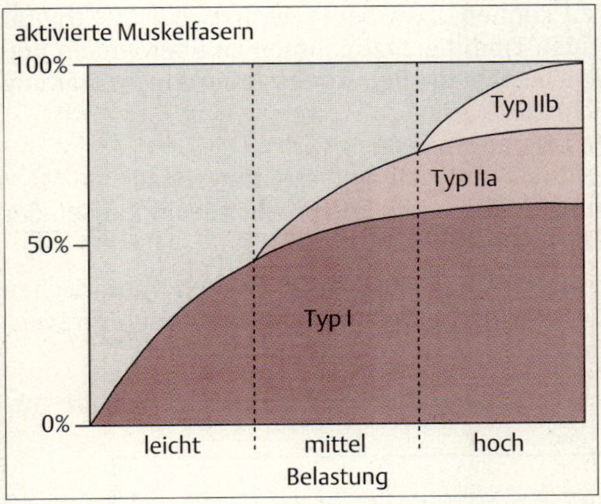

Abb. 2.6 Muskelfaserrekrutierung in Abhängigkeit der Belastungsintensität (aus Spring u. Mitarb.)

schwindigkeiten sind aber oft erst am Ende der Rehabilitation tolerierbar, wenn das Bewegungssystem vollständig belastbar ist.

Das Verhältnis von langsamen und schnellen Muskelfasern ist von Muskel zu Muskel unterschiedlich und auch individuell verschieden genetisch festgelegt. Eine *Umwandlung von Muskelfasern* durch Training ist nach dem derzeitigen Kenntnisstand nur sehr begrenzt möglich. Man nimmt an, daß durch langfristiges Ausdauertraining schnelle II b-Fasern in Typ IIa- und Typ I-Fasern umgewandelt werden können (Ehlenz

1995). Eine Umwandlung von langsamen in schnelle Fasern scheint durch Training kaum möglich zu sein (Noth 1994). Es kann aber durch ein gezieltes Training die Leistungsfähigkeit der schnellen Fasern selektiv verbessert werden. Bei Wegfall der entsprechenden Trainingsreize bilden sich diese Veränderungen schnell wieder zurück.

2.5.3 Grundlagen der Trainingssteuerung

Voraussetzung für ein effektives Training ist, daß es sinnvoll geplant und gesteuert wird, d.h., daß adäquate Trainingsziele und Belastungsreize festgelegt werden. Dies ist nur möglich, wenn das aktuelle Leistungsniveau bekannt ist. Seine Bestimmung bildet somit die Basis der Trainingssteuerung. Soll beispielsweise ein Hypertrophietraining mit 70% der Maximalkraft erfolgen, muß zunächst das aktuelle Maximalkraftniveau der entsprechenden Muskulatur bestimmt werden.

Im Verlauf des Trainingsprozesses ist es notwendig, das aktuelle Leistungsvermögen immer wieder neu zu bestimmen, um bei einer Steigerung der Leistungsfähigkeit eine entsprechende Erhöhung der Trainingsreize vornehmen zu können, bzw. bei ungenügender Effektivität des Trainings die bisherigen Trainingsmaßnahmen zu überdenken und zu verändern. Demzufolge besteht die Belastungssteuerung im Training aus drei wesentlichen Schritten:

1. Analyse des aktuellen Leistungsniveaus
2. Festlegen der Trainingsziele und adäquater Trainingsreize
3. Überprüfen des Trainingserfolges und entsprechendes Anpassen der Trainingsmaßnahmen, s. Abb. 2.7.

Zum Messen des Leistungsniveaus der verschiedenen motorischen Grundeigenschaften sind spezifische Bestimmungsmethoden notwendig (s. entsprechende Kapitel).

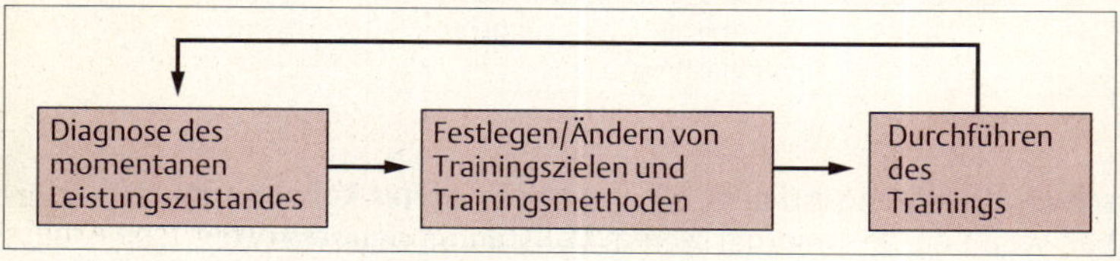

Abb. 2.7 Trainingssteuerung

2.6 Ausdauer

2.6.1 Definition und Differenzierung des Ausdauerbegriffs

Ausdauer bezeichnet die Widerstandsfähigkeit des Organismus gegen Ermüdung, also seine Fähigkeit, eine gegebene Leistung möglichst lange aufrechtzuerhalten (Hollmann 1990).

Die Ausdauer kann in vielerlei Hinsicht differenziert werden: unter dem Gesichtspunkt der Art der Energiebereitstellung (aerobe und anaerobe Ausdauer, der Höhe und Dauer der Belastung (Kurz-, Mittel- und Langzeitausdauer), der belasteten Muskulatur (lokale und allgemeine Ausdauer), der muskulären Arbeitsweise (dynamische und statische Ausdauer), der Sportartspezifik (allgemeine und spezielle Ausdauer) sowie der Beteiligung anderer konditioneller Faktoren (Kraft-, Schnellkraftausdauer; Weineck 1994, Villiger u. Mitarb. 1991).

Hier sollen nur diejenigen Aspekte der Ausdauer näher beschrieben werden, die für den physiotherapeutischen bzw. rehabilitativen Bereich von besonderer Bedeutung sind.

•••• Aerobe und anaerobe Ausdauer

Ausdauerleistungen werden aufgrund der ihnen zugrunde liegenden Form der Energiebereitstellung differenziert. Die Kapazität der aeroben Leistungsfähigkeit wird als *aerobe Ausdauer* bezeichnet. Bei aeroben Ausdauerbelastungen reicht der zur Verfügung stehende Sauerstoff aus, um den Energiebedarf mittels oxydativer Energiegewinnung vollständig zu decken. Eine rein aerobe Energiegewinnung ist bis zum Erreichen der *aeroben Schwelle* möglich. Steigt die Belastung weiter an, erhöht sich aufgrund des dann gesteigerten anaeroben Stoffwechsels die Laktatkonzentration. Im *aerob-anaeroben Übergangsbereich* ist diese noch relativ gering. An der *anaeroben Schwelle* (Höhe abhängig vom Trainingszustand) kann das anfallende Laktat gerade noch kompensiert werden. Darüber hinaus kommt es zu Laktatanhäufung und Leistungsabfall (vgl. 2.5.1).

Die aerobe Ausdauer gewährleistet eine ökonomische und langfristige Energieversorgung und bildet damit die Basis der körperlichen Leistungsfähigkeit. Ohne sie würde jede umfangreichere körperliche Arbeit schnell zur Ermüdung führen.

Bei guter Ausprägung bewirkt sie eine schnellere Erholung nach Belastungen und ermöglicht damit ein intensiveres Training. Durch die später eintretende Ermüdung bleiben Reaktionsfähigkeit und koordinatives Vermögen länger erhalten. Das wiederum senkt die Verletzungsgefahr (Weineck 1994).

Das *aerobe Leistungsvermögen* wird zum einen durch die maximale Sauerstoffaufnahme bestimmt. Diese ist abhängig von der Leistungsfähigkeit des Atmungs- (Atemminutenvolumen, Diffusionskapazität) und Herz-Kreislauf-Systems (Herzminutenvolumen, Blutmenge, Hämoglobingehalt). Beim gesunden Organismus stellt das Herz-Kreislauf-System den leistungsbegrenzenden Faktor dar.

Das aerobe Leistungsvermögen ist außerdem davon abhängig, in welchem Ausmaß die Muskulatur den vom Herz-Kreislauf-System bereitgestellten Sauerstoff nutzen kann. Diese Fähigkeit wird bestimmt vom Grad der Kapillarisierung, der Größe und Anzahl der Mitochondrien, der aeroben Enzymkapazität, der Größe der Glykogenspeicher, dem Myoglobingehalt der Muskulatur sowie dem Anteil der langsamen Muskelfasern. Weiterhin ist die Ökonomie von Bewegungsabläufen (Koordination) ausschlaggebend dafür, wie schnell Ermüdung eintritt (Weineck 1994; Hollmann u. Mitarb. 1990).

Die *anaerobe Ausdauer* ist die Kapazität der anaeroben Energiegewinnung. Sie entspricht somit der Fähigkeit, Ausdauerbelastungen mit höherer Intensität möglichst lange durchzuführen (Beispiel: „Stehvermögen" beim 400-m-Lauf). Die leistungsbestimmenden Faktoren sind im wesentlichen: Maximalkraft, die Kapazität der Energiespeicher und der spezifischen Enzyme, Laktattoleranz (Pufferkapazität) und die Qualität der Koordination. Im therapeutischen Bereich ist die anaerobe Ausdauer in Hinsicht auf die Kraftausdauer bedeutsam (s. Kap. 2.8).

•••• Allgemeine und lokale Ausdauer

Von *allgemeiner Ausdauer* spricht man, wenn mehr als ca. $^1/_6$ der Gesamtmuskelmasse im Sinne der Ausdauer beansprucht wird. Erst ab dieser Grenze wird das Herz-Kreislauf-System so beansprucht, daß es dort zu nennenswerten Trainingsanpassungen kommt.

Unter *lokaler Ausdauer* versteht man die Ausdauerfähigkeit bei Belastungen, an denen weniger als ca. $^1/_6$ der Gesamtmuskelmasse beteiligt ist. Eine solche Belastung stellt aufgrund der geringen Gesamtbelastung keinen nennenswerten Trainingsreiz für das Herz-Kreislauf-System dar. Eine auf dieser Grundlage vorgenommene Unterscheidung zwischen lokaler und allgemeiner aerober Ausdauer ist deswegen (bezüglich dynamischer Belastungen) aus trainingsmethodischer Sicht sinnvoll (Hollmann u. Mitarb. 1990; Villiger u. Mitarb. 1991).

2.6.2 Allgemeine aerobe Ausdauer

Die allgemeine aerobe Ausdauer ist für alle Belastungen leistungsbestimmend, bei denen mehr als $^1/_6$ der Gesamtmuskelmasse längerfristig beansprucht wird.

Im folgenden ist mit der allgemeinen aeroben Ausdauer immer ihre *dynamische Ausprägung* gemeint. Die statische allgemeine aerobe Ausdauer, bei der größere Muskelgruppen mit weniger als 15% der Maximalkraft isometrisch beansprucht werden, besitzt im Gegensatz zur dynamischen Form keine wesentliche Relevanz für die körperliche Leistungsfähigkeit (Hollmann u. Mitarb. 1990).

Die allgemeine aerobe Ausdauer kann mit Hilfe de *Dauermethode* und der *Intervallmethode* verbessert werden.

•••• Training mit der Dauermethode

Bei der Dauermethode wird die aerobe Ausdauer in dynamischer Form ohne Unterbrechung über einen bestimmten Zeitraum mit relativ geringer, gleichbleibender Belastung beansprucht. Beim Untrainierten muß zum Erreichen von ausreichenden Trainingseffekten eine minimale Belastungsintensität von mindestens 50% der maximalen Sauerstoffaufnahmekapazität (= aerobe Schwelle) gegeben sein. Das entspricht etwa einer Pulsfrequenz von 130/Minute (Hollmann u. Mitarb. 1990).

Die Belastungsdauer hängt von der Trainingshäufigkeit ab. Beispiele für *minimale Trainingsbelastungen* sind:
- fünfmaliges Training pro Woche mit 12 Minuten Belastungszeit,
- zweimaliges Training pro Woche mit mindestens 30 Minuten Belastungszeit.

Ein weniger als zweimaliges wöchentliches Training ist nicht mehr effektiv. Ein einmaliges Training dient in der Regel nur dem Erhalt der Leistungsfähigkeit.

Bei höherem aeroben Leistungsniveau und zur Erzielung optimaler gesundheitlicher Wirkungen sind höhere Belastungen erforderlich (Zintl 1994):

Belastungsintensität ca. 70% der maximalen Herz-Kreislauf-Leistung = Pulsfrequenz ca. 150/Minute (= anaerobe Schwelle); Dauer und Häufigkeit: mindestens 6 × 30 oder 3 × 60 Minuten wöchentlich.

Aber auch ein 2–3maliges Training pro Woche in diesem gesundheitlich besonders wirksamen Intensitätsbereich bewirkt noch deutliche Trainingseffekte.

Bei Untrainierten können selbst Belastungen mit Pulsfrequenzen von 100 – 110/Minute noch systematische Anpassungserscheinungen bewirken, wenn diese täglich und mindestens eine Stunde lang durchgeführt werden (z. B. schnelles Gehen und Bergwandern) (Zintl 1994; Villiger 1991; Hollmann u. Mitarb. 1990).

Ein Training nach der Dauermethode im Bereich der aeroben Schwelle wird auch als *extensive Dauermethode*, ein solches im Bereich der anaeroben Schwelle als *intensive Dauermethode* bezeichnet. Für den Anfänger empfiehlt sich zunächst immer die extensive Dauermethode.

Bei hohem Leistungsniveau muß höher belastet werden, um eine Verbesserung der aeroben Kapazität erzielen zu können. Ein hochtrainierter Ausdauersportler erreicht die aerobe Schwelle erst bei ca. 60 – 65% seines maximalen Sauerstoffaufnahmevermögens bzw. bei einer Herzfrequenz von 150 – 160, die anaerobe Schwelle erst bei 85 – 95% bzw. bei einer Herzfrequenz von 180 – 190. Entsprechend hoch werden die Trainingsintensitäten im Leistungssport angesetzt (Weineck 1994; Zintl 1994).

Ein Training zur Förderung der Fettverbrennung sollte an der aeroben Schwelle, bei geringem aeroben Leistungsniveau also mit einer Intensität von ca. 50% der maximalen Kreislaufkapazität (Puls 120 bis 130), durchgeführt werden. Dabei steigt die Fettverbrennung nach ca. 45 Minuten deutlich an (Weineck 1994; Zintl 1994).

•••• Intervalltraining

Das Intervalltraining ist durch einen *systematischen Wechsel von Belastung und Erholung* gekennzeichnet. Dabei erfolgt in den Belastungspausen nur eine *unvollständige Erholung*. Diese unvollständige Erholung wird auch als *„lohnende Pause“* bezeichnet. Darunter versteht man das Phänomen, daß zu Beginn einer Erholungsphase die Erholungsprozesse effektiver ablaufen als an deren Ende. So erfolgt im 1. Viertel bis 1. Drittel des Zeitraumes, der für eine vollständige Erholung notwendig ist, etwa die Hälfte der Gesamterholung. In der verbleibenden Erholungszeit nimmt die Effizienz der Erholungsvorgänge dann immer weiter ab. Die nächste Belastung setzt dann ein, wenn die Herzfrequenz wieder auf ca. 120 Schläge/Minute abgesunken ist. Je besser der Trainingszustand ist, desto schneller wird der Belastungspuls auf diesen Wert absinken.

Die lohnende Pause hat u. a. den Vorteil, daß hier die aeroben Energieprozesse aktiv bleiben und daß die sonst bei jeder anfänglichen Belastung eintretende Sauerstoffschuld wesentlich reduziert wird. Die Effizienz der Erholungsprozesse kann durch Beibehaltung leichter körperlicher Aktivität im Sinne der Muskelpumpe (Gehen, Traben) während der Pause verbessert werden (= aktive Pause).

Im sportlichen Training unterscheidet man die *intensive* und die *extensive Intervallmethode*. Dabei eignet sich nur die letztere für das spezifische Training der aeroben Ausdauer (= Langzeitintervallmethode = Intervalldauerlauf). Obwohl dabei im Gegensatz zur intensiven Intervallmethode mit relativ geringer Intensität und mit großem Umfang trainiert wird und somit die aerobe Energiegewinnung überwiegt, kommt es auch hier zu einer langsamen Laktatanhäufung (Hollmann 1990; Weineck 1994).

Für den präventiven und rehabilitativen Bereich eignet sich diese konventionelle Form des extensiven Intervalltrainings nicht. Dies gilt besonders dort, wo der Aspekt der Belastungsgewöhnung bzw. der Hinführung zum Ausdauertraining im Vordergrund steht. Außerdem ermöglicht die Dauermethode insgesamt ein effizienteres Training der aeroben Ausdauer. Erst bei ausreichender Leistungsfähigkeit ist ein mit normaler Intensität durchgeführtes extensives oder bei Bedarf auch intensives Intervalltraining zur Entwicklung gemischt aerober/anaerober oder vorwiegend anaerober Fähigkeiten sinnvoll.

Dagegen stellt ein *angepaßtes Intervalltraining* eine optimale Möglichkeit der Belastungsgewöhnung dar.

Schlecht Trainierte können die bei der Dauermethode benötigte Belastungszeit anfangs oft gar nicht bewältigen und neigen dazu, sich zu überfordern. Bei einem solchen Intervalltraining richtet sich daher die Belastungsintensität zunächst ganz nach den individuellen Voraussetzungen des Trainierenden. Ein Beispiel der Hinführung zum Lauftraining kann dies verdeutlichen (van Aaken 1984):

Eine Trainingseinheit lang lediglich 30 Sekunden traben, Belastung dabei im Bereich der aeroben Schwelle (= Puls grob 130 Schläge/Minute), danach 50 m gehen, insgesamt 10 Durchgänge.

Nach ein bis zwei Wochen dasselbe mit 100 m traben und 100 m Gehpausen (...) usw., bis nach ca. sechs Wochen 6 × 200 m traben mit 100 m Gehpausen möglich sind.

Mit dieser Methode sind selbst völlig untrainierte Laufanfänger mit geringer aerober Kapazität in der Regel nach $^1/_2$ Jahr in der Lage, ohne Unterbrechung 5 km in 30 Minuten und nach einem Jahr 10 km in 60 Minuten bei einem Puls von 140 bis 160 Schlägen/Minute zu bewältigen.

Dieses Beispiel stellt eine sehr behutsame Form der Belastungsgewöhnung für Laufanfänger dar. Natürlich kann bei entsprechenden Voraussetzungen die Belastung auch schneller bzw. langsamer gesteigert bzw. auf einem höheren oder niedrigeren Niveau begonnen werden. So kann zu Beginn einer Trainingseinheit mit 30 Sekunden traben und 1- bis 2 minütiger Gehpause begonnen werden, um am Ende derselben Trainingseinheit Intervalle von 3 Minuten Belastung und 3 Minuten aktiver

Pause zu erreichen. Die Gesamttrainingszeit kann sich dabei zwischen 30 und 60 Minuten bewegen. Dies ermöglicht einen langsamen Belastungseinstieg, der eine zu große Sauerstoffschuld und somit den vorzeitigen Trainingsabbruch verhindert. Nach und nach können die Laufphasen beliebig verlängert, die Gehpausen verkürzt, die Laufgeschwindigkeit und der Gesamtumfang erhöht werden, bis eine effektive Dauerbelastung toleriert wird (Kleinmann 1987; Zintl 1994).

Diese Formen des Intervalltrainings können zumindest in der Anfangsphase nur minimale Trainingsreize für das Herz-Kreislauf-System liefern. Ihr eigentliches Ziel ist es, die Durchführung eines effektiven Ausdauertrainings zu ermöglichen.

Die am Beispiel des Lauftrainings erläuterten Prinzipien der Belastungsgewöhnung sind in entsprechend angepaßter Form auf alle für die aerobe Ausdauer bedeutsamen Sportarten bzw. Belastungsformen übertragbar.

Andere Methoden zur Verbesserung der aeroben Ausdauer sind z.B. Tempowechselläufe, die Wiederholungsmethode und die Wettkampfmethode. Auf sie wird hier nicht weiter eingegangen, da sie nur für den Leistungssport relevant sind.

•••• Belastungssteuerung beim Training der aeroben Ausdauer

Belastungssteuerung mit Hilfe der Pulsfrequenz

Die im letzten Kapitel gemachten Angaben zur Trainingsintensität (Pulsfrequenz bzw. prozentuale Anteile der maximalen Sauerstoffaufnahme) sind als globale Angaben zu verstehen, die die grundlegenden Zusammenhänge verdeutlichen, die aber keine optimale Belastungssteuerung erlauben. Sie berücksichtigen u.a. nicht das Alter oder den individuellen Trainingszustand, was für die Bestimmung einer effektiven Trainingsintensität notwendig wäre. So bedeutet eine Herzfrequenz von 130/Minute für einen untrainierten 20jährigen eine Beanspruchung von ca. 50% seiner aeroben Leistungsfähigkeit, für einen untrainierten 50jährigen aber ca. 70%. Entsprechend wirken sich Unterschiede im Trainingszustand aus (Martin 1991).

Um eine gute Trainingseffektivität sicherzustellen, müssen diese individuellen Unterschiede bei der Belastungsbestimmung berücksichtigt werden. Einfache Formeln wie „Trimming 130" berücksichtigen diese Faktoren nicht. Die Pulsfrequenz von 130/Minute stellt nur einen sehr groben Richtwert für den Bereich des trainingswirksamen Reizes dar.

Eine genauere Möglichkeit zur Bestimmung der optimalen Trainingspulsfrequenz bietet die leicht zu handhabende Regel *Trainingspuls = 170*

– ½ *Lebensalter* für den Bereich von ca. 70% der maximalen aeroben Leistungsfähigkeit, der optimale Trainingseffekte gewährleistet (gültig bis zum 60. Lebensjahr) (Villiger u. Mitarb. 1991; Zintl 1994). Einen differenzierteren Versuch, Alter und zusätzlich das Ruhepulsniveau adäquat zu berücksichtigen, stellt die folgende Formel dar:

Trainingspuls = Ruhepuls + [(220 – Lebensalter) – Ruheplus] × 0,66 (Lagerström 1992). Daraus errechnet sich für einen 30jährigen mit einem Ruhepuls von 70 Schlägen/Minute ein optimaler Trainingspuls von 149 Schlägen/Minute, für eine 50jährigen mit gleichem Ruhepuls ein Trainingspuls von 136 Schlägen/Minute.

Neben den obigen Beispielen existiert eine Vielzahl anderer mehr oder weniger sinnvoller Pulsformeln.

Für den Trainierenden gibt es zur *individuellen Belastungssteuerung* weitere einfache, aber recht verläßliche Parameter.
- so belasten, daß man sich dabei noch gut unterhalten kann („Laufen ohne Schnaufen"),
- subjektives Belastungsempfinden, z. B. entspricht eine Belastung im Bereich der aeroben Schwelle nur einem leichten, angenehmen Anstrengungsgefühl.

Auf diese Weise wird immer im individuell effektiven Belastungsbereich trainiert. Das gewährleistet eine automatische Anpassung der Trainingsbelastung an die Steigerung des Leistungsvermögens und somit eine effektives Training (Geiger 1988; Lagerström 1992).

Methoden zur Bestimmung der aeroben Kapazität

Für die Bestimmung des aeroben Leistungsvermögens sind folgende Parameter von Bedeutung:

- Pulsfrequenz,
- Sauerstoffaufnahme,
- Laktatkonzentration.

Die genaueste Bestimmungsmöglichkeit stellt die *Messung der Laktatkonzentration* im Blut dar. Sie ist aber mit einem relativ hohen Aufwand verbunden.

Ebenfalls sehr aufwendig ist die *Bestimmung des maximalen Sauerstoffaufnahmevermögens* mit Hilfe des Spirometers, wobei die Differenz der O_2- und CO_2-Konzentration in der Ein- und Ausatemluft gemessen wird.

Als weitere Möglichkeit besteht die Messung der maximal zurücklegbaren Laufstrecke innerhalb eines festgelegten Zeitraums *(Cooper-Test)* oder die *Bestimmung der Pulsfrequenz bei einer definierten Belastungshö-*

he (Wattzahl auf dem Fahrradergometer, „Physical work capacity"-Test). Diesem Verfahren liegen Erfahrungswerte über das durchschnittliche Leistungsvermögen von Trainierten und Untrainierten zugrunde.

Eine einfache Variante, die ohne großen Aufwand auch in der physiotherapeutischen Praxis durchführbar ist, stellt der *3-Minuten-Stufentest* dar (Villiger 1991). Dieser ist zwar nicht sehr exakt, kann aber zur ungefähren Einschätzung des aeroben Leistungsvermögens dienen. Er eignet sich aber nur für Personen mit geringem Leistungsniveau.

Bei diesem Test muß der Patient innerhalb von 3 Minuten 24mal/Minute eine Stufe von 30 cm Höhe ersteigen. Dies erfolgt in einer festgelegten Schrittfolge (4er-Rhythmus, s. Abb. 2.**8 a – d**). Nach Belastungsende hat der Patient 5 Sekunden Zeit, den Puls zu suchen. Anschließend zählt er während 60 Sekunden den Puls. Je geringer die gemessene Pulsfrequenz, desto besser ist der Trainingszustand. Falls die Stufenhöhe nicht 30 cm entspricht, wird die Schrittfrequenz nach der Formel 24×30/Stufenhöhe verändert. Anhand einer Tabelle kann die Pulsfrequenz nach Alter und Geschlecht einer Leistungsstufe zugeordnet werden (Tab. 2.**2**).

Eine weitere einfache aber auch recht ungenaue Methode besteht in der *Bestimmung der Erholungsfähigkeit* durch die Schnelligkeit des Abfalls der Pulsfrequenz nach einer Belastung. Fällt beispielsweise die Pulsfrequenz nach einer längeren Ausdauerbelastung innerhalb von 3 Minuten auf einen Wert von 100/Minute ab, deutet dies auf einen guten bis sehr guten, bei 5 Minuten auf einen noch befriedigenden Trainingszustand hin (Zintl 1994). Genauere Vergleichswerte existieren für Maximalbelastungen, deren Realisierung aber in der Rehabilitation problematisch ist.

Soll lediglich der *Trainingsfortschritt* bestimmt werden, kann der Puls bei einer vorgegebenen Belastung z. B. auf dem Fahrradergometer oder beim Stufentest gemessen und nach einer Trainingsperiode mit einer zweiten Messung verglichen werden. Wird dabei eine Verringerung der Pulsfrequenz festgestellt, hat sich die Leistungsfähigkeit erhöht.

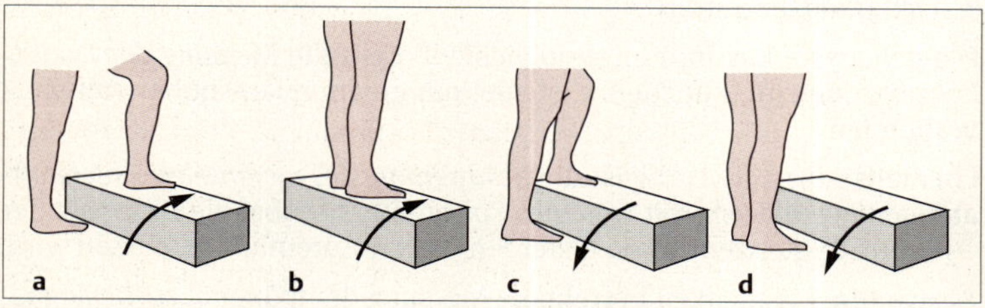

Abb. 2.**8 a – d** Durchführung des Stufentests (4er-Rhythmus, 24 Zyklen/min) (aus Villiger u. Mitarb.)

Tabelle 2.2 Umwandlung der Testresultate in Leistungsklassen

Frauen Leistungsklasse	Alter 18–25	26–35	36–45	46–55	56–65	> 65
ausgezeichnet	< 92	< 92	< 92	< 92	< 92	< 92
gut	94–112	94–112	94–112	94–116	94–114	94–118
genügend	110–124	114–124	114–122	118–122	116–122	120–122
schwach	126–140	126–140	124–140	124–136	124–136	124–134
sehr schwach	> 142	> 142	> 142	> 138	> 138	> 136

Männer Leistungsklasse	Alter 18–25	26–35	36–45	46–55	56–65	> 65
ausgezeichnet	< 85	< 85	< 90	< 93	< 93	< 92
gut	88–101	88–101	94–105	96–109	97–105	95–104
genügend	102–110	104–114	108–116	113–120	109–116	109–116
schwach	114–126	116–126	118–128	121–130	118–128	119–128
sehr schwach	> 130	> 130	> 132	> 135	> 131	> 133

Hinweise zur Messung der Pulsfrequenz

Bei der Pulsmessung als Grundlage vieler Leistungstests kommt es häufig zu Fehlern bei der Durchführung. Folgendes ist dabei zu beachten:

Nach Belastungsende erfolgt – abhängig vom Trainingszustand – ein mehr oder weniger schneller Abfall der Pulsfrequenz. Wird zu lange mit der Messung gewartet oder dauert es zu lange, bis der Puls gefunden ist, wird die Messung verfälscht. Das gleiche gilt für den Zeitraum der Messung. Er sollte 15 Sekunden nicht überschreiten. Dies birgt aber wiederum die Gefahr in sich, daß Zählfehler auftreten. Damit der *Belastungspuls* ein verläßlicher leistungsdiagnostischer Parameter sein kann, muß auch das Messen „geübt" werden: schnelles, sicheres Finden des Pulses am Handgelenk oder an der Halsschlagader, sofortige und genaue Messung. Der Pulsmessung sollte eine mindestens 5minütige Belastungsdauer vorausgehen. Der *Ruhepuls* sollte durch eine einminütige Messung ermittelt werden (Kleinmann 1987; Zintl 1994).

Bei der Interpretation von Pulswerten ist es wichtig zu beachten, daß diese je nach Belastungsform bei gleicher Beanspruchung des Herz-Kreislauf-Systems unterschiedlich hoch sein können. So ist die Pulsfrequenz im Wasser gegenüber dem Laufen bei gleicher Belastung um 6–7% (ca. 10 Schläge/Minute), beim Radfahren um 8–10% (12–15 Schläge/Minute bei einer Pulsfrequenz von 150/Minute) verringert (Zintl 1994).

2.6.3 Lokale aerobe Ausdauer

Die *lokale aerobe Ausdauer* wird durch die Fähigkeit des Muskels zur Sauerstoffausnutzung bestimmt.

Die lokale aerobe Ausdauer ist ein grundlegender Faktor sportlicher Belastungsfähigkeit. Im therapeutischen Bereich ist sie von besonderer Bedeutung, wenn z. B. nach Immobilisation die Leistungsfähigkeit atrophierter Muskulatur verbessert werden soll. Eine 4wöchige Immobilisation vermindert beispielsweise die Konzentration wichtiger Enzyme des aeroben Stoffwechsels um 50% und ebenfalls signifikant den Myoglobingehalt.

Ein spezifisches Training der lokalen aeroben Ausdauer ist immer dann notwendig, wenn entsprechende Defizite bestehen und ein Training z. B. bei Immobilisation, durch eine umfassendere Belastung des Bewegungssystems nicht möglich ist. Bei einem Training der allgemeinen aeroben Ausdauer wird die lokale aerobe Ausdauer gleichzeitig mit beansprucht.

Für das Training ist eine Differenzierung zwischen statischer und dynamischer lokaler Ausdauer sinnvoll.

Bei der *statischen lokalen aeroben Ausdauer* kann eine rein aerobe Energieversorgung nur bis ca. 15% der Maximalkraft erfolgen, da darüber hinaus aufgrund der zunehmenden dauerhaften Kompression der Kapillaren durch die isometrische Arbeitsweise die Durchblutung sukzessive vermindert wird. Bei 50% der Maximalkraft kommt es zu einem Durchblutungsstop. Dies ist bei der Durchführung eines isometrischen Krafttrainings zu beachten (Anspannungsdauer, ungünstiger Einfluß auf den Stoffwechsel). Die statische lokale aerobe Ausdauer spielt z. B. bei der Stabilisation der aufrechten Haltung oder beim längerem Halten des ausgestreckten Armes eine Rolle.

Bedeutsamer für das Training der lokalen aeroben Ausdauer und für die muskuläre Leistungsfähigkeit ist die *dynamische lokale aerobe Ausdauer*.

Gute Trainingseffekte werden hier erzielt, wenn mit 10–30% der Maximalkraft und mit mehr als 50% der maximalen Belastungsdauer in einer oder mehreren Serien gearbeitet wird.

Eine relative Erhöhung der lokalen aeroben Ausdauer wird auch durch eine Verbesserung der Maximalkraft und der Koordination erreicht, da durch die gesteigerte Leistungsfähigkeit die Dauerleistungsgrenze bzw. die aerobe Schwelle nach oben verschoben wird. Bei Belastungen von mehr als 30% der Maximalkraft setzt in zunehmendem Maße die anaerobe Energiegewinnung ein und die lokale aerobe Ausdauer geht fließend in die *lokale anaerobe Ausdauer* (vgl. Kap. Kraftausdauer) über (Hollmann 1990).

2.6.4 Trainingseffekte

Insgesamt hat das Training der aeroben Ausdauer folgende wesentliche Auswirkungen (Hollmann 1990; Zintl 1994):
- Ökonomisierung der Herzarbeit durch Erhöhung des Schlagvolumens, Verringerung der Herzfrequenz und verbesserte Kapillarisierung der Herzmuskulatur,
- Verbesserung der Sauerstoffausschöpfung und allgemein der aeroben Leistungsfähigkeit in der Muskulatur,
- Verbesserung der Kapillarisierung, Erhöhung der intramuskulären Energiespeicher und des Myoglobingehaltes, Vermehrung und Vergrößerung der Mitochondrien, Aktivitätssteigerung der aeroben Enzyme.

Außerdem wirkt sich Ausdauertraining streßlösend und positiv auf die Stimmungslage aus. Auch scheint es einen günstigen Einfluß auf das Immunsystem zu haben.

Ein aerobes Ausdauertraining stimuliert vorwiegend die langsamen Muskelfasern. Ein regelmäßiges Training hat folgende *präventive Effekte:*

Hypertonie, Hypotonie und periphere Durchblutungsstörungen können günstig beeinflußt werden, eine Schutzwirkung gegen Arteriosklerose durch günstigen Einfluß auf das Verhältnis von HDL- und LDL-Cholesterin wird angenommen. Die Gefahr der Thrombusbildung verringert sich (Bringmann 1994; Villiger 1991; Zintl 1994).

Erste Trainingseffekte zeigen sich bei einigen physiologischen Parametern schon nach 2–3 Wochen (z.B. die Verringerung der Pulsfrequenz). Deutliche, umfassende Effekte werden nach ca. 8–10 Wochen bei niedrigem Ausgangsniveau und ca. 10–15 Wochen bei höherem aeroben Leistungsniveau erreicht (Zintl 1994; Hollmann u. Mitarb. 1990).

In der Therapie kann demnach ein Ausdauertraining sinnvoll eingesetzt werden bei Herz-Kreislauf-Erkrankungen, nach längerer Immobilisation, bei Patienten mit allgemein schlechtem konditionellen Zustand (ältere Patienten), Rückenpatienten (allg. Aktivierung/Stoffwechselanregung), in der Psychiatrie zur Unterstützung der Therapie von Depressionen (Huber 1992) u.a.

Ab einem Alter von 35 – 40 Jahren sollte vor der Erstaufnahme eines Ausdauertrainings eine ärztliche Untersuchung erfolgen; bei allen Erkrankungen sind die ärztlichen Belastungsrichtlinien genau zu beachten.

Günstige Belastungsformen sind: Radfahren, Bergwandern, Schwimmen, Ski-Langlauf und Dauerlauf. Beim Dauerlauf sind die Belastungen des Bewegungssystems relativ hoch. Die Belastungsgestaltung sollte sich danach ausrichten (langsame Steigerung, ausreichende Pausen). Auch Ballspiele eignen sich zur Entwicklung der allgemeinen Ausdauer (Geiger 1988; Villiger 1991).

Ersatzweise kann auf dem Laufband, dem Fahrradergometer, dem Treppensteiggerät und durch Auf- und Absteigen auf und von einer Stufe (Step) trainiert werden.

Entscheidend für die erfolgreiche Durchführung eines selbständigen Ausdauertrainings ist, daß der Patient/Sportler sinnvolle Orientierungsrichtlinien erhält, die ihm einen individuellen, effektiven und gleichzeitig schonenden Zugang zur Ausdauersportart seiner Wahl ermöglichen.

2.6.5 Alter

Für Kinder und Jugendliche besteht kaum eine Gefahr der Überlastung durch aerobes Ausdauertraining. Schon bei 10jährigen können Trainingsanpassungen festgestellt werden. Ohne Training nimmt die aerobe Leistungsfähigkeit vom 30. Lebensjahr an langsam ab. Im Alter von 60 Jahren beträgt sie noch 70 – 80% der ursprünglichen Kapazität. Der Leistungsverlust läßt sich aber durch regelmäßiges Training wesentlich reduzieren. Auch im höheren Alter besteht noch eine gute Trainierbarkeit der aeroben Ausdauer (Weineck 1994; Geiger 1988).

2.7 Krafttraining

2.7.1 Theoretische Grundlagen

Die Hauptaufgabe der Muskulatur ist es, Kraft zu entwickeln.

Die motorische Kraft kann je nach Intensität, Geschwindigkeit und Dauer des Krafteinsatzes sowie der Beteiligung bindegewebiger Strukturen und reflektorischer Vorgänge an der Kraftentwicklung in verschiedene Ausprägungsformen differenziert werden:

- Maximalkraft,
- Kraftausdauer,
- Schnellkraft,
- Reaktivkraft.

•••• Maximalkraft

Die Maximalkraft ist die höchstmögliche Kraft, die willkürlich ausgeübt werden kann (Weineck 1994). Sie ist die Grundlage aller anderen Kraftfähigkeiten.

Die Maximalkraft ist zu unterscheiden von der *Absolutkraft*, die auch die willkürlich nicht nutzbaren autonomen Kraftreserven umfaßt, welche nur unter Ausnahmebedingungen wie Gefahrensituationen oder mit Hilfe von Hypnose oder Doping mobilisiert werden können. Es werden in diesem Zusammenhang auch die Begriffe relative Maximalkraft und absolute Maximalkraft gebraucht. Der Anteil der normalerweise nicht verfügbaren autonomen Reserven beträgt beim Untrainierten ca. 30%, beim Hoch-Trainierten kann er sich auf 10 – 5% reduzieren. Die *isometrische Maximalkraft* dient im allgemeinen als Grundlage für das Festlegen von Belastungsintensitäten im Krafttraining (Martin 1991; Hollmann u. Mitarb. 1990).

Die willkürliche Kraftentwicklung ist in Abhängigkeit von der Muskelgruppe und dem Trainingszustand bei den verschiedenen *muskulären Kontraktionsformen* unterschiedlich hoch. So können die Maximalkraftwerte beim exzentrischen Arbeiten zwischen 5 und 45% höher liegen als die bei isometrischer Spannungsentwicklung. Das wird auf den Widerstand der passiven, elastischen Strukturen und zusätzliche reflektorische Muskelaktivierung zurückgeführt. Je geringer das Leistungsniveau, desto größer ist auch die Differenz zwischen isometrischer und konzentrischer Maximalkraft (isometrisch um 5 – 20% höher) (Martin 1991).

Leistungsbestimmende Faktoren der Kraftentwicklung

Die Fähigkeit der Muskulatur zur Kraftentwicklung wird hauptsächlich von folgenden Faktoren bestimmt (Hollmann 1990, de Marées 1994):

- *aktiver Muskelquerschnitt*
- *Muskelfaserzusammensetzung:* Anzahl und Querschnitt der langsamen und schnellen Muskelfasern. Sie ist bedeutsam für die Entwicklung der Maximalkraft bei hohen Bewegungsgeschwindigkeiten. Für langsame Geschwindigkeiten scheint dies nicht relevant zu sein, da langsame und schnelle Muskelfasern relativ zu ihrem Querschnitt die gleiche Kraft entwickeln (Billeter 1994).

- *intramuskuläre Koordination:* Je mehr motorische Einheiten gleichzeitig aktiviert werden *(Rekrutierung)* und je höher die Nervenimpulsfrequenz dieser motorischen Einheiten *(Frequenzierung)* ist, desto größer ist die Kraft bzw. die Kontraktionsgeschwindigkeit.
- *Ausgangslänge der Muskulatur und Hebelverhältnisse:* Seine größte Kraft kann ein Muskel dort entwickeln, wo sich die Myosin- und Aktinfilamente optimal überlappen. Dies entspricht i. d. R. der Ruhelänge des Muskels (= nicht kontrahierter Zustand). Wird er mehr verkürzt oder gedehnt, verringert sich die maximal mögliche *aktive Kraftentwicklung.* Allerdings nimmt durch eine vermehrte Vordehnung die *passive Spannungsentwicklung* (Energiespeicherung in elastischen Strukturen) mehr zu als die Kontraktionskraft abnimmt, so daß sich die Gesamtkraft des Muskels erhöht. Dies ist besonders bedeutsam für Ausholbewegungen im Sport. Die größte Gesamtkraft entwickeln die meisten Muskeln bei 120% der Ruhelänge.
  Neben der Muskellänge sind die Hebelverhältnisse für die Kraftentwicklung von Bedeutung. Dabei entspricht die Gelenkposition, welche die optimale Muskellänge aufweist, nicht derjenigen mit dem günstigsten Verhältnis von Kraftarm und Lastarm. Erst die Berücksichtigung beider Parameter erlaubt die Bestimmung der Gelenkstellung, in der ein Muskel den größen Widerstand überwinden kann.
- *Kontraktionsform:* isometrisch, konzentrisch oder exzentrisch.
- *Motivation*

Weiterhin spielt bei komplexen Bewegungen die *intermuskuläre Koordination* (Abstimmung der Kraftentwicklung von Synergisten und Antagonisten) für die effektive Gesamtkraftentwicklung innerhalb einer Muskelkette eine wichtige Rolle.

•••• Kraftausdauer

Kraftausdauer ist die Ermüdungswiderstandsfähigkeit bei langandauernden Kraftleistungen, die über 30% der Maximalkraft betragen (Martin 1991, Schmidtbleicher 1987). Sie ist abhängig von der Höhe der Maximalkraft und der lokalen aeroben und anaeroben Kapazität.

Oberhalb der 30%-Grenze wird zunehmend die anaerobe Energiegewinnung beansprucht (= *anaerobe Ausdauer*). Kraftausdauer ist überall dort erforderlich, wo Kraft über einen längeren Zeitraum entwickelt werden muß. Dies gilt schon für Alltagsbelastungen wie Treppensteigen oder Bergaufgehen, Stabilisation der Haltung bei vermehrter Belastung, für hohe körperliche Beanspruchungen im Beruf etc. Im Sport betrifft dies Belastungen wie den Mittelstreckenlauf. Eine gut entwickelte Kraftausdauer verbessert auch die Toleranz der Muskulatur für hohe Trainingsbelastungen.

Schnellkraft

Schnellkraft ist die Fähigkeit des neuromuskulären Systems, möglichst viel Kraft in einem möglichst kurzen Zeitraum zu entwickeln (Schmidtbleicher 1994b). Für die Geschwindigkeit der Kraftentwicklung gegen einen äußeren Widerstand sind vor allem die Höhe der Maximalkraft, der Anteil der schnellen Muskelfasern und die Qualität der intramuskulären Koordination von Bedeutung. Neben der Gültigkeit aller die Maximalkraft bestimmenden Faktoren gilt zusätzlich: Je größer der zu überwindende Widerstand, desto geringer die mögliche Geschwindigkeit der Kraftentwicklung (Bsp.: Der Ellenbogen kann schneller mit einem Gewicht von 1 kg in der Hand bewegt werden als mit einem Gewicht von 10 kg).

Reaktivkraft

Reaktivkraft ist die Fähigkeit der Muskulatur, aus einer exzentrischen Kontraktion heraus möglichst schnell wieder konzentrisch zu arbeiten. Dies wird auch als *Arbeit im Dehnungs-Verkürzungszyklus* bezeichnet und stellt eine spezifische, eigenständige Form der Schnellkraft dar. Am Beispiel einer Hüpfbewegung können die einzelnen Phasen und Komponenten einer reaktivkräftigen Belastung verdeutlicht werden:

- Voraktivierung der Muskulatur vor dem Bodenkontakt durch Antizipation der Landung.
- Speicherung der Bewegungsenergie in den passiven, elastischen Strukturen (Sehne und muskuläres Bindegewebe) während der exzentrischen Bremsbewegung bei der Landung.
- Zusätzliche muskuläre Aktivierung durch Dehnungsreflexe, die durch die exzentrische Dehnung der Muskulatur bei der Landung ausgelöst werden. Dadurch Erhöhung der Steifigkeit (stiffness) der elastischen Strukturen, was eine bessere Speicherung der Bewegungsenergie ermöglicht.
- Konzentrische Kontraktion beim Wieder-Abspringen unter Nutzung der gespeicherten Bewegungsenergie.

Bestimmend für die reaktive Leistungsfähigkeit sind die Höhe der Maximalkraft, die Höhe des Anteils der schnellen Muskelfasern und die „stiffness“ (material und neural) des tendomuskulären Systems (Schmidtbleicher 1994b, Ehlenz 1995).

Reaktive Kraftqualitäten sind nicht nur im Sport, sondern auch im Alltag unabdingbar. Man benötigt sie in geringer Ausprägung schon beim normalen Gehen und vermehrt z. B. beim Treppen-Abwärtsgehen. Ihr Training ist deshalb ein wichtiger Bestandteil der Rehabilitation. Alle zyklischen Bewegungen enthalten Beanspruchungen im Dehnungs-Verkürzungszyklus.

Hypertrophie

Der *Schwellenwert des Trainingsreizes* für die Hypertrophie liegt bei einer Belastungsintensität von ca. 30% der isometrischen Maximalkraft. Beim statischen Krafttraining wird in der Regel ab dieser Belastungshöhe bei Untrainierten ein Zuwachs an Muskelmasse festgestellt. Bei einer Intensität von 20 – 30% der Maximalkraft kommt es weder zur Kraftzunahme noch zum Kraftverlust. Diese Werte gelten aber nur für ein geringes muskuläres Leistungsniveau. Je besser der Trainingszustand ist, desto mehr Belastungsintensität ist notwendig, um einen effektiven Trainingsreiz auszuüben und desto langsamer ist der Trainingsfortschritt. Wenn ein hochtrainierter Kraftsportler mit 70% seiner Maximalkraft trainiert, kann dies bei ihm sogar zum Leistungsrückgang führen. Dies zeigt, wie bedeutsam die Berücksichtigung des aktuellen Leistungsniveaus für das Festlegen der Trainingsbelastung ist (Hollmann 1990).

Das Gesagte gilt prinzipiell auch für das dynamische Krafttraining. Dabei bestimmen allerdings nicht die Kontraktionszeiten, sondern in erster Linie die Wiederholungs- und Serienzahl den Belastungsumfang.

Trainingshäufigkeit: Je höher das Kraftniveau ist, desto häufiger muß trainiert werden, um eine Leistungssteigerung zu bewirken. Am effektivsten ist ein tägliches Krafttraining, wenn dies nicht zu Überlastung oder Ermüdung führt. Im rehabilitativen Bereich gewährleistet ein 2 – 3maliges wöchentliches Training schon gute Trainingseffekte. Je kürzer der Zeitraum ist, in der die Kraft durch Training gesteigert wurde, desto schneller bildet sie sich auch wieder zurück und umgekehrt. Bei geringem Kraftniveau scheint ein Training im 14tägigen Abstand für die Stabilisation des Leistungsvermögens auszureichen (Weineck 1994, Ehlenz 1995).

Erste Hypertrophieeffekte treten frühestens nach 3 Wochen Kraftraining auf. Bis dahin ist eine Kraftsteigerung ausschließlich auf die Verbesserung der intra- und intermuskulären Koordination zurückzuführen, d.h. auf eine verbesserte Nutzung des vorhandenen Kraftpotentials (Hollmann u. Mitarb. 1990).

Im allgemeinen zeigen sich bei geringem bis mittlerem Leistungsniveau erste deutliche Anpassungserscheinungen nach 4 – 5 Wochen, gute Trainingserfolge sind nach 10 – 12 Wochen bei 3 – 4maligem wöchentlichem Training festzustellen (Ehlenz 1995, Moritani 1994).

Alter und Geschlecht

Ein deutlicher Muskelzuwachs im Sinne der Querschnittszunahme ist erst mit Beginn der puberalen Phase (Jungen ab dem 12./13., Mädchen ab dem 11./12. Lebensjahr) aufgrund der hormonellen Umstellung möglich. Wohl aber besteht im Alter von 9 bis 12 Jahren ein dem starken Skelettwachstum angepaßtes Längenwachstum der Muskulatur, das aufgrund der in Serie geschalteten Sarkomere auch zu einer Zunahme der Kraft führt. Hier wirkt sich regelmäßige körperliche Belastung günstig vor allem auf die Haltemuskulatur aus. Ein ausreichendes Maß an Trainingsreizen sollte also auch in dieser Phase gewährleistet sein. Ansonsten ist hier eine Verbesserung der Kraft wahrscheinlich auf vorwiegend intra- und intermuskuläre Koordinationsverbesserungen und die wachstumsbedingte Erhöhung des Anteils der Muskulatur an der Gesamtkörpermasse zurückzuführen.

Eine Kraftzunahme durch Belastungsreize ist ab dem 7. bis 9. Lebensjahr möglich. Bis zum Beginn der puberalen Phase sind als günstige Trainingsreize möglichst vielfältige dynamische Belastungen mit dehnenden Komponenten und Schnellkraftbelastungen mit geringer Intensität (Hüpfen, Springen) anzusehen. Bei einem Gerätetraining sollte die Belastungsintensität 40% der Maximalkraft nicht überschreiten. Die Knochen sind im Vergleich zum Erwachsenen vermindert druck- und biegefest, die Bänder weniger zugfest, der Knorpel weniger stabil gegen Druck- und Scherkräfte. Dies gilt bei Mädchen bis zu einem Alter von 14 bis 15, bei Jungen bis zu 16 bis 17 Jahren. Bis dahin sollte weder ein Krafttraining mit hohen Gewichten noch eine sonstige extreme Belastung des Bewegungssystems wie ein Niedersprungtraining stattfinden. Danach ist die Belastbarkeit des Skelettsystems deutlich erhöht. Es ist erst mit 18/19 bzw. 19 bis 22 Jahren voll ausgereift.

Die höchste Kraft wird zwischen dem 20. und 30. Lebensjahr erreicht. Mit dem 30. Lebensjahr beginnt die Maximalkraft langsam abzunehmen. Der Kraftverlust kann aber durch regelmäßiges Training wesentlich verringert werden. Dies deutet darauf hin, daß er mehr psychosozial (Bewegungs-/Belastungsmangel) als biologisch bedingt ist. Auch im höheren Alter (60 bis 70 Jahre) kann noch ein hoher Kraftzuwachs durch Training erzielt werden.

Unterschiede in den Kraftleistungen bei Mann und Frau beruhen vorwiegend auf dem höheren Testosteronspiegel (Förderung des Eiweißaufbaus) beim Mann und dem relativ geringeren prozentualen Anteil der Muskulatur am Körpergewicht der Frau. Bei Frauen beträgt je nach Muskelgruppe die Maximalkraft 60% bis 80% der des Mannes bei gleichem Körpergewicht (Israel 1994, Weineck 1994, Ehlenz 1995).

Kontralateraler Transfer

Krafttraining, das auf einer Körperseite durchgeführt wird, verbessert auch die Kraft der nicht beanspruchten Seite. Der Effekt ist um so deutlicher, je höher Belastungsintensität und Motivation sind. Dieser Übertragungsmechanismus ist besonders dann von Nutzen, wenn die Trainierbarkeit eines Körperbereiches durch verminderte Belastbarkeit eingeschränkt ist. Mit seiner Hilfe kann die Effektivität des Trainings der betroffenen Seite erhöht bzw. eine Inaktivitätsatrophie vermindert werden. Er sollte deswegen gerade in der frühen Phase der Rehabilitation intensiv genutzt werden (Hollmann u. Mitarb. 1990, Weineck 1994). Der Effekt ist auf neuronale Prozesse, die erhöhte Kraft auf intramuskuläre Koordination zurückzuführen.

Energiebedarf und Erholungszeiten beim Krafttraining

Mit Ausnahme des Kraftausdauertrainings wird der Energiebedarf beim Krafttraining hauptsächlich über das Kreatinphosphat gedeckt. Dies ermöglicht vom muskelenergetischen Standpunkt her eine rasche Erholung nach Maximalkraft- oder Schnellkraftbelastungen zwischen den Übungsserien innerhalb einer Trainingseinheit. Daneben wirken die zentrale Ermüdung, Beeinträchtigungen an den neuromuskulären Übertragungsstrukturen und andere Ermüdungsfaktoren leistungsbegrenzend (vgl. Kap. 2.5.1). Bei kurzzeitigen, intensiven Krafteinsätzen spielen diese wahrscheinlich bei der Ermüdung die dominierende Rolle.

Zusätzlich müssen bei der Bestimmung der Pausendauer Faktoren wie eingeschränkte Belastbarkeit und muskuläre Überlastung (Verspannung, Verkrampfung) berücksichtigt werden (Schmidtbleicher 1987, Ehlenz 1995).

2.7.2 Bestimmung der Belastungsintensität im Krafttraining

Voraussetzung für eine optimale Belastungsdosierung im Krafttraining ist die Bestimmung der aktuellen Maximalkraft, um daraus effiziente Belastungsintensitäten für verschiedene Trainingsziele ableiten zu können. Als Grundlage hierzu dient in der Trainingslehre normalerweise das isometrische Kraftmaximum, das durch den Widerstand definiert ist, den ein Muskel durch statische Arbeit gerade noch bewältigen kann. Dies ist im rehabilitativen Bereich problematisch, da in der Regel das Arbeiten gegen maximale Widerstände nicht möglich ist. Deswegen muß hier eine *indirekte Bestimmung von Belastungsintensitäten* erfolgen.

Man nutzt dabei die Erfahrung, daß einem bestimmten Prozentsatz des Kraftmaximums eine bestimmte mögliche Wiederholungszahl zugeordnet werden kann (Erfahrungswerte bezüglich unbeeinträchtigter, leistungsfähiger Muskulatur). Die Genauigkeit dieser Methode wird von vielen Faktoren beeinträchtigt: Leistungsbereitschaft bzw. unbewußte Angst des Patienten vor Schmerz oder Schädigung, Maß der Übung im Erbringen körperlicher Leistung, Tagesform, getestete Muskelgruppe,

Ausführungsgeschwindigkeit, Intensitätsbereich und die Frage der Übertragbarkeit auf rehabilitative Bedingungen. Diese Methode erlaubt deshalb nur eine näherungsweise Bestimmung von Belastungsintensitäten, was aber immer noch eine hinreichend effektive Belastungssteuerung ermöglicht.

Die folgende Tabelle (Tab. 2.**3**) gibt an, wieviele Wiederholungen bei einer bestimmten Belastungsintensität gerade noch und in korrekter Form durchgeführt werden können. Die Werte sind als ungefähre Angaben zu verstehen (in Anlehnung an Schmidtbleicher 1994 b).

Wichtig für die Testgenauigkeit ist, daß die Wiederholungen bei gleichbleibender Bewegungsamplitude mit langsamer Geschwindigkeit bis zur Ermüdung durchgeführt werden und daß die betreffende Muskulatur möglichst isoliert beansprucht wird. Die Durchführung dieser Methode ist nur bei Schmerzfreiheit sinnvoll.

Diese Form der indirekten Bestimmung der Belastungsintensität erlaubt nur für den Bereich oberhalb von ca. 50% des Kraftmaximums eine relativ exakte Belastungssteuerung. Unterhalb dieses Wertes wird dieses Vorgehen sehr ungenau.

Soll lediglich der Trainingsfortschritt beurteilt werden, kann dafür das *Wiederholungs-Maximum* bei einem gegebenen Widerstand herangezogen werden. Wenn beispielsweise eine Testperson bei einem Test maximal 10mal ein Gewicht von 50 kg überwinden kann und später unter gleichen Testbedingungen 15 Wiederholungen erreicht, dokumentiert dies einen deutlichen Trainingserfolg.

Der Vergleich mit der Maximalkraft der nicht betroffenen Seite ist nur dann einigermaßen sinnvoll, wenn Atrophie und reflektorische Hemmung der Kraftentwicklung auf der betroffenen Seite nur leicht ausgeprägt sind.

Tabelle 2.**3** Anzahl der Wiederholungen bei einer bestimmten Belastungsintensität

% des Kraftmaximums	Wiederholungszahl (ca.)
100%	1
90%	3–4
80%	8–10
70%	12–15
60%	20–25
50%	35–40
40%	ca. 50–60

2.7.3 Belastungsrichtlinien für das Krafttraining

•••• Hypertrophietraining

Ziel des Hypertrophietrainings (= Maximalkrafttraining = Muskelaufbautraining) ist es, einen Zuwachs an Muskelmasse zu erzielen. Muskelzuwachs ermöglicht bei Verbesserung der intramuskulären Koordination die Erhöhung der Maximalkraft.

Statisches Hypertrophietraining

(vgl. im folgenden Hollmann u. Mitarb. 1990, de Marées 1994):

Bei geringem Kraftniveau reichen Belastungen zwischen 20 – 30% der Maximalkraft für den Erhalt und 30% zum Erzielen eines leichten Muskelzuwachses aus. Gute Hypertrophieeffekte werden bei Untrainierten mit folgenden statischen Belastungen erzielt:
- 50 – 70% der Maximalkraft,
- Kontraktionszeit: 6 – 10 Sekunden,
- 5 Wiederholungen,
- Pause: nach Erholungsfähigkeit und subjektivem Empfinden des Patienten.

Bei gegebener Belastbarkeit kann auch mit maximaler Intensität und einer Kontraktionszeit von 2 – 4 Sekunden gearbeitet werden. Damit umgeht man die Schwierigkeit, prozentuale Anteile des Kraftmaximums bestimmen zu müssen.

Bei hohem Kraftniveau muß die Belastungsintensität höher liegen, damit entsprechende Trainingseffekte erzielt werden können, z. B.:
- 80 – 100% der Maximalkraft,
- Kontraktionszeit: 8 – 12 Sekunden,
- 5 Wiederholungen,
- Pause: Rückgang der Herzfrequenz unter 120/Minute.

Nach Möglichkeit sollte immer in der funktionell wichtigsten Gelenkposition trainiert werden, z. B. bei der Kräftigung des Quadrizeps in leichter Kniebeugung.

■ *Achtung: Bei Risikopatienten* (Herz-Kreislauf-Erkrankungen u. a.) sollte die Anspannungszeit 5 – 6 Sekunden nicht überschreiten, da sonst Blutdruck und Herzfrequenz stark ansteigen können. Außerdem besteht insbesondere beim statischen Krafttraining die Gefahr der *Preßatmung*. Aufgrund der hierbei erfolgenden intrathorakalen Druckerhöhung kann es zu einer starken Erhöhung des Blutdrucks und der Herzfrequenz und zu Sauerstoffminderversorgung besonders des Gehirns kommen. Preßatmung sollte deswegen auch bei anderen Trainingsformen im Rehabilitationsbereich möglichst vermieden werden. Eine gute Kontrollmöglichkeit für den Therapeuten und den Patienten stellt das Ausatmen während der Anspannung mit Hilfe der Lippenbremse dar. Auch ein hechelndes Atmen hilft, die Preßatmung zu verhindern.

Vorteile des isometrischen Krafttrainings

- hohe Effektivität bei minimalem Zeitaufwand,
- kein Gerätebedarf,
- gute Einsetzbarkeit im rehabilitativen Bereich bei Immobilisation und eingeschränkter dynamischer Belastbarkeit.

Nachteile des isometrischen Krafttrainings

- Kraftzunahme schwerpunktmäßig in der trainierten Gelenkposition,
- zusätzlich kein koordinativer Trainingseffekt; die Nutzung der gewonnenen Kraft für funktionelle Bewegungen ist deshalb insgesamt problematisch,
- Betonung der langsamen Muskelfasern, dadurch nur geringe Verbesserung der Schnellkraft möglich,
- keine Verbesserung der lokalen Muskelausdauer (Durchblutungsstop bei 50% der Maximalkraft),
- Gefahr der Preßatmung.

Fazit

Das statische Krafttraining eignet sich im rehabilitativen Bereich sehr gut zur Atrophieprophylaxe und Frühmobilisation. Es sollte aber im Sinne der Funktionalität so schnell als möglich zur dynamischen Kräftigung übergegangen werden. Diese ist vom motorischen Gesamtaspekt her dem statischen Training eindeutig vorzuziehen.

Dynamisches Hypertrophietraining

Entsprechend dem statischen Training ist ein Muskelzuwachs ab 30% der Maximalkraft bei ausreichender Einwirkzeit der Belastungsreize (= Wiederholungs- und Serienzahlen) und bei niedrigem Kraftniveau möglich.

Vorteile des dynamischen Hypertrophietrainings

- koordinativer Effekt,
- lokale Durchblutungsförderung,
- bei entsprechender Intensität bzw. Bewegungsgeschwindigkeit werden alle Muskelfasern angesprochen.

Nachteile des dynamischen Hypertrophietrainings

- Gerätebedarf,
- relativ lange Trainingszeiten,
- Gefahr der unökonomischen Gelenkbelastung bei nicht korrekter Ausführung.

In der Trainingspraxis findet das Hypertrophie- bzw. Muskelaufbautraining in der Regel im Bereich zwischen 40% (Anfänger-, Fitness- und Jugendbereich) und 90% (Leistungssport) der Maximalkraft statt. Für die Belastungsgewöhnung und den langsamen Kraftaufbau in der frühen Phase der Rehabilitation eignet sich ein Training mit folgender Belastung (Ehlenz 1995, Schmidtbleicher 1994 a, Moritani 1994, Froböse 1993):

- 40 – 60% der Maximalkraft,
- 15 – 25 Wiederholungen,
- 3 – 5 Serien,
- Pause: 2 – 3 Minuten,
- langsame Bewegungsausführung.

Diese Belastungen fördern neben dem Muskelzuwachs auch die aerobe und anaerobe Kraftausdauer. Außerdem führen sie u. a. zu einer Vergrößerung der Kreatinphosphat- und ATP-Speicher und zu leistungssteigernden Anpassungserscheinungen bei der Reizleitung (Synapsen, Transmittermenge). In diesem Belastungsbereich und bei der langsamen Bewegungsausführung werden vorwiegend die langsamen Muskelfasern angesprochen.

Intensive Hypertrophiereize gewährleistet der in der fortgeschrittenen Rehabilitation realisierbare Intensitätsbereich von 60 – 80% der Maximalkraft:

- 70 – 80% der Maximalkraft,
- 8 – 12 Wiederholungen,
- 3 – 5 Serien,
- 3 – 5 Minuten Pause,
- langsame Bewegungsausführung.

Bei diesen Belastungen werden langsame und schnelle Muskelfasern beansprucht.

Ingesamt gilt:

Je höher die Belastungsintensität, desto geringer die Wiederholungszahl und desto länger die Pause. Ein Hypertrophietraining mit geringerer Intensität sollte in der Summe der Serien zur Ermüdung führen, ein intensives Training auch innerhalb der Serien an die Ermüdungsgrenze heranreichen. Maß für die Ermüdungsgrenze ist die maximale Zahl der *korrekt* durchgeführten Wiederholungen.

Die *langsame Bewegungsausführung* beim Hypertrophietraining dient der Maximierung der Einwirkzeit der Belastungsreize.

Ein Muskelaufbautraining mit geringer bis mittlerer Intensität kann hinsichtlich der Erholungszeit prinzipiell täglich durchgeführt werden. Bei einem intensiven Training erfolgt bei gutem Trainingszustand nach ca. 24 Stunden eine 90 – 95 %ige und nach 48 – 72 Stunden eine vollständige Regeneration. Bei schlecht oder wenig Trainierten verlängern sich diese Zeitspannen, die maßgeblich für den zeitlichen Abstand der Trainingseinheiten sind. Dieser ist zusätzlich von der aktuellen Belastbarkeit des Bewegungssystems abhängig.

Die Pausendauer zwischen den Serien orientiert sich vorwiegend an der Regenerationszeit der Kreatinphosphatspeicher und der Erholung zentralnervöser und neuromuskulärer Übergangsstrukturen (Ehlenz 1995). Diese ist um so kürzer, je besser der Trainingszustand ist. Die angegebenen Pausenwerte beziehen sich auf ein geringeres muskuläres Leistungsniveau, das unter rehabilitativen Bedingungen die Regel sein dürfte. Die Pausenlänge kann nach subjektivem Empfinden des Patienten auch verlängert werden.

•••• Kraftausdauertraining

Ein Kraftausdauertraining mit geringer Intensität verbessert die gemischt aerob-anaerobe Energiebereitstellung:
- 30 – 40 % der Maximalkraft,
- ca. 30 – 50 Wiederholungen,
- 0,5 – 1 Minute Pause,
- zügige Bewegungsausführung.

Die Pausenlänge ist beim Kraftausdauertraining relativ gering, um eine möglichst hohe Ermüdungskumulation zu erreichen. Die Gesamtbelastung soll innerhalb einer Trainingseinheit zur Ermüdung führen. Im rehabilitativen Bereich kann die Pausendauer in Abhängigkeit von der allgemeinen Belastungsfähigkeit verlängert werden.

Bei Bedarf (sportliche und berufliche Belastung) kann das Kraftausdauertraining mit hoher Intensität durchgeführt werden, z. B. mit
- 50 – 60 % der Maximalkraft,
- 15 – 25 Wiederholungen,
- 4 – 6 Serien,
- 0,5 – 1 Minute Pause,
- zügige Bewegungsausführung.

Erst in diesem Belastungsbereich kommt es zu vorwiegend anaeroben Anpassungen im Kraftausdauerbereich. Abhängig vom Trainingszustand kann diese Belastung auch bei unbeeinträchtigter Muskulatur schon zu mehr oder weniger starker Hypertrophie vorwiegend der langsamen Muskelfasern führen. Insgesamt besteht die Wirkung eines Kraftausdauertrainings in vermehrter Kapillarisierung, Mitochondrienvermehrung, Steigerung der neuralen Ermüdungsresistenz und, je nach Höhe und Dauer der Belastung, auch in der Vergrößerung der Glykogenspeicher.

Nach einem erschöpfenden Training benötigen Trainierte ca. 24 Stunden, Untrainierte bis zu 48 Stunden zur vollständigen Erholung (Froböse 1993, Ehlenz 1995).

•••• Schnellkraft- und intramuskuläres Koordinationstraining

Auch ein *Training der Schnellkraft* ist im rehabilitativen Bereich bei entsprechenden Belastungsanforderungen des Patienten und Beeinträchtigungen des Bewegungssystems notwendig. Schnellkräftige Bewegungen bedeuten eine wesentliche Erhöhung der Belastung im Vergleich zum langsamen, dynamischen Krafttraining. Der Sportler sollte darauf speziell vorbereitet werden, da im sportlichen Training oder Wettkampf eine kontrollierte Belastungsgewöhnung oft nicht gegeben ist.

Das Training der Schnellkraft ist vom *Training der Schnelligkeit* zu unterscheiden. „Reine" Schnelligkeit zeigt sich in Form von Reaktionsschnelligkeit und Frequenzschnelligkeit (Bewegungen mit höchster Geschwindigkeit mit geringen Widerständen, Weineck 1994). In der Regel bedeutet ihr Training im Verhältnis zu schnellkräftigen und reaktiven Belastungen keine weitere Belastungssteigerung für das Bewegungssystem und kann deswegen ohne besondere Vorbereitung im sportlichen Training meist problemlos realisiert werden. Beim Schnellkrafttraining wird mit Widerständen trainiert, die noch eine explosive Bewegungsausführung zulassen.

Schnellkraft kann schon mit relativ geringen Belastungsintensitäten geschult werden, z. B. mit:
- 30–40% der Maximalkraft,
- 6–8 Wiederholungen,
- 3–5 Serien,
- 3–5 Minuten Pause,
- explosiver Bewegungsausführung.

Bei ausreichender Belastungsfähigkeit kann die Effektivität durch ein Training mit 50–60% der Maximalkraft bei ansonsten gleicher Ausführung gesteigert werden.

Die *Wirkungen des Schnellkrafttrainings* sind u. a.:
- Verbesserung der intramuskulären Koordination und damit der Maximalkraft,
- betonte Aktivierung der schnellen Muskelfasern.

Jede Wiederholung sollte mit voller Konzentration und ohne Ermüdung erfolgen. Beim Nachlassen der Bewegungsgeschwindigkeit muß das Training abgebrochen werden. Deshalb sollten relativ lange Pausenzeiten eingehalten werden; auch einige Sekunden Pause zwischen den einzelnen Wiederholungen sind sinnvoll.

Nach einem intensiven Schnellkrafttraining sollten zwischen den Trainingseinheiten ein bis zwei Tage Pause liegen.

Innerhalb von 3 – 4 Wochen sind bei 2 – 3 Trainingseinheiten pro Woche gute Trainingserfolge erzielbar.

Eine weitere Möglichkeit, die Schnellkraftfähigkeit zu verbessern, bietet das *intramuskuläre Krafttraining*. Es stellt neben dem Hypertrophietraining die zweite Möglichkeit dar, die Maximalkraft und damit die Schnellkraft zu erhöhen. Dies geschieht durch die möglichst weitgehende Nutzung der potentiell vorhandenen Kraft mittels einer optimalen intramuskulären Koordination.

Optimale intramuskuläre Trainingseffekte werden erst bei submaximalen bis maximalen Widerständen erreicht, z. B. bei:
- 90% der Maximalkraft,
- 3 Wiederholungen,
- 3 – 5 Serien,
- 5 Minuten Pause,
- explosiver Bewegungsausführung.

Diese Trainingsform sei hier der Vollständigkeit halber erwähnt. Sie kann in der Rehabilitation nur in Ausnahmefällen, bei entsprechenden Belastungsanforderungen und voller Belastbarkeit eingesetzt werden.

Bei diesen hohen Widerständen kann die Bewegungsgeschwindigkeit nicht maximal sein. Entscheidend für die explosive Kraftentwicklung ist aber nicht sie, sondern die intramuskuläre Kontraktionsgeschwindigkeit. Beide Begriffe dürfen nicht miteinander verwechselt werden.

Das Training sollte im ermüdungsfreien Zustand erfolgen. Deswegen sollten entsprechende Pausenlängen eingehalten werden.

Die wesentlichen *Trainingswirkungen* sind:
- maximale Aktivierung aller motorischen Einheiten,
- Verbesserung der Schnellkraft.

Erste deutliche Verbesserungen zeigen sich nach 3 – 4 Wochen, ausgeprägte nach 6 – 8 Wochen bei 3 – 4 Trainingseinheiten pro Woche (Schmidtbleicher 1994 a, Ehlenz 1995).

•••• Training der Reaktivkraft

Die Beanspruchung der Reaktivkraft erfolgt in einem gewissen Maß schon bei entsprechend dynamisch ausgeführten Koordinationsübungen (vgl. 2.8.3). Der Übergang vom reaktiven Stabilisationstraining zum Reaktivkrafttraining ist fließend.

Für die *Vorbereitung alltagsmotorischer Beanspruchungen* eignen sich Übungen wie das Absteigen von einer Erhöhung mit anschließendem raschen Wiederaufsteigen. Sinnvollerweise sollte dem ein isoliertes Training der konzentrischen und exzentrischen Bewegungsphase vorausgehen.

Für die *Vorbereitung auf sportliche Belastung* ist das Training der Reaktivkraft mit höheren Intensitäten unerläßlich. Einfache Trainingsformen hierfür sind Hüpfen und Seilspringen. Eine höhere Intensität haben horizontale und vertikale Sprünge sowie Niedersprünge mit sofortigem Wieder-Hochspringen (Drop Jumps/Dehnungs-Kürzungs-Zyklus): Die Ausführung sollte bei allen Formen *explosiv* erfolgen und der Bodenkontakt möglichst kurz sein.

Beispiele:
- beidbeiniges Hüpfen mit 20 – 30 Wiederholungen in 3 – 5 Serien mit jeweils 5 Minuten Pause,
- dasselbe einbeinig mit 10 Wiederholungen,
- Drop Jumps aus einer Höhe von 10 – 40 cm, 10 Wiederholungen mit jeweils ca. 10 Sekunden Abstand, 3 – 5 Serien mit jeweils 5 – 10 Minuten Pause.

Niedersprünge aus größerer Höhe stellen eine extreme Belastung des Bewegungssystems dar. Ihre Durchführung ist nur bei voller Belastbarkeit und bei gegebenen Belastungsanforderungen des Patienten sinnvoll. Neben den oben genannten Beispielen sind viele andere Übungsvarianten z. B. in Form eines Sprungparcours durchführbar.

Das *intensive Training der Reaktivkraft* erfolgt innerhalb des Rehabilitationsprozesses wegen der noch höheren Belastung erst nach der Tolerierung eines Schnellkrafttrainings.

Hauptsächliche Ermüdungsursache beim Reaktivkrafttraining ist die neurale Ermüdung. Seine Durchführung im ermüdungsfreien Zustand und die Einhaltung der Pausenzeiten sind wesentlich für die Trainingseffektivität.

Eine gute Einstiegsmöglichkeit in das intensive Schnellkraft- und Reaktivkrafttraining bieten aufgrund der Funktionalität und der guten Dosierbarkeit der Belastung Übungen im geschlossenen System (Schlitten/Beinpresse). Am Ende stehen reaktive Belastungen in sportartspezifischen Bewegungsmustern.

Einen einfachen und aussagekräftigen *Test der Reaktivkraft* stellt das Hüpfen/Springen auf einem Bein im Seitenvergleich dar (Höhe und Bewegungsgeschwindigkeit).

Vor einem Schnellkraft- oder Reaktivkrafttraining sollte zusätzlich zu einem intensiven, aber nicht ermüdenden Aufwärmen gedehnt werden. Dies sollte aber nicht zu intensiv, sondern in Form von mehrmaligem kurzzeitigen, statischen oder wiederholt-dynamischen Dehnen geschehen, um die für das nachfolgende Training notwendige muskuläre Grundspannung nicht zu sehr zu vermindern (vgl. Kap. 2.9.2).

2.8 Koordination

Koordination ist ein zentraler Faktor der motorischen Leistungsfähigkeit. Erst ihre Wirkung macht alle anderen konditionellen motorischen Grundeigenschaften für das Erreichen eines definierten Bewegungszieles nutzbar.

Die Trainingslehre beschäftigt sich hinsichtlich der Koordinationsverbesserung hauptsächlich mit der Frage, wie ein gutes, allgemeines Koordinationsniveau erreicht werden kann und sportartspezifische Bewegungsabläufe effektiv gelernt werden können (Technikschulung).

Die diesbezüglich gewonnenen Erkenntnisse eignen sich nur bedingt als Hilfe bei rehabilitativen Fragestellungen. Dies trifft insbesondere bei Störungen der Propriozeption zu. Aus diesem Grund wird bei den folgenden Ausführungen vermehrt auf spezielle Literatur aus dem therapeutischen Bereich zurückgegriffen.

2.8.1 Begriffsbestimmung

Koordination ist „das Zusammenwirken von Zentralnervensystem und Skelettmuskulatur innerhalb eines gezielten Bewegungsablaufes" (Hollmann u. Mitarb. 1990) und umfaßt damit alle Komponenten und Prozesse der Bewegungskontrolle. Je besser die Koordination eines Bewegungsablaufs ist, desto weniger Kraftaufwand ist zum Erreichen eines Bewegungszieles notwendig. Eine gute Koordination ermöglicht somit eine ökonomische Realisierung von Bewegungen, wodurch sich u.a. Ermüdung und Verletzungsgefahr verringern.

Wichtige Aspekte der koordinativen Leistungsfähigkeit sind unter anderem das Aufeinanderabstimmen verschiedener Körpersegmente bei einer Bewegung (Koppelungsfähigkeit), Bewegungsgenauigkeit (Differenzierungsfähigkeit), Gleichgewichtsfähigkeit, Rhythmisierungsfähigkeit und Reaktionsfähigkeit. Häufig wird auch allgemeiner in Gewandtheit (= koordinatives Niveau der Gesamtmotorik) uind Geschicklichkeit (feinmotorische Fähigkeiten einzelner Körperbereiche) differenziert (Weineck 1994).

2.8.2 Theoretische Grundlagen

•••• Intra- und intermuskuläre Koordination

Man unterscheidet intramuskuläre und intermuskuläre Koordination.

Die *intramuskuläre Koordination* erlaubt die Kontrolle der Kraftentfaltung innerhalb eines einzelnen Muskels über die Frequenz der die Muskelfaser aktivierenden Nervenimpulse *(Frequenzierung)* und die Anzahl der gleichzeitig aktivierten motorischen Einheiten eines Muskels *(Rekrutierung).*

Durch die *intermuskuläre Koordination* wird die Aktivität von Agonisten und Antagonisten aufeinander abgestimmt. So dürfen die Antagonisten den Bewegungsfluß nicht hemmen, was zu Mehrarbeit der Agonisten und damit zu Energieverlust führen würde. Andererseits müssen die Antagonisten überschießende Bewegungen verhindern und zur Gelenkstabilität beitragen.

Genauso wichtig ist für eine gut koordinierte Bewegung die Abstimmung aller bei einer Bewegung beteiligten Synergisten.

•••• Koordination und Propriozeption

Die Kontrolle von Bewegungen geschieht mit Hilfe verschiedener motorischer Zentren. Die wichtigsten sind (vgl. hierzu und im folgenden de Mareés 1994, Markworth 1983, Hollmann u. Mitarb. 1990, Lephart 1994):
- Bewußtseins- und Motivationszentren (Bewegungsentwurf und -antrieb),
- Motokortex (grobkoordinierte Aktivierung motorischer Einheiten),
- Kleinhirn und Basalganglien (feinkoordinative Korrektur von schnellen bzw. langsamen Bewegungen und Speicherung von Bewegungsprogrammen),
- Stammhirn (Gleichgewicht und Stützmotorik, Halte- und Stellreflexe),
- Spinalmotorik (elementare Haltungs- und Bewegungsprogramme, spinale Reflexe, z. B. Muskeldehnreflex).

Die gesamte Motorik ist im Sinne der Rückkoppelung auf die Information peripherer Sensoren angewiesen (sensomotorische Rückkoppelung). Eine entscheidende Rolle spielt hierbei die *Propriozeption* (= „Tiefensensibilität“ oder auch „Eigenwahrnehmung“, „innere Wahrnehmung“ des Körpers). Sie ermöglicht die Wahrnehmung von in Gelenken, Bändern, Muskeln und Sehnen ablaufenden Veränderungen während motorischer Aktivität.

Man unterscheidet:
- Mechanorezeptoren in Gelenkkapseln und Bändern, die intraartikulären Druck, Gelenkstellung, Beschleunigung, Amplitude und Geschwindigkeit von Gelenkbewegungen wahrnehmen.
- Die in der Muskulatur bzw. im Muskelsehnenübergang liegenden Muskelspindeln und Golgiorgane messen Länge und Längenänderung bzw. Spannung und Spannungsänderungen innerhalb der Muskulatur.
- Nozizeptoren melden in allen Strukturen dem Nervensystem schädigende Einflüsse als Schmerzempfindung.

Insbesondere die Muskelspindeln versetzen den Körper in die Lage, über Reflexbögen auf spinaler Ebene schnell auf äußere Einwirkungen zu reagieren, ohne den Umweg über höhere motorische Zentren nehmen zu müssen. Ausdruck dieser Fähigkeit ist die *reaktive Stabilisationsfähigkeit* der Muskulatur. Ihre Bedeutung zeigt sich besonders im Fußgelenk, wo die Muskulatur häufig innerhalb eines Bewegungsablaufs auf Unebenheiten oder plötzliche Richtungswechsel schnell reagieren muß. Eine bewußte Kontrolle der Motorik würde dabei zu viel Zeit beanspruchen und die höheren motorischen Zentren durch die Vielzahl der dazu nötigen Kontrollvorgänge in ihrer Kapazität überlasten. Die propriozeptive Aktivität des Fußes und der Halswirbelsäule hat eine große Bedeutung für die gesamte Haltung und Bewegung. Diese Schlüsselzonen sollten in der Therapie entsprechend berücksichtigt werden, auch wenn sie nicht direkt betroffen sind (Nepper 1993). Ist die reflektorische Gelenkstabilisation z. B. nach einer Verletzung gestört, kann dies in der Folge zu weiterer Traumatisierung und zur Gelenkdegeneration führen (Lephart u. Mitarb. 1994).

Störungen der propriozeptiven Rückmeldung können sich auf alle Komponenten des motorischen Kontrollprozesses negativ auswirken bis hin zur Veränderung von zentralen Bewegungsmustern (Janda u. Mitarb. 1994).

Neben den Propriozeptoren sind der *Vestibularapparat*, die *optische Wahrnehmung* und die *Hautrezeptoren* als Afferenzen für die Koordination von Bedeutung. Dies zeigt sich darin, daß eine gestörte allgemeine Gleichgewichtsfähigkeit das Koordinationsniveau insgesamt negativ beeinflußt und bei geschlossenen Augen die Durchführung von Koordinationsübungen erheblich erschwert wird. Defizite in der Tiefensensibilität können über die verstärkte Nutzung der Hautsensibilität durch das Tragen von Orthesen, Tapeverbänden und Gelenkbandagen teilweise kompensiert werden (Nepper 1993).

Zusammengefaßt bildet die Propriozeption also die Grundlage der motorischen Kontrolle im allgemeinen und der reaktiven Stabilisationsfähigkeit im speziellen.

Eine *propriozeptive Schulung* zielt damit spezifisch auf eine Verbesserung der Tiefensensibilität und der reflektorischen Muskelaktivität mit Hilfe von passivem und aktivem Bewegen, der Wahrnehmung, Reproduzierung und Stabilisierung von Gelenkstellungen und Balanceübungen (auf stabilen und instabilen) Unterstützungsflächen ab. Es bezieht sich somit auf *Teilaspekte der Gesamtkoordination.*

Ein *Koordinationstraining* im weiteren Sinne umfaßt dagegen alle Ebenen der Motorik, also neben Tiefensensibilität und reflektorischer Stabilisationsfähigkeit auch die bewußte Ausführung komplexer Bewegungsmuster und deren unbewußte Realisierung mit Hilfe von Automatisationsvorgängen (Bewegungslernen) auf allgemeinem („Gewandtheit") oder speziellem Niveau (sportliche Technik).

Der Begriff des Koordinationstrainings wird im therapeutischen Bereich häufig unspezifisch verwendet und bezieht sich dabei oft auf das Training der Propriozeptoren. Generell sollte klar zwischen der morphologischen und funktionellen Anpassung und den aus Übung und Schulung resultierenden Veränderungen im ZNS und neuromuskulären Funktionsoptimierungen unterschieden werden.

Ein spezielles *propriozeptives Training* ist immer dann notwendig, wenn Defizite in der Tiefensensibilität bestehen. Dies ist der Fall, wenn durch Traumatisierung Propriozeptoren zerstört werden, oder ihre Funktionsfähigkeit durch Immobilisation oder Unterforderung vermindert wird (Nepper 1993). In welchem Maße und wie lange sich solche Defizite auf die Gelenkstabilität auswirken, welche Rolle die einzelnen Rezeptortypen dabei spielen und inwieweit sie sich bei Ausfällen gegenseitig kompensieren können, ist bisher nur in Ansätzen bekannt. Viele Untersuchungen stellten jedoch auch noch Monate nach einer Verletzung Defizite in der Tiefensensibilität fest (Jerosch u. Mitarb. 1994). Dies läßt vermuten, daß hierin eine wesentliche Ursache für funktionelle Gelenkinstabilitäten liegt (Jerosch u. Mitarb. 1994, Fink u. Mitarb. 1994, Eckhardt u. Mitarb. 1994).

Tiefensensibilität und reflektorische Stabilisationsfähigkeit können durch ein entsprechendes Training nachweislich positiv beeinflußt werden bzw. die funktionelle Gelenkstabilität verbessern (Jerosch u. Mitarb. 1994).

Eine funktionsfähige Propriozeption bildet die Grundlage aller weiterführenden rehabilitativen Maßnahmen wie des Krafttrainings und des Übens funktioneller Bewegungsmuster. Ihr Training steht deshalb immer am Beginn der Therapie. Letztlich muß es aber immer in ein umfassenderes, allgemeines Koordinationstraining integriert werden, das komplexe Haltungs- und Bewegungsmuster z.B. durch Haltungsschulung, Gangschulung und sportartspezifisches Training schult, denn die Stabilität eines Gelenkes ist immer auch von seinen Nachbargelenken bzw. der Aktivität der gesamten Funktionskette abhängig.

Oft reicht die reflektorische Muskelaktivität für die Stabilisation eines Gelenkes nicht aus. Geschieht beispielsweise im Sprunggelenk bei mangelhafter muskulärer Sicherung ein schnelles Überschreiten der Kippgrenze (40–50°) im Sinne der Supination, kommt die reflektorische Muskelaktivität zu spät, d.h. sie setzt erst nach dem Abschluß des Umknickvorgangs ein. Deshalb ist ergänzend zur reflektorischen Gelenkstabilisation eine antizipatorische Aktivierung der gelenkstabilisierenden Muskulatur kurz vor dem Bodenkontakt erforderlich. Dies läßt sich nur über die Schulung komplexer Bewegungsmuster mit Hilfe eines funktionellen Beinachsentrainings, Fußgelenkarbeit und Gang- und Laufschulung erreichen (Lohrer u. Mitarb. 1993).

Die *Unterscheidung von propriozeptivem und koordinativem Training* ermöglicht die Differenzierung zwischen einem Training zur gezielten Förderung der Tiefensensibilität und einem Training, das weitergehend auch gesamtkoordinative Aspekte berücksichtigt. Im folgenden wird der Begriff „Koordination" immer unter Einschluß des propriozeptiven Aspektes verwendet.

•••• Koordinatives Lernen und Automatisierung

Bei den wissenschaftlichen Erklärungsversuchen des Bewegungslernens geht man davon aus, daß es durch die wiederholte Durchführung eines Bewegungsmusters im Zentralnervensystem zu spezifischen Anpassungserscheinungen kommt. Dabei verringert sich die Tendenz von Erregungen, die bei der Aktivierung von Muskeln in der Hirnrinde auftreten, sich auf Nachbarareale auszubreiten. So erfolgt im Verlauf des motorischen Lernprozesses ein sukzessives Abnehmen überflüssiger Muskelaktivität bei der Ausführung eines Bewegungsmusters. Zudem bilden sich an den beteiligten Nervensynapsen stabile Adaptationserscheinungen aus (Hypertrophie, Zunahme der Transmittersubstanzen), die zum Einschleifen von festen Bewegungsprogrammen führen (= Automatisierung/motorisches Stereotyp; Hollmann u. Mitarb. 1990, Martin u. Mitarb. 1991, Weineck 1994). Die grundlegenden Stufen des motorischen Lernprozesses sind (Martin 1991, Weineck 1994):

- Grobform: grobkoordinierte Bewegungsausführung mit mehr oder weniger hohem Anteil überflüssiger Muskelaktivität, hohem Energieaufwand, hohem Maß an bewußter Kontrolle und intensiver Nutzung der optischen Wahrnehmung.

- Feinform: fortschreitende Verbesserung der intra- und intermuskulären Koordination mit geringer werdendem Energieaufwand, abnehmender bewußter Kontrolle und zunehmender Bedeutung der Tiefensensibilität.
- Stabilisierung/Automatisation: stabile unbewußt reproduzierbare Bewegungsmuster; bei guter koordinativer Ausprägung mit minimalem Energieaufwand realisierbar, Vervollkommnung der Feinkoordination.

Werden automatisierte Bewegungsmuster längere Zeit nicht genutzt, kommt es zu deren langsamer Überlagerung. Sie können aber durch erneutes Üben relativ schnell wieder aktiviert und genutzt werden.

Koordinationsübungen müssen immer so exakt wie möglich ausgeführt werden, um ein Einschleifen falscher motorischer Stereotype zu verhindern. Das Neulernen von Bewegungsmustern ist einfacher als das Überlernen schon bestehender ungünstiger Muster. Das Training der Koordination sollte deshalb immer im *ermüdungsfreien Zustand* erfolgen.

Wenn die Koordinationsschulung innerhalb einer Trainingseinheit zusammen mit dem Training anderer motorischer Grundeigenschaften durchgeführt wird, ist es in diesem Sinne günstig, wenn sie gleich zu Beginn (nach einem nicht ermüdenden Aufwärmen) erfolgt (Hollmann u. Mitarb. 1990).

Andererseits besteht die Möglichkeit, daß die in der Koordinationsschulung gebahnten Synapsenverbindungen (dynamische Engrame) durch nachfolgende Belastungen überlagert werden, was sich nachteilig auf ihre Festigung (Bildung struktureller Engramme) auswirken könnte (Martin u. Mitarb. 1991). Wenn optimale koordinative Lernbedingungen erwünscht sind, sollten diese Überlegungen mitberücksichtigt werden. In diesem Falle stünde die Verbesserung der Koordination am Ende eines nicht ermüdenden Trainings, bzw. sie würde isoliert durchgeführt werden.

Bezüglich des *Umfangs der Koordinationsschulung* haben Untersuchungen hinsichtlich der Durchführung einfacher Handkoordinationsübungen gezeigt, daß ein Maximum des Übungserfolges bei ca. 150 Wiederholungen pro Tag bei 5maligem Training in der Woche eintritt. Nach 4 bis 6 Wochen Training wurden dabei Koordinationsverbesserungen von ca. 30 bis 40% erreicht. Die Verbesserungen auf der nicht beanspruchten Seite durch den kontralateralen Transfer (s. unten) betrugen bis zu 50% (Hollmann u. Mitarb. 1990).

Diese Ergebnisse sind sicherlich nur bedingt auf andere Körperbereiche bzw. andere Bewegungsabläufe und koordinative Komplexitätsniveaus übertragbar. Dies gilt in besonderem Maße auch für rehabilitative Bedingungen mit möglichen Veränderungen der koordinativen Antizipationsfähigkeit (Einsingbach u. Mitarb. 1992). In der Regel wird hier für das Erreichen entsprechender koordinativer Lernerfolge ein höherer Trainingsaufwand nötig sein. Gute Ergebnisse hinsichtlich der Verbesserung funktioneller Fußgelenkinstabilitäten beispielsweise ergeben sich nach ca. 12 Wochen Training (Renström u. Mitarb. 1993).

Diese Angaben können aber einen ungefähren Orientierungsrahmen für die Belastungssteuerung bei der Koordinationsschulung vermitteln, bei der demnach *hohe Wiederholungszahlen und häufiges Training* notwendig sind.

Der *Krafteinsatz* bei der Durchführung koordinativer Übungen sollte solange gering bleiben, bis die entsprechenden Bewegungsmuster ausreichend gefestigt sind. Erst danach ist auch ein Training mit hohem Krafteinsatz angebracht, um z.B. die Ausführung einer sportlichen Technik oder alltagsmotorischer Bewegungsabläufe (Heben u.a.) auch bei großem Kraftaufwand zu gewährleisten. Nur unter diesen Voraussetzungen spielt die muskuläre Ermüdung innerhalb des Koordinationstrainings eine Rolle. Die koordinative Belastung an sich führt eher zu einer *zentralen Ermüdung*, die u.a. auf nachlassende Kontrollfähigkeit des Kleinhirns zurückgeführt wird (Martin 1991, Hollmann u. Mitarb. 1990).

Die *Belastungsintensität* im koordinativen Bereich wird durch das Niveau der koordinativen Beanspruchung bestimmt. In der Phase der koordinativen Stabilisierung ist aufgrund der dort geringen Krafteinsätze ein tägliches Training möglich und zur Förderung der motorischen Lern- und Automatisierungsprozesse sinnvoll.

Das Koordinationstraining sollte so früh wie möglich unter axialer Belastung durchgeführt werden, um eine optimale Aktivierung der Propriozeptoren und ihre Integration in funktionelle Haltungs- und Bewegungsmuster zu erreichen.

•••• Kontralateraler Transfer

Wie beim Krafttraining wirkt sich auch in bezug auf die Koordination das Training auf einer Körperseite leistungssteigernd auf die andere Körperseite aus. Der Übungseffekt der nicht beanspruchten Seite kann bei einfachen Handgeschicklichkeitsübungen bis zu 50% der beanspruchten Seite betragen. Der Transfereffekt ist um so höher, je niedriger das koordinative Ausgangsniveau, je höher die Motivation und je länger die Pausen zwischen den Belastungsphasen innerhalb einer Trainingseinheit sind. Es ist deshalb beim Koordinationstraining von Vorteil, auch die nicht betroffene Seite intensiv zu belasten. Beidseitiges Üben führt zu einem insgesamt schnelleren koordinativen Lernerfolg und zu einer besseren Bewegungsqualität (Hollmann u. Mitarb. 1990, Weineck 1994).

•••• Alter

Das günstigste koordinative Lernalter liegt zwischen dem 10. und 12. sowie zwischen dem 14. und 18. Lebensjahr. In diesem Zeitraum läßt sich durch vielfältige Bewegungserfahrungen am effizientesten ein gutes koordinatives Grundniveau aufbauen, was die Grundlage für spätere spezifische koordinative Fähigkeiten ist.

Ab ca. dem 40. Lebensjahr nehmen die koordinativen Fähigkeiten altersbedingt langsam ab, was sich aber durch kontinuierliche koordinative Beanspruchung wesentlich reduzieren läßt. Viele Unfälle im höheren Alter beruhen auf mangelnder Koordination alltagsmotorischer Bewegungsabläufe. Hier kann ein einfaches Koordinationstraining erheblich zur Unfallprophylaxe beitragen (Hollmann 1990, Weineck 1994).

2.8.3 Richtlinien für die Verbesserung der Koordination

•••• Allgemeine Grundsätze

Zusammengefaßt lassen sich folgende Richtlinien für das Training der Koordination festhalten:

- Voraussetzungen: ausreichende Propriozeption, genügend Kraft und Beweglichkeit, Schmerzfreiheit bei der Durchführung der Übungen,
- Durchführung der Koordinationsschulung zu Beginn einer Trainingseinheit bzw. isoliertes Training,
- exakte Ausführung,
- hohe Wiederholungszahlen mit genügenden Erholungszeiten, damit ermüdungsfreies Üben gewährleistet ist, häufiges, wenn möglich, tägliches Training (Heimtraining!),
- Durchführung koordinativer Übungen mit geringem Krafteinsatz, bis eine ausreichende Stabilisation/Automatisation erreicht ist,
- Nutzung des kontralateralen Transfers.
- So früh wie möglich mit axialer Belastung arbeiten.

•••• Methodischer Aufbau

Die Prinzipien des methodischen Aufbaus eines propriozeptiven bzw. koordinativen Trainings sollen am Beispiel der unteren Extremität erläutert werden, die sehr häufig von Verletzungen und koordinativen Defiziten betroffen ist. Dies gilt insbesondere für die Sprunggelenke (im folgenden Nepper 1993, Day u. Mitarb. 1988, Thue u. Mitarb. 1994, Einsingbach 1990).

a) Akut nach Trauma oder Operation: Schulung der Tiefensensibilität und der reflektorischen Muskelaktivität unter Entlastung z. B. durch:
- passives und aktives Bewegen mit Betonung der gleichmäßigen Bewegungsgeschwindigkeit und fließender Bewegungsumkehr,
- Stabilisation von vorgegebenen Gelenkstellungen unter wechselndem Widerstand des Therapeuten, auch mehrdimensional im Sinne der PNF-Hold-Relax-Technik.

Dies geschieht am günstigsten zunächst in Gelenkstellungen, in denen beim Vorhandensein von Gelenkkapselreizungen und intraartikulärem Erguß durch das Vermeiden hoher intraartikulärer Drücke die reflektorischen Reaktionen minimiert werden. Für das Kniegelenk ist das der Bereich zwischen 20° und 60° Beugung, eine optimale Druckreduzierung erfolgt bei 30° Beugung (Grimby 1994, Day u. Mitarb. 1988). Entsprechendes gilt für andere Gelenke. Die Gelenkstellung mit dem geringsten intraartikulären Druck entspricht dabei der aktuellen Ruhestellung.

Symptomabhängig wird dann nach und nach das reaktive Verhalten der Muskulatur in immer größeren Bewegungsamplituden geübt. So früh es geht, sollte mit axialem Druck gearbeitet werden, um die Propriozeptoren der Fußmuskulatur zu stimulieren. Dadurch wird eine effektive autogene Aktivität der Muskulatur der gesamten Beinkette und im LWS-Bereich ermöglicht. Dies ist auch im Akutstadium frühzeitig über manuellen Druck auf die Fußsohle erreichbar, wobei die Belastung sukzessive durch das Üben in entsprechenden Ausgangsstellungen gesteigert werden kann (Sitz mit Bodenkontakt, Halbsitz, beidbeiniger Stand mit und ohne Abstützen, Einbeinstand mit Sicherung/Stabilisierung durch den Therapeuten).

b) Das selbständige Durchführen von einfachen Gleichgewichtsübungen im Stand ist möglich, wenn genügend Tiefensensibilität und eine ausreichende reflektorische Stabilisationsfähigkeit vorhanden sind.

Die taktile Hilfestellung des Therapeuten (z. B. Aproximation und Führungswiderstände) kann effektiv das Erreichen der physiologischen Beinachsenstellung und einer Ganzkörperspannung unterstützen. Begonnen wird mit statischen Übungen im beidbeinigen Stand auf stabiler Unterstützungsfläche. Die koordinative Beanspruchung kann mit Hilfe der folgenden Parameter verändert werden:
- einbeinige Ausführung (mit der nicht betroffenen Seite beginnen),
- Vergrößerung der Instabilität der Unterstützungsfläche (Matte, Therapiekreisel, Kippbretter, Minitrampolin),
- Zusatzaufgaben (Bewegungen des unbelasteten Beines und der Arme ohne und mit Widerstand z. B. gegen Theraband, Stabilisation gegen schnell wechselnde Widerstände des Therapeuten, Fangen und Werfen),
- Ausschalten der optischen Kontrolle.

Erst wenn die Übungen auf einer Belastungsstufe exakt und sicher und in ausreichendem Maße auch ohne optische Kontrolle beherrscht werden, sollte der Schwierigkeitsgrad gesteigert werden. Kein Verletzungsrisiko eingehen!

Nach Verletzungen sollten vorwiegend die Mechanorezeptoren der nicht betroffenen Gelenkanteile bzw. Bewegungsrichtungen stimuliert und dann erst Belastungen in der Ebene der Verletzungsrichtung betont werden.

c) Wenn diese statischen Übungen sicher beherrscht werden, kann dazu übergegangen werden, die erarbeiteten reaktiven Fähigkeiten in dynamische Übungen zu integrieren, welche die Gesamtkoordination beanspruchen.

Dazu zählen, nach Beanspruchungsgrad geordnet, Geh-, Lauf-, Hüpf- und Sprungbewegungen auf der Stelle oder in der Fortbewegung.

Die koordinative Beanspruchung kann gesteigert werden durch den Einbau von Stops und schnellen Richtungswechseln, einbeinige Ausführung, Instabilität der Unterstützungsfläche (sehr gut: Weichbodenmatte) und Zusatzaufgaben (Seilspringen, Ball, Widerstand des Therapeuten, Hindernisse). Dabei werden vermehrt auch die reaktiven Kraftfähigkeiten gefordert.

d) Am Ende des koordinativen Trainings steht die Schulung spezifischer, komplexer Bewegungsabläufe, mit denen der Patient in Alltag, Beruf und Sport konfrontiert wird. Dazu zählen z. B. das Gehen, Kontrolle und Stabilisation der Haltung *auch unter Belastung und Ermüdung* (Heben, Arbeiten), Lauf-, Sprung-, Wurf- und Schußbewegungen etc.

Unter Berücksichtigung der individuellen Anforderungen des Patienten werden die relevanten Bewegungsabläufe in möglichst realistischen Ausgangsstellungen und Bewegungsmustern unter kontrollierten Bedingungen so lange geübt, bis sie auch unter normalen Belastungsbedingungen korrekt, beschwerdefrei und ausdauernd durchgeführt werden können. Hierzu eignen sich dreidimensionale Übungen mit dem Seilzuggerät, dem Theraband, freien Gewichten, Bällen etc.

2.8.4 Bestimmung der koordinativen Leistungsfähigkeit

Die für die Trainingssteuerung notwendige Bestimmung des aktuellen koordinativen Leistungsniveaus bzw. dessen Veränderung durch Trainingsmaßnahmen ist mittlerweile bezüglich bestimmter einfacher koordinativer Parameter (z. B. Ausweichbewegungen bei Balanceübungen) mit Hilfe computergesteuerter Meßverfahren recht exakt möglich. Der apparative Aufwand ist dabei allerdings hoch.

Andererseits gibt es *einfache Testmöglichkeiten*, die zwar nicht so objektiv und aussagekräftig sind, aber dennoch eine praktikable Bewertungsgrundlage koordinativer Fähigkeiten und deren Verbesserung darstellen. Voraussetzung dafür ist, daß die Tests miteinander vergleichbar sind. Das bedeutet, daß so weit wie möglich *die gleichen Testbedingungen* gelten u. a. in bezug auf:

- Ausgangsstellung,
- Unterstützungsfläche,
- Aufgabenstellung,
- Beobachtungskriterien,
- Zeitrahmen,
- Ermüdungs- und Schmerzfreiheit etc.

Die im folgenden angeführten einfachen Tests lassen Aussagen über das Niveau der reaktiven Stabilisationsfähigkeit und der allgemeinen Gleichgewichtsfähigkeit zu (Jerosch u. Mitarb. 1994):

Ein-Bein-Standtest: Aufgabe ist es, die Balance auf einem Bein stehend zu halten:

a) mit geöffneten Augen,
b) mit geschlossenen Augen.

Gemessen werden folgende Fehler in einem Zeitraum von einer Minute:

Absetzen des freien Beines, Abstützen mit den Händen, Springen auf dem Testbein und Öffnen der Augen.

Das gleiche mit einbeinigem Springen auf dem Boden, mit anschließendem Ausbalancieren. Durchführung der Tests ohne Schuhe. Die Durchführung auf einer Matte erhöht den Schwierigkeitsgrad (sinnvoll bei zu geringer, wenig aussagekräftiger Fehlerquote und bei Unterforderung).

Gesamtkoordinative Aspekte spezifischer Bewegungsabläufe lassen sich objektiv nur schwer erfassen. Hier bietet die subjektive Bewertung von Geschmeidigkeit, Flüssigkeit, Genauigkeit oder des Rhythmus und der Harmonie einer Bewegung grobe Anhaltspunkte für ihre Einschätzung (Test z. B. in einem Bewegungsparcours). Ein Hinweis auf intermuskuläre Koordinationsverbesserungen ist ein schneller Leistungsanstieg bei komplexen Kräftigungsübungen, die eine ganze Muskelkette beanspruchen (z. B. Kniebeuge), der nicht auf Hypertrophieeffekte zurückgeführt werden kann, ähnliches gilt für Sprungleistungen.

2.9 Beweglichkeit

Die Verbesserung der Beweglichkeit ist ein Schwerpunkt in der physiotherapeutischen Ausbildung (Gelenktechniken, Dehntechniken). Deshalb wird in diesem Kapitel hauptsächlich auf einige wesentliche Aspekte des Dehnens näher eingegangen.

2.9.1 Definition

Beweglichkeit ist die größtmögliche Bewegungsfähigkeit eines oder mehrerer Gelenke innerhalb der physiologischen Grenzen (Hollmann u. Mitarb. 1990).

Eine zu geringe Beweglichkeit hemmt die freie Durchführung von Bewegungen und bewirkt damit einen Energieverlust und eine Verminderung der koordinativen Qualität. Sie erhöht die Wahrscheinlichkeit von muskulären Verletzungen und kann eine unphysiologische Gelenkbelastung bewirken (erhöhte Kompression und Störung der Gelenkmechanik). Eine zu große Beweglichkeit führt zu einer Erhöhung der muskulären Beanspruchung und evtl. zu funktioneller Gelenkinstabilität mit nachfolgenden degenerativen Veränderungen (Schneider u. Mitarb. 1989, Einsingbach u. Mitarb. 1992).

Die Beweglichkeit wird von folgenden Faktoren bestimmt:
- Gelenkstruktur (Knochen, Gelenkflächen),
- bindegewebige Strukturen (Gelenkkapsel, Bänder, Sehnen, Haut),
- mechanische und neuronale Aspekte der Muskulatur.

Auch Psyche, Alter, Geschlecht, Temperatur und Tageszeit haben Einfluß auf die Beweglichkeit.

2.9.2 Methoden zur Verbesserung der Beweglichkeit

•••• Gelenktechniken

Die Gelenkbeweglichkeit kann durch passives und aktives anguläres Bewegen und durch spezifische Gelenktechniken (Manuelle Therapie, Maitland, osteopathische Techniken) verbessert werden. Diese Techniken werden in der physiotherapeutischen Aus- und Weiterbildung vermittelt. Auf sie braucht deshalb nicht weiter eingegangen zu werden.

•••• Dehnen

Der muskuläre Tonus setzt dem Dehnen Widerstand entgegen. Er beruht auf der Wirkung der folgenden Faktoren (Knebel u. Mitarb. 1988):

- dem mechanischen Widerstand der bindegewebigen muskulären Strukturen (passiver Tonus),
- dem aktiven Tonus, der durch a) die unwillkürliche, reflektorische Muskelaktivität (Reflextonus) und b) die willkürliche Kontraktionsfähigkeit bedingt ist,
- psychische Einflüsse, die sich insbesondere auf den Reflextonus auswirken können.

Auch eine Vergrößerung des intramuskulären Flüssigkeitsvolumens wird als ein Faktor des Dehnwiderstands diskutiert. Seine Ursache liegt in einer durch Sympathikus-Einfluß bedingten Veränderung des Gefäßtonus und der Zellpermeabilität (Freiwald u. Mitarb. 1994).

Über eine Dehnung der Muskulatur kann vorwiegend Einfluß genommen werden auf:
- Reflextonus,
- Elastizität bindegewebiger Strukturen,
- strukturelle Veränderungen (Verklebungen und strukturelle Veränderungen bindegewebiger Strukturen, Abnahme der in Serie geschalteten Sarkomere).

Außerdem bewirkt Dehnen eine Erhöhung der Durchblutung und des Stoffwechsels (vgl. Freiwald u. Mitarb. 1994, Wiemann 1994).

Es wird angenommen, daß aufgrund der obigen Effekte durch Dehnen die Verletzungsgefahr verringert und die Regenerationsfähigkeit verbessert werden kann. Zudem kommt es durch das Dehnen der Antagonisten zu einem verringerten Widerstand bei der Durchführung von Bewegungen und somit zu einer Reduzierung des Kraftaufwands. Dies hat auch eine Verbesserung der Koordination, potentiell größere Ausholbewegungen und damit höhere Kraftentwicklung zur Folge (Einsingbach u. Mitarb. 1992, Weineck 1994).

In welchem Maße Dehnen strukturell wirkt (kurzfristig durch bindegewebige Elastizitätsverbesserung und langfristig durch strukturelle Veränderungen im Bindegewebe und durch Sarkomerzunahme) oder auf den Reflextonus Einfluß nimmt (Gewöhnungseffekt bei der neuronalen Verarbeitung der Dehnreize/Rezeptorentraining), ist umstritten. Insgesamt existieren bisher nur wenig wissenschaftlich abgesicherte Erkenntnisse über das Dehnen (Wydra u. Mitarb. 1993, Ullrich u. Mitarb. 1994, Freiwald u. Mitarb. 1994, Wiemann 1994).

Dehntechniken

Man unterscheidet folgende Dehntechniken (Einsingbach 1992, Schneider 1989):

- **Dynamisches Dehnen:**
  a) *schnell:* Wiederholtes schnelles Dehnen der Muskulatur durch schwunghafte oder federnde Bewegungen. Stellt aufgrund der kurzen Dauer der Dehnreize und der Gefahr des Auslösens des Dehnreflexes (Aktivierung der Muskelspindeln) keine effektive Dehnung dar. Kann aber als Vorbereitung auf spezifische sportliche Belastungen nach dem Aufwärmen und gut vorgedehnter bzw. ausreichend elastischer Muskulatur sinnvoll sein. Gefahr von Ausweichbewegungen und Überlastungen!

b) *langsam:* weicher, langsamer Wechsel von Dehnung und Entspannung.

Das dynamische Dehnen kann *aktiv* (durch die Kontraktion der Agonisten = Wirkung der reziproken Hemmung) und *passiv* (Körpergewicht, Therapeut) durchgeführt werden. Gleiches gilt für das statische Dehnen.

- **Passives und aktives statisches Dehnen:** allgemeine Richtwerte sind 5 bis 30 Sekunden Dehnzeit, aber auch 2 Minuten und länger (passiv); 2 bis 8 Durchgänge.
- **Anspannungs- und Entspannungsdehnen** (= postisometrische Dehnung): Dehnen nach vorhergehender Anspannung des zu dehnenden Muskels: 5 bis 15 Sekunden anspannen, 2 bis 5 Sekunden entspannen, 10 bis 20 Sekunden dehnen – in mehreren Durchgängen.

Die obigen Angaben entsprechen in der Literatur häufig zu findenden Belastungsrichtlinien (Knebel u. Mitarb. 1988, Anderson 1980, Alter 1988, Schneider u. Mitarb. 1989). Sie können aber nur als ungefährer Orientierungsrahmen bei Durchführung von Dehnübungen gelten. Bezüglich der Frage, welche Dehnmethode bei welcher Durchführung am effektivsten ist, lassen sich aufgrund des bisherigen Forschungsstandes keine eindeutigen Aussagen machen (Wydra 1993).

Viele Untersuchungen weisen aber darauf hin, daß das Anspannungs-Entspannungs-Dehnen (wahrscheinlich aufgrund der effektiven Hemmung des Dehnreflexes und evtl. der Nutzung der autogenen Hemmung) effektiver als das statische Dehnen ist. Dies gilt ebenfalls für das (langsam) dynamische Dehnen, das besonders mittelfristig gute Erfolge zu haben scheint. Das aktiv dynamische Dehnen wirkt sich zusätzlich günstig auf die intermuskuläre Koordination aus (Wydra u. Mitarb. 1991, Freiwald u. Mitarb. 1994).

Grundsätzlich gibt es aber nicht *die* richtige Dehnmethode, sondern immer nur eine adäquate Dehntechnik, die möglichst genau auf die jeweilige Indikation und die individuellen Reaktionen des einzelnen Patienten abgestimmt ist.

Für die Auswahl und Durchführung der Dehntechniken ist es deshalb wichtig, den Zweck der Dehnung genau zu definieren. Es ist ein Unterschied, ob strukturelle oder funktionelle Verkürzungen beeinflußt oder sportliche Belastungen vorbereitet werden sollen. In der Therapie muß versucht werden, eine darauf abgestimmte und gleichzeitig für den jeweiligen Patienten optimale Technik anzuwenden (Ullrich u. Mitarb. 1994, Janda 1994).

Auf die Fragen, die sich daraus ergeben, kann nicht umfassend eingegangen werden. Auf einige wesentliche Aspekte des Dehnens bei spezifischen Indikationen soll aber hingewiesen werden.

- **Dehnung vor Belastung:** Ein zu intensives Dehnen vor sportlichen Belastungen kann zu einem zu starken Absinken des Muskeltonus führen, was sich leistungsmindernd insbesondere auf die Schnellkraft auswirkt (Henning u. Mitarb. 1994). Sinnvoller erscheint hier die Durchführung eines nicht zu häufigen, kurzzeitigen statischen Dehnens (z.B. 2- bis 3mal 7 Sekunden) oder eines wiederholten dynamischen Dehnens (5 Dehnbewegungen innerhalb von ca. 5 – 10 Sekunden mit langsam steigender Intensität bis zur Toleranzgrenze in 2 Durchgängen) bei gut aufgewärmter Muskulatur. Der Abstand zu den nachfolgenden Belastungen sollte nicht größer als 10 Minuten sein (Weineck 1994).
- **Dehnung nach Belastung:** Hier scheint ein intermittierendes, langsam dynamisches Dehnen (ca. 10 Dehnungen in 2 Minuten) u.a. aufgrund der besseren Durchblutungsverhältnisse besonders effektiv zu sein. Langes statisches Dehnen wirkt sich eher negativ auf die muskuläre Regeneration aus. Die Wirkung der postisometrischen Relaxation scheint hier indifferent zu sein (Schober u. Mitarb. 1990). Ein intensives Dehnen mit dem Ziel der langfristigen Beweglichkeitsverbesserung sollte nicht nach einer intensiven Belastung erfolgen. Ermüdete Muskulatur läßt sich im obigen Sinne nicht effektiv dehnen (Weineck 1994).
- **Psychisch bedingter Hypertonus:** In diesem Fall ist Dehnen wenig effektiv. Wirksamer sind allgemeine Entspannungstechniken (progressive Muskelentspannung, autogenes Training, Tai-Chi u.a.; Janda 1994).
- **Strukturelle Muskelverkürzung:** Die Beeinflussung bindegewebiger Strukturen und der Wachstumsreiz für die Sarkomere scheinen um so effektiver zu sein, je länger die Dehndauer ist und/oder je häufiger eine Dehnung erfolgt. Strukturelle bindegewebige Veränderungen sind nur sehr schwer zu beeinflussen (Freiwald u. Mitarb. 1994). Das Längenwachstum der Muskulatur durch Sarkomeranbau wird bei täglicher Dehnung von 30 Minuten intensiv stimuliert (Wydra 1993). Gleichzeitige Querdehnung kann den Effekt noch verstärken.

Nach Janda (1994) hat sich eine spezifische Variante des Anspannungs-Entspannungs-Dehnens bei Hypertrophie, Verhärtung und Elastizitätsverlust des muskulären Bindegewebes bewährt. Prinzip: Hemmung der Anspannungsfähigkeit der Muskulatur, um die bindegewebigen Strukturen gezielt beeinflussen zu können. Durchführung: 7 bis 10 Sekunden anspannen, nach völliger Entspannung des Patienten *sofortige* Dehnung mit einer Dauer von 10 bis 20 Sekunden, maximal 5 Wiederholungen. Vorsicht: bei nicht genügender Entspannungsfähigkeit Gefahr der Mikrotraumatisierung der Sarkomere, die sich durch einen 2 Tage später auftretenden Schmerz äußert.

Allgemeine Hinweise zum Dehnen

Allgemein sollte bei der Durchführung des Dehnens folgendes beachtet werden: in der Regel im noch angenehmen Bereich (mittlere Intensität) ohne Schmerz arbeiten. So gut wie möglich auch innerlich entspannen. Ruhige, bewußte Atmung. Die Dehntechnik finden, die individuell am effektivsten ist; dies gilt auch für die Dehndauer und die Wiederholungszahl. Spezifisch dehnen. Ein Dehnen mit dem Ziel der langfristigen Beweglichkeitsverbesserung sollte regelmäßig in nicht zu großen Abständen (am besten täglich) erfolgen.

Muskulatur kann auch durch Massage, Sauna, alternative Techniken wie der Feldenkraismethode und durch allgemeines lockeres Bewegen günstig beeinflußt werden.

Muskelverkürzungen scheinen in hohem Maße durch Bewegungsmangel und einseitige Belastungen (z.B. Sitzen) bedingt zu sein. Auch ohne spezifische Maßnahmen bessern diese sich, wenn das Bewegungsverhalten entsprechend geändert wird (Wydra u. Mitarb. 1991).

2.10 Aufwärmen und Abwärmen

2.10.1 Aufwärmen

Das Aufwärmen soll den Organismus auf körperliche Belastung vorbereiten im Sinne der
a) Leistungssteigerung,
b) Verletzungsprophylaxe.

Dies geschieht u.a. durch:
- Verbesserung der Sauerstoffversorgung durch Vollzug der energetischen Umstellungsprozesse, die zu Beginn einer Belastung stattfinden (vgl. Kap. 2.5.1),
- Erhöhung der Körpertemperatur, dadurch:
- Verbesserung der Elastizität der Muskulatur, Verringerung des intramuskulären Widerstands, Optimierung der Stoffwechselprozesse, höhere Nervenleitgeschwindigkeit (verbesserte Reaktion, Koordination und Kontraktionsgeschwindigkeit),
- Vorbereitung von Kapseln, Bändern, Sehnen und Knorpel auf Belastungen,
- mentale Einstimmung.

Man unterscheidet *allgemeines* und *spezielles Aufwärmen.*

Das *allgemeine Aufwärmen* dient der unspezifischen Vorbereitung des Gesamtorganismus auf eine Belastung. Voraussetzung dafür ist, daß dabei mehr als ein Drittel der Gesamtmuskelmasse aktiviert wird (z.B. Laufen, Schwimmen, Radfahren).

Das *spezielle Aufwärmen* erfolgt nach dem allgemeinen Aufwärmen. Dazwischen sollte die Dehnung der Hauptfunktionsmuskeln erfolgen, was bei aufgewärmter Muskulatur effektiver ist als ohne Vorbereitung. Das spezielle Aufwärmen dient der Vorbereitung sportartspezifischer Bewegungsabläufe und betont die hauptsächlich belasteten Körperbereiche und entsprechenden Bewegungsabläufe. Nach einer adäquaten Dehnung nähert sich die Belastung dabei sukzessive der Trainings- oder Wettkampfbelastung an (Wurf-, Schuß-, Sprintbewegungen etc.).

Die *aktive Phase* des Aufwärmens (= ohne Dehnen) sollte mindestens über eine Dauer von 10 Minuten, besser noch 15 bis 20 Minuten durchgeführt werden. Ziel ist das Erreichen einer für die Leistungsfähigkeit optimalen Körperkerntemperatur von 38,5 bis 39 °C. Der optimale Abstand zur nachfolgenden Belastung beträgt 5 – 10 Minuten. Insgesamt bleibt der Aufwärmeffekt nach Beendigung des Aufwärmens noch bis zu 20 Minuten auf einem relativ hohen Niveau.

Die Aufwärmzeit wird beeinflußt durch die Umgebungstemperatur, das Alter und die individuelle Verfassung. Passive Maßnahmen (Massage, Wärme, Salben etc.) können das aktive Aufwärmen nicht ersetzen.

Ein Aufwärmen sollte regelmäßig zu Beginn eines Rehabilitationstrainings (Fahrradergometer, Oberkörperergometer, Treppensteiggerät, Laufband) stattfinden. Auch bei höheren Belastungen in der physiotherapeutischen Behandlung ist ein Aufwärmen sinnvoll, wenn auch oft schwer umsetzbar. Ein gewisser Aufwärmeffekt kann aber schon durch die Durchführung von Koordinationsübungen am Beginn einer Behandlung erreicht werden.

2.10.2 Abwärmen

Ziel des Abwärmens (cool down) ist es, die Regenerationsvorgänge besonders nach intensiver Belastung zu beschleunigen. Eine wichtige Rolle spielt dabei der Abtransport von Stoffwechselendprodukten. Dies wird durch eine Aufrechterhaltung der Kreislauftätigkeit auf einem Niveau von etwa 30 – 50 % der maximalen Sauerstoffaufnahmekapazität erreicht. Der günstige Herzfrequenzbereich liegt dabei zwischen 100 und 120 Schlägen/Minute. Der Pumpeffekt der Muskulatur unterstützt diesen Mechanismus. Das Abwärmen sollte mit einer Dauer von 10 bis 12 Minuten, nach intensiven Belastungen auch bis 20 Minuten und mehr durchgeführt werden. Danach oder davor sollten intensiv beanspruchte Muskeln gedehnt werden (vgl. Kap. 2.9.2 – Dehnen). Unterstützt werden kann die Regeneration weiterhin durch Massage, Sauna, Warmwasserbäder u. a. (Freiwald 1989, Einsingbach u. Mitarb. 1992, Knebel u. Mitarb. 1988).

2.11 Grundlegende Hinweise zu Struktur und Durchführung eines rehabilitativen Trainings

2.11.1 Allgemeine Hinweise

- Vorbereitung/Nachbereitung: Aufwärmen, verkürzte/hypertone Muskulatur vor Belastung adäquat dehnen; nach Belastung die beanspruchte Muskulatur ebenfalls dehnen;
- Berücksichtigung der wesentlichen Trainingsprinzipien: Effektive und spezifische Belastung und ihre regelmäßige Anpassung an das aktuelle Leistungsniveau; Einhaltung der optimalen Belastungsfolge: Aufwärmen, Dehnen, Koordinationstraining, Reaktiv-und Schnellkrafttraining, Hypertrophietraining, Kraftausdauertraining, Abwärmen und Dehnen; ausreichende Trainingshäufigkeit (Mininum: 2 bis 3mal/Woche);
- mit möglichst großer Bewegungsamplitude trainieren. Einschränkung: unphysiologische Gelenkbelastung, Beschwerden, Kontraindikationen und Hypermobilität;
- Belastungssteigerung: Zunächst über eine Erhöhung der Wiederholungszahl, dann der Belastungsintensität; weiterhin durch Vergrößerung der Bewegungsamplitude und der Bewegungsgeschwindigkeit;
- zunächst die Muskulatur in isolierten, einfachen Bewegungen in stabilen Ausgangsstellungen und dann in komplexen Bewegungsabläufen beanspruchen (Endziel: funktionelle Bewegungen);
- konzentrisch, exzentrisch und reaktiv trainieren;
- Nutzung des kontralateralen Transfers;
- Berücksichtigung aller Muskelfasertypen;
- Koordinationsschulung intensiv berücksichtigen;
- Allgemeines muskuläres Gleichgewicht gewährleisten (z. B. bei primärem Extremitätentraining defizitäre Rumpfmuskulatur mittrainieren, um proximale Stabilität zu erreichen).

■ *Grundregel:* Entscheidend ist die aktuelle Belastbarkeit des Patienten. Ohne Schmerz und Schwellungszunahme trainieren. Treten diese auf, muß die Belastung reduziert werden.

2.11.2 Grundstruktur eines rehabilitativen Trainings

Das rehabilitative Training kann in aufeinander aufbauenden Phasen eingeteilt werden (Froböse 1991, Schmidtbleicher 1994 a). Das Erreichen der Trainingsziele auf einer Rehabilitationsstufe ist Voraussetzung für die Durchführung des Trainings auf der nächsthöheren Stufe. Die Reihenfolge der einzelnen Phasen ergibt sich außerdem daraus, wie hoch das Bewegungssystem durch die entsprechenden Trainingsmaßnahmen belastet wird.

A) Verbesserung der Propriozeption und Schaffen einer grundlegenden koordinativen Basis; Erarbeiten eines ausreichenden Aktivierungsgrads der Muskulatur.
B) Belastungsgewöhnung durch Training mit niedriger Intensität und vielen Wiederholungen; dadurch Verbesserung der Kraftausdauer und der intra- und intermuskulären Koordination.
C) Hypertrophietraining; Wiederherstellung einer allgemeinen alltagsmotorischen Belastbarkeit.
D) Schnellkraft- u. Reaktivkrafttraining.
E) Vollständige Wiederherstellung der Leistungsfähigkeit bei komplexen sportspezifischen bzw. höheren alltags- und berufsspezifischen Belastungen.

Die Schulung der Koordination wird – der aktuellen Belastungsfähigkeit angepaßt – von Beginn an parallel zu den oben genannten Maßnahmen durchgeführt. In der Phase der vollständigen Wiederherstellung der Leistungsfähigkeit findet die Synthese der erarbeiteten Kraftqualitäten und der koordinativen Fähigkeiten statt (Froböse 1991, Schmidtbleicher 1994 a).

Ausführliche Informationen zum Training in der Rehabilitation finden sich in „Sportmedizin" (Band 13) dieser Lehrbuchreihe.

Literatur

2. Trainingslehre

van Aaken, E.: Alternativ-Medizin durch Ausdauer. 2. Aufl. Verlag Mehr Wissen, Düsseldorf 1984

Alter, M.: Science of Stretching. Human Kinetics Books, Champaign/Illinois 1988

Anderson, B.: Stretching. 6. Aufl. Heyne, München 1980

Billeter, R., H. Hoppeler: Die Bedeutung endokriner Faktoren für die muskuläre Leistung. In Komi, P. V. (Hrsg.): Kraft und Schnellkraft im Sport. Deutscher Ärzte Verlag, Köln 1994 (S. 51 – 73)

Bringmann, W.: Therapiesport bei Hypertonie, Hypotonie und peripheren Durchblutungsstörungen. Deutsche Zeitschrift für Sportmedizin 45 (1994) 41 – 43 (Sonderheft)

Day, R. W., B. P. Wildermuth: Proprioceptive Training in the Rehabilitation of Lower Extremity Injuries. Adu Sports Med Fitness. Year Book Medical Publishers (1988) 241 – 258

Eckhardt, R., H. P. Scharf, W. Puhl: Die Bedeutung der neuromuskulären Koordination für die sportliche Belastbarkeit des Kniegelenkes nach vorderen Kreuzbandverletzungen. Sportverl. Sportschad. 8 (1994) 16 – 24

Ehlenz, H., M. Grosser, E. Zimmermann, F. Zintl: Krafttraining. 5., überarb. Aufl. BLV Verlagsgesellschaft, Zürich 1995

Einsingbach, T.: Muskuläres Aufbautraining in der Krankengymnastik und Rehabilitation. Pflaum Verlag, München 1990

Einsingbach, T., A. Klümper, L. Biedermann. Sportphysiotherapie und Rehabilitation. 2., durchgesehene Aufl. Thieme, Stuttgart 1992

Fink, C., C. Hoser, K. P. Benedetto, W. Judmaier: (Neuro) Muskuläre Veränderungen der kniegelenkstabilisierenden Muskulatur nach Ruptur des vorderen Kreuzbandes. Sportverl. Sportschad. 8 (1994) 25 – 30

Freiwald, J.: Prävention und Rehabilitation im Sport. Rowohlt, Hamburg 1995

Freiwald, J., M. Engelhardt: Beweglichkeit und ihre Einschränkungen. Vor Training und Therapie Faktoren genau analysieren! TW Sport + Medizin 6 (1994) 327 – 335

Freiwald, J., M. Engelhardt: Neuromuskuläre Dysbalancen in Medizin und Sport. Deutsche Zeitschrift für Sportmedizin 47 (1996) 99 – 106

Freiwald, J., S. Starischka, M. Engelhardt: Rehabilitatives Krafttraining. Überlegungen zum Krafttraining – Neue Ansätze zur Anwendung und Diagnostik im klinischen Bereich. Deutsche Zeitschrift für Sportmedizin 44 (1993) 368 – 378

Froböse, I.: Isokinetisches Training in Sport und Therapie. Schriften der Deutschen Sporthochschule Köln, Bd. 28. Academia Verlag, Sankt Augustin 1993

Froböse, I., D. Lagerström: Muskeltraining in Prävention und Rehabilitation nach modernen trainingswissenschaftlichen Prinzipien. Zeitschrift des Deutschen Verbandes für Gesundheit, Sport und Sporttherapie 7/1 (1991) 12 – 13 u. 7/2 (1991) 9 – 10

Geiger, L.: Ausdauersport-Leitfaden. 2. Aufl. Sportinform Verlag, Oberhaching 1988

Grimby, G.: Orthopädische Aspekte des Krafttrainings. In Komi, P. V. (Hrsg.): Kraft und Schnellkraft im Sport. Deutscher Ärzte Verlag, Köln 1994 (S. 333 – 349)

Haeusermann, U., H. Ehrenberg: Grundlagen der Krankengymnastik. In Thom, H.: Krankengymnastik, Bd. 1. 2. Aufl. Thieme, Stuttgart 1985

Hennig, E., S. Podzielny: Die Auswirkungen von Dehn- und Aufwärmübungen auf die Vertikalsprungleistung. Deutsche Zeitschrift für Sportmedizin 45 (1994) 253 – 260

Hollmann, W. (Hrsg.): Sportmedizin Lexikon. Verlag Johann Ambrosius Barth, Heidelberg 1995

Hollmann, W., T. Hettinger: Sportmedizin. 3., durchgesehene Aufl. Schattauer, Stuttgart 1990

Huber, G.: Laufen als therapeutischer Ansatz in der Depressionsbehandlung. In Binkowski, H., G. Huber: Stehen – Gehen – Laufen. Sport Consult, Waldenburg 1992

Israel, S.: Die Auswirkungen eines Krafttrainings in Abhängigkeit von Lebensalter und Gesundheitszustand. In Komi, P. V. (Hrsg.): Kraft und Schnellkraft im Sport. Deutscher Ärzte Verlag, Köln 1994 (S. 315 – 323)

Janda, V.: Dehntechniken – Pathophysiologie und klinische Indikation. In Hoster, M., H.-U. Nepper (Hrsg.): Dehnen und Mobilisieren. Sport Consult, Waldenburg 1994 (S. 7 – 12)

Janda, V., J. E. Bullock-Saxton: Zur Frage der Stabilität der Bewegungsmuster in bezug auf die Propriozeption. Deutsche Zeitschrift für Sportmedizin 45 (1994) 67 – 68 (Sonderheft)

Jerosch, J., W. H. M. Castro, I. Hoffstetter, M. Bischof: Propriozeptive Fähigkeiten bei Probanden mit stabilen und instabilen Sprunggelenken. Deutsche Zeitschrift für Sportmedizin 45 (1994) 380 – 389

Kleinmann, D.: Das Laufgesundheitsbuch. 1. Aufl. Spiridon Verlag, Erkrath 1987

Knebel, K. P., B. Herbeck, S. Schaffner: Tennis Funktionsgymnastik. Rowohlt, Hamburg 1988

Lagerström, D.: Das Geh- und Lauftraining in der kardialen Prävention und Rehabilitation. In Binkowski, H., G. Huber: Stehen – Gehen – Laufen. Sport Consult, Waldenburg 1992

Lephart, S. M., F. H. Fu: The Role of Proprioception in the Treatment of Sports Injuries. Sports Exercise and Injury 1 (1994) 1 – 7

Letzelter, M.: Trainingsgrundlagen. Rowohlt, Hamburg 1982

Lohrer, H., C. Scheuffelen, A. Gollhofer: Kapsel-Band-Verletzungen am oberen Sprunggelenk. Die Lehre der Leichtathletik 32 (1993) 15 – 18

de Marées, H.: Sportphysiologie. 8., korrigierte Aufl. Sport und Buch Strass – Sport Edition, Köln 1994

Markworth, P.: Sportmedizin. Rowohlt, Hamburg 1983

Martin, D. (Red.), K. Carl, K. Lehnertz: Handbuch Trainingslehre. Karl Hoffmann Verlag, Schorndorf 1991

Moritani, T.: Die zeitliche Abfolge der Trainingsanpassungen im Verlauf eines Krafttrainings. In Komi, P. V. (Hrsg.): Kraft und Schnellkraft im Sport. Deutscher Ärzte Verlag, Köln 1994 (S. 266 – 276)

Nepper, H.-U.: Möglichkeiten propriozeptiver Ansätze in der Gymnastik. In Binkowski, H., G. Huber: Gymnastik in der Therapie. Kleine Schriftenreihe des Deutschen Verbandes für Gesundheitssport und Sporttherapie. Bd. 4. Sport Consult, Waldenburg 1993 (S. 136 – 144)

Noth, J.: Die motorischen Einheiten. In Komi, P. V. (Hrsg.): Kraft und Schnellkraft im Sport. Deutscher Ärzte Verlag, Köln 1994 (S. 33 – 41)

Renström, P., M. Theis: Die Biomechanik der Verletzungen der Sprunggelenkbänder. Sportverlet. Sportschad. 7 (1993) 92 – 35 (Sonderheft 1)

Schmidtbleicher, D. (a): Konzeptionelle Überlegungen zur muskulären Rehabilitation. Medizinisch Orthopädische Technik 114 (1994) 170–173

Schmidtbleicher, D. (b): Training in Schnellkraftsportarten. In Komi, P. V. (Hrsg.): Kraft und Schnellkraft im Sport. Deutscher Ärzte Verlag, Köln 1994 (S. 374–385)

Schmidtbleicher, D.: Motorische Beanspruchungsform Kraft. Deutsche Zeitschrift für Sportmedizin 38 (1987) 356–376

Schneider, W., H. Spring, T. Tritschler: Beweglichkeit. Thieme, Stuttgart 1989

Schober, H., W. Kraft, G. Wittekopf, H. Schmidt: Beitrag zum Einfluß verschiedener Dehnungsformen auf das muskuläre Entspannungsverhalten des M. quadriceps femoris. Med. Sport, Berlin 30 (1990) 88–91

Spring, H., U. Illi, H.-R. Kunz, K. Röthlin, W. Schneider, T. Tritschler: Dehn- und Kräftigungsgymnastik. 3., unveränderte Aufl., Thieme, Stuttgart 1990

Spring, H., H.-R. Kunz, W. Schneider, T. Tritschler, E. Unold: Kraft. Thieme, Stuttgart 1990

Stoboy, H.: Das Muskeltraining und seine Bedeutung für den atrophierten und normalen Muskel. In Puhl, W., W. Noack, H.-P. Scharf, F. Sekundo (Hrsg.): Isokinetisches Muskeltraining in Sport und Rehabilitation. perimed Fachbuch-Verlagsgesellschaft, Erlangen 1988

Thue, L., W. Laube: Untersuchung und Behandlung von muskulären Funktionsstörungen bei Sportlern. Deutsche Zeitschrift für Sportmedizin 45 (1994) 65–66 (Sonderheft)

Ullrich, K., A. Gollhofer: Physiologische Aspekte und Effektivität unterschiedlicher Dehnmethoden. Deutsche Zeitschrift für Sportmedizin 45 (1994) 336–345

Villiger, B., K. Egger, R. Lerch, H. Probst, W. Schneider, H. Spring, T. Tritschler: Ausdauer. Thieme, Stuttgart 1991

Weineck, J.: Optimales Training. 8., überarb. u. erw. Aufl. perimed-spitta, Med. Verlagsges., Erlangen 1994

Wiemann, K.: Beeinflussung muskulärer Parameter durch unterschiedliche Dehnverfahren. In Hoster, M., H.-U. Nepper (Hrsg.): Dehnen und Mobilisieren. Sport Consult, Waldenburg 1994 (S. 40–71)

Wydra, G.: Muskeldehnung – aktueller Stand der Forschung. Deutsche Zeitschrift für Sportmedizin 44 (1993) 104–111

Wydra, G., K. Bös, G. Karisch: Zur Effektivität verschiedener Dehntechniken. Deutsche Zeitschrift für Sportmedizin 42 (1991) 386–398

Zintl, F.: Ausdauertraining. 3., überarb. Aufl. BLV Verlagsgesellschaft, München 1994

Sachverzeichnis

B

C

D

E

I

J

K

N

S